湖湘当代名医医案精华第一辑

总主编 邵湘宁 何清湖

欧阳锜医案精华

主编 周慎 欧阳剑虹
编委（以姓氏笔画为序）
朱克俭 杨维华
欧阳剑虹 周慎

人民卫生出版社

图书在版编目(CIP)数据

欧阳锜医案精华/周慎,欧阳剑虹主编. —北京:人民卫生出版社,2014

(湖湘当代名医医案精华. 第1辑)

ISBN 978-7-117-18613-1

Ⅰ.①欧… Ⅱ.①周… ②欧… Ⅲ.①医案-汇编-中国-现代 Ⅳ.①R249.7

中国版本图书馆 CIP 数据核字(2014)第 014697 号

人卫社官网	www. pmph. com	出版物查询,在线购书
人卫医学网	www. ipmph. com	医学考试辅导,医学数据库服务,医学教育资源,大众健康资讯

湖湘当代名医医案精华(第一辑)

欧阳锜医案精华

主　　编:周　慎　欧阳剑虹

出版发行:人民卫生出版社　(中继线 010-59780011)

地　　址:北京市朝阳区潘家园南里 19 号

邮　　编:100021

E - mail: pmph @ pmph. com

购书热线:010-59787592　010-59787584　010-65264830

印　　刷:北京铭成印刷有限公司

经　　销:新华书店

开　　本:710×1000　1/16　印张:13

字　　数:240 千字

版　　次:2014 年 2 月第 1 版　2015 年 9 月第 1 版第 2 次印刷

标准书号:ISBN 978-7-117-18613-1/R·18614

定　　价:30.00 元

《湖湘当代名医医案精华》
丛书编委会

总 主 编　邵湘宁　何清湖

副总主编　李国忠　易法银　周　慎　毛泽禾

编　　委（按姓氏笔画排序）

卜献春	万贤明	王　超	王贤文	匡继林	朱文芳
朱明芳	乔　江	乔玉山	刘百祥	刘朝圣	孙绍卫
孙绍裘	阳春林	李　旭	李　志	李　炜	李　点
李东芳	李振光	杨文洲	肖　燕	肖文明	吴利龙
沈智理	宋原敏	张　健	张　潋	张祥福	陈栋材
范伏元	范金茹	罗红云	周　青	周利峰	周景灏
胡方林	聂　伟	席建元	谈珍瑜	黄立中	彭　巍
彭长文	彭筱平	舒　兰	谢　军	谢文军	雷　波
蔡铁如	廖怀章	熊小冬	潘　博		

学术秘书　刘朝圣　阳春林

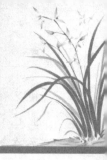

序

在中医学的发展长河中,湖湘中医秉承湖湘文化之精神底蕴,心忧天下疾,敢为杏林先,治病救人,著书遗说,谱写了湖湘中医的光辉历史篇章。据《湘医源流论》初步统计,除马王堆出土的14种医书外,湖湘医家通计著述达480部之多,内容涉及医经、伤寒、金匮、温病、诊法、本草、方剂、针灸、内科、外科、妇科、儿科、眼科、喉科、医史、医案、医话、养生等诸方面,涉猎之广泛,议论之精辟,见解之独到,令人瞩目。传承至以湖南"五老"而名扬全国的李聪甫、谭日强、欧阳锜、刘炳凡、夏度衡时代,更是开创了湖湘中学的新辉煌。

时至今日,湖湘中医人才辈出,业已形成了新一代医学湘军的强大阵容。尤其是一批优秀的湖湘名老中医,医术精湛,医德高尚,正引领着湖湘中医发展的潮流,构建着湖湘中医的新标杆。在国家遴选的第一、二、三、四、五批全国老中医药专家学术经验继承工作指导老师中,湖南共有96人次入选。湖南省也分别于1999年、2007年两次评选出"湖南省名中医"78人。这一批湖湘名老中医,其学术思想和临证经验,是湖湘中医发展的宝贵财富,理应得到继承,发扬光大。

收集整理当代湖湘名医的医案精华,并将它们编辑出版,无疑是一件非常有意义的事。湖南省中医药管理局自2011年起,就列出专项经费,委托湖南中医药大学牵头,编印《湖湘当代名医医案精华》系列丛书。

名老中医代表着当前中医学术和临床发展的最高水平,是当代中医药学术发展的杰出代表,他们的学术思想和临证经验是中医药学术特点、理论特质的集中体现,与浩如烟海的中医古籍文献相比,它更加鲜活,更具可视性。而中医药学术发展史业已证明,中医学术思想和临证经验主要是通过一代又一代中医在读书、临证、实践中不断继承、不断创新而发展的,所以历代名医的学术思想和临证经验,形成了中医药学的重要组成部分。

通过设定准入条件,自愿申报,《湖湘当代名医医案精华》编辑委员会在全省遴选了50位名医立项研究。其中湖湘名医入选标准是:①湖湘中医"五老";②国家遴选的湘籍第一至四批全国老中医药专家学术经验继承工作指导老师;③湖南省第一、二批"省名中医";④湖南省"农村名中医"。

本次名医医案整理,每册医案由名医传记和医案精选两部分组成。名医传记主要介绍名医的成才之路及学术思想、临证经验。医案精选真实记录名医的临证医案,有比较完整的病历资料,有清晰的辨证思路和理、法、方、药诊疗步骤;系名医的临证精华,体现了名老中医的诊断和治疗特色,每则医案均有名医亲自点评或编者点评。

经过两年多的收集整理,《湖湘当代名医医案精华》第一辑(10本)即将由人民卫生出版社付梓出版。我们欣喜地看到,在第一批付梓出版的名医医案中,内、外、妇、儿、五官、皮肤各科内容都有涉及,内容广泛;既有国家级名中医,也有省级名中医,还有农村名中医,名医具有代表性;医案内容翔实,理、法、方、药俱备,点评精当,很有启发性,便于读者学习借鉴。我们坚信,这套丛书的出版,将为湖南中医药事业的发展带来积极影响。

《湖湘当代名医医案精华》的收集整理、出版发行,得到了湖南省人民政府和国家中医药管理局的高度重视和支持,湖南省财政厅、湖南中医药大学在经费、管理等方面也给予了大力帮助,在此,对一直关心、关注、支持本套丛书的各位领导、专家一并表示诚挚的感谢。这些医案选粹,更是当代湖湘名医及其弟子智慧和心血的结晶,对他们的辛勤劳动和无私奉献致以崇高的敬意,也希望本套丛书的编印能为推动湖湘中医的更快发展做出新的贡献。

湖南省中医药管理局局长　邵湘宁

湖南中医药大学副校长　何清湖

2013 年 12 月

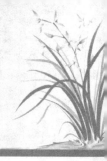

前　言

　　值此欧阳锜研究员诞辰 90 周年之际,我们谨以此书悼念导师,感谢导师的教诲。欧阳锜(1923—1997 年),字子玉,湖南省衡南县人。7 岁在家乡私塾读书,15 岁随伯父湖南名医欧阳履钦学习中医,1941 年参加政府考试院考选部中医师考试获得中医合格证书,1953 年曾任衡南县中医院院长。嗣后历任湖南省中医药研究院研究员、中华全国中医学会常务理事、湖南省中医药学会副理事长,是第一批全国老中医学术经验继承指导老师,享受国务院政府特殊津贴。

　　欧阳老是一位中医大家,在临床及经典、理论、中药研究等方面都有很深造诣,取得了很多成果。尤其在临床研究方面,总结出三型二十一证、三纲鼎足互为纲目的辨证体系,证病结合用药式,构建症证病三联诊疗体系,提出病证结合一病一结的临床科研方法,同时以肾炎为例介绍其病证结合体会,并且总结出肿瘤的综合治疗模式,不仅具有重大的理论价值,同时有很重要的临床指导意义。这些研究成果,有的已称誉海内外,成为国外汉方医教材,有的被广为应用,成为医界之圭臬。本书对欧阳老近 60 年临证经验和学术思想进行了系统总结,荟萃医案 170 个,同时附方 13 则,集中反映欧阳老对个病的辨证和遣方用药经验,同时在每一个病的最后对欧阳老的经验进行小结,从理论高度总结其辨治的基本规律,以利于读者从中领悟其辨证思路和学术内涵,更好地应用于临床实践。

　　本书的医案全部来源于欧阳锜自己的著作、论文和早年亲笔书写的住院病历,学生及弟子有关欧阳老临床经验的论述和侍诊笔记,以保证其真实性和原汁原味。但由于这些医案的收集和总结都只是欧阳老广博丰厚临床经验中的很少一部分,挂一漏万之处在所难免,并且时间仓促,有些按语多有牵强,加之我们自身的学术水平有限,肯定存在很多错误和疏漏之处,敬请广大读者谅解和不吝指正。

目 录

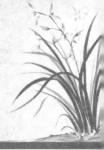

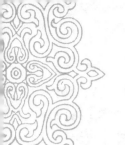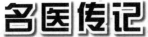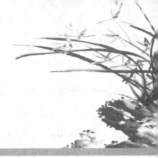

一、医家小传

欧阳锜（1923—1997 年），字子玉，男性，汉族。中共党员。1923 年 9 月 23 日出生于湖南省衡南县渔头湾村。著名中医学家，曾任湖南省中医药研究院研究员、学术顾问，全国名老中医学术经验继承指导老师，硕士生导师，享受国务院颁发政府特殊津贴。

欧阳锜研究员幼年早慧，才思敏捷，7 岁（1930 年）在家乡私塾读书，拜当地声望很高的名儒连城公先生为师。启蒙后，在衡阳读中学，15 岁（1938 年）时正值中日战争，他开始随伯父湖南名医欧阳履钦学习中医。履钦先生藏书甚丰，勤于著述，对从学者要求甚严。欧阳锜在学医期间十分刻苦，治学严谨务实，强调读经，遍览历代名家著述，一有心得，便摘录成笔。除精通中医理论外，在治经、训诂、考据及诗词等方面也有很深的造诣。在履钦先生外出任教期间，乡里患病者就医，经他细心医治，多能获效，且不论贫富，不计远近，有求必应，求医者遂日渐增多。

欧阳锜在 18 岁（1941 年）时学医甫成，即赴武汉参加考试院考选部中医师考试，考试合格后获得中医合格证书，达到中医大学本科毕业的同等学力（1953 年中央卫生部颁发中医师证书）。嗣后，在家乡开业行医。22 岁（1945 年）将自己的读书临床心得整理为《内科辨证学》，送原中央国医馆审阅，焦易堂馆长为之题词，称"临床必读"。

欧阳锜于 1950 年在衡南县联合诊所参加工作，1953 年调衡南县中医院并担任首任院长，1956 年奉调长沙，参加湖南省中医药研究所的筹建工作，1962 年任文献研究室主任。1965 年 6 月—1966 年 12 月任湖南省巡回医疗队第 10 队队长，下驻缺医少药的新晃县，为当地群众防病治病。1969 年 2 月—1972 年 4 月，在湖南省福田干校学习，兼任医疗小分队副队长，为干校学员和当地群众防病治病。回到研究所后，任临床研究室副主任兼肿瘤防治组组长。1979 年 3 月晋升副研究员，1980 年担任硕士研究生导师，1981 年任湖南省中医药研究所副所长、代所长，1983 年 3 月晋升研究员，11 月任研究所学术顾问;1984 年担任卫生部中医古籍整理办公室中南片组长,负责主持、协调河南、湖北、湖南三省的中医古籍整理工作,对下达的古籍整理任务做了具体安排和指导性工作,率先撰写一份古籍校注样稿。华东片组长山东中医学院张灿玾教授贺诗称赞为"独占鳌头"。1985 年任湖南中医杂志主编。1986 年研究所升格为研究院后,任院学术顾问。

欧阳锜自行医以来,医德医风高尚,乐于助人,无论病人有钱无钱他都看,并且处方简廉,擅长用简单的几味平常药治疗大病。在新中国成立前,他曾立下一条规矩,周围八里路以内的民众看病不收钱,八里以外者看病,没有钱也要送点药。他在衡南 10 年,为贫苦群众免费看病上万人次,还为许多人免费送药。调到长沙后,衡南县每年仍然有许多人从数百里之外来到长沙,找上门请他看病,他每次总是热情接待,尽心诊治。在长沙不论工作多忙,仍坚持门诊。对待病人不论贵贱亲疏,不论是否挂号,都一视同仁,尽心尽意给予诊治。自 20 世纪 40 年代以来,他数十年如一日,减轻了许多患者的痛苦,挽救了不计其数垂危病人的生命,众人有口皆碑,在病患者中享有崇高威望,素为湖南中医药界所称道。

在 50 余年的从医生涯中,欧阳锜毕生从事中医临床、中医辨证体系、中医病证规范化、病证结合一病一结的中医临床研究方法和中医临床思维方法的探索与研究,造诣精深,建树颇多。早在随伯父履钦先生学医之际,履钦先生尝谓:"学医必先读经,而后博览群书,对证候的辨别,方药的选择,经反复相互比较,辨其异同,明其主次,自能对一切证候包括疑难杂证了若指掌,此即辨证之要诀。"履钦先生认为,《杂病源流犀烛》虽搜罗甚广,名目备具,但多有方无证,有证无症,欲求烛见疑难病情,方证相应,实不可得,因拟撰写《燃犀录》一书。然其时正研究"象数之学",欲以改进运气干支推算之法,无暇兼顾,以致搁置。欧阳锜行医后,常谓:"中医学浩如烟海,研究这门学问,只能侧重一个方面,不能面面俱到,还必须选定目标,持之以恒,才能重点深入。"深感辨证的准确性与保证提高疗效关系至密,遂继其志,自小确定研究中医辨证论治体系及其相关理论方法为奋斗目标,并持之以恒。同时他无论在医疗实践与理论总结中,都充分注重理论指导实践、实践检验理论的双重意义,并在实践—理论—实践的反复过程中将临床和理论研究逐步引向深入。他经过长期临证读书、读书临证的反复过程,经验与学问与日俱进,终于有成。他 22 岁(1945年)将读书临床心得加以整理,撰写成《内科辨证学》一书,并将初稿送与原中央国医馆审阅,当时的国医馆馆长焦易堂为之题词称"临床必读"。该书 1951年在上海《新中医药》杂志连载发表,并于 1958 年经当时卫生部中医顾问秦伯未推介,改名为《中医内科证治概要》,在 1959 年 11 月由人民卫生出版社正式出版。在书中详细叙述了每一症状的发病机制,再分别叙述每一证候的主要症状(含舌苔脉象)及与其他类似症状的鉴别,从而指出各证的辨证要点及处方用药。由于此书综合归纳的条理分明,既有助于提高中医理论,也便于临床参考运用。在20世纪60年代西医学习中医高潮时,深受中医、中西医结合工作者的欢迎。此书经日本东京创医会学术部译成日文,1967年出版,1976年再版,日本几所讲习所将其作为教材使用。同时他认为中医会诊,有时不能得出一致的辨证结论,这不单是诊疗水平存在差异的问题,而且与每一个医者的逻辑思维不同有关。所以,中医辨证必须分清每一证候的主症、次症,主症对次症具有决定和影响作用,主症的变化反映出证候的质量变换关系。只有掌握并运用这些辨证法的观点,才能取得辨证的一致,也才能保证临床疗效。并且提出辨证只有主症才能作为定量依据,才能掌握证与证之间的质量变换关系的观点,以及辨别疑难杂症的三大关键、辨证求衡六法等,对后学者启迪良多。

欧阳锜常说:"立方选药要得心应手,关键在于辨证准确。"通过多年研究,欧阳锜认为,仲景《伤寒杂病论》提出辨"六经","脏腑经络","血、水、痰、食",为后世临床辨证树立了楷模。自后,历代医家相继提出"卫气营血"、"三焦"辨证及《素问玄机原病式》、《脏腑标本寒热虚实用药式》等,都在辨证方法方式上有所充实和发展。历代各家创建的各种辨证方法方式各有偏重,如"六经"、"三焦"、"卫气营血"侧重在辨五气为病;"脏腑经络"侧重在辨脏腑主病;"血、水、痰、食"侧重在辨邪留发病。三个方面,分之则见其偏,合之则见其全,所以全面掌握三个方面的辨证及各种证候的相互关系,从而提纲挈领,使之纲举目张,就可使辨证方法方式得到集中,更便于临床的综合运用。集中各种辨证方法方式,建立比较完整的辨证新体系,也是保证辨证用药的准确性,提高中医医疗质量的需要。由此,欧阳锜提出了疾病表现的三个类型及其二十一个纲领证。这些研究成果,为"三纲鼎足互为纲目的辨证体系"之雏形,系统总结于专著《中医内科证治概要》之中,并于20世纪50年代末在人民卫生出版社出版。这一辨证体系经各地不少中医在医疗实践中运用,都反映"真正掌握了辨证要诀,不但对辨析疑难杂症有帮助,并能有规律可循、执简驭繁,是一种切实可行的方法"。该辨证体系综合集中中医历代各种辨证用药方法之所长,研究其对应关系,充实其用药经验,使之成为结构更为完备、规矩更为严谨,切合中医临床实际的证病结合用药式,对于促进中医辨证理论方法的发展和临床疗效的提高有重要的理论价值和现实意义。

随后,欧阳锜有选择地吸收其多年病证结合研究成果和临床经验,对三类证候临床常见之101个证候的概念、证方组合的内在结构、与其他类似证候的鉴别、辨证标准与因病而异的要点及证病结合用药等,进行系统研究,于其七十诞辰之际撰写出版了《证病结合用药式》。该书以"三纲鼎足互为纲目的辨证体系"为理论核心和基本框架,综合集中历代各种辨证用药模式与方法之所长,研究其相应关系,充实其用药经验,使之成为结构更为完备,规矩更为严谨,切合中医临床实际的证病结合用药式,对于促进中医学术与临床的发展具有重要理论价值和使用意义。因此,《证病结合用药式》的出版,是"三纲鼎足互为纲目的辨证体系"成熟的重要标志。

随着对病证体系研究的进一步深入,欧阳锜创造性地综合集中古今有关病证诊断两种方法,从症、证、病三环的内在联系及病证名称的规范统一、病证方药的对应关系、病证结合的理论方法与逻辑推理等方面进行深入研究,并汇通自己毕生的研究成果,总结出中医症证病三联诊疗体系。提出中医临床、诊断疾病、辨明证候,都需要以症状的特点为线索;从症状着眼,病证相互结合,用病证双重诊断以指导治疗,这就是症证病三联诊疗。从症状着眼,介绍病与证的主症特点和相关兼症为第一环;以证为主,介绍证病结合的诊断与治疗为第二环;以病为主,介绍病证结合的诊断与治疗为第三环。三个环节纵横相联、环环相扣,就构成三联诊疗的框架。这一诊疗体系从纵横关系阐明病证结合三个环节,不仅有其理论基础与逻辑推理方法,而且从三联三个环节的相互关系,规定了各个环节的具体操作程序,便于医者在诊病、辨证、立法、选药、组方等方面参考应用。同时在书中系统介绍了病与证的主症特点,提出了三纲鼎足互为纲目的辨证用药模式及如何辨证用药与专病专药相结合等,不但有助于提高中医诊疗水平,促进中医学术的发展,而且通过中西医病名对照,大部分病采用双重病名,也为中西医结合与国际学术交流提供方便。此书集欧阳锜毕生临床研究、病证研究、辨证体系研究、中医临床思维方法研究之大成,影响深远。

同时欧阳锜在临床中发现如果只注意证候之别,忽视疾病之异,疗效也会受到影响,从而精心设计出"病证纵横结合、一病一结的临床实验研究的思路与方法",不仅自己在肿瘤病房中亲历实行,而且指导研究生和相关同道推广应用。纵向结合,以病为主,以病统证,他指导内科研究生洪净、赵志付运用这一方法进行Ⅱ、Ⅲ期高血压和慢性乙型病毒性肝炎的临床研究,初步总结出两病的辨证用药经验,分别获得 94.47%、96.2% 较为理想的近期疗效。横向结合,以证为主,以证统病,湖南医科大学中西医结合研究所运用这一方法,并按主症辨证及主症分级定量记分,研究制定出中医肝病常见证候的统一辨证标准,并标示相同证候见于不同疾病中的差异,先后取得了一系列成果。

在临床实践中,欧阳锜发现,凡病情单纯,证候典型,运用历代医家各种相应的辨证方法,多易辨治;而病情复杂、隐蔽,或多方面牵涉,或病情变化处于转折关头出现的证候,多不典型。此时如果辨证不清,治疗就难免舍本求末。医者会诊时做出的辨证结论不一致,也多是在这种情况下产生。从历代名医医案中,不难发现前人对诸多疑难复杂病症,应手取效。这究竟是历代名医都独具慧眼,灼见病情,还是有一定规律、标准可循呢?从20世纪60年代至70年代,历时10余年,欧阳锜反复研读历代名医论著、医案,以及现代哲学、方法论名著,结合自身临症体会,并从《矛盾论》中有关主要矛盾与次要矛盾的论述及其伯父"辨其异同,明其主次"的教诲中受到启发,逐渐认识到:历代名医对于复杂疑难病证,善于明辨主次。一旦掌握其主要病变所在,集中解决主要问题,其他枝节问题也就随之得到解决。

同时认为中医的这种辨别疑难病证方法实质上是一种临床思维方法,从而提出中医要系统化、标准化,就必须从研究思维方法入手。中医的理论思维既具有逻辑思维形式,也渗透着辩证思维。他说:"中医不但有完备的理论体系,并且在进行理论概括时,能把形式逻辑与辩证逻辑结合起来运用,形成了具有中医特色的思维方法,在逻辑思维上是相当成功的。"由于他意识到研究理论思维的重要性,故也长期潜心研究中医的思维方法,通过辩证法和历史唯物主义的反复学习,认为中医虽有朴素辩证法思想,但必须以现代哲学思想为指导研究提高。他的观点:"中医的思维方法,就是辩证法、逻辑思维与中医理论原则相结合的产物。"欧阳锜的这一研究成果,在《中医临证思维》一书中得到了具体展示。书中提出:任何一个证候,其中必然有一些起决定和影响作用的症状,其他症状都是随着这种症状的转变而转变的。前者应属主要症状,后者则为次要症状,辨证分主次,即以此为准。对于疑难复杂证候,要认真观察病情,分析病势的轻重缓急,要了解发病的前后经过,要撇开表面现象抓住疾病的本质,具体应从病势的轻重缓急,发病的先后因果,证象的真假异同三个方面着眼,如此则不难分析出谁是主症,谁是次症。这就是复杂疑难证候辨证分清主次的三大关键。从思维方法学角度提出主、次症及其辨析三大关键的论点,不仅为三纲鼎足互为纲目的辨证体系提供理论核心,而且也是欧阳锜对中医辨证学的一大贡献。

欧阳锜长期从事中医药科研及新产品的研制工作,主持并参与国内及省内多项中医药重大科研项目,取得重要的研究成果。中医长期以来将病、证、症混杂在一起,病名不统一,分类不一致,在一定程度上影响中医学的发展和国际间的学术交流。1984年,他领衔承担卫生部重点课题"中医病名诊断规范化研究",他从探讨中医认识疾病过程及其思维方法入手,在理清思路,确定规范原则和范围基础上,统一中医病名、证名诊断原则和具体措施,先提出《中医病名诊断规范初稿》广泛征求意见,再撰写成《临床必读》一书,公之于世。这是中医药学科的一项重要基本建设,对中医病名的系统化、规范化做了奠基性工作,使中医数千年以来混杂不清的病名、证名初步得以澄清,得到初步规范,达到统一中医病名和诊断标准包括辨证标准的预期目的。为以后中医行业病证诊断与治疗判断标准的制定,提供了思路、具体方法与借鉴。他确为现代中医病证诊断规范化研究的开拓者之一。

为配合湖南省 2000 年科技发展规划,为使中医药成为湖南省经济发展的支柱产业,提供重要的决策依据,1989 年欧阳锜主持湖南省内重点课题"湖南省中成药开发远景规划研究",为湖南的中医药远景规划提出了许多构想和具体方法及措施,并创造性地提出中成药系统产品开发与传统中成药系列配套的思路,这些用以指导中成药剂型改革与新药研制,对湖南省乃至全国中成药的开发,尤其是 20 世纪 90 年代开始的病证系列中成药的开发,起到了重要的促进作用,具有重要的应用价值与指导意义。

一般人认为中医只能治疗慢性病,他认为中医有数千年历史,不但能治疗疑难病症,也有许多宝贵的治疗急症经验,只要运用得法,中医中药完全能解决急症问题。1990 年他主持湖南省内重点课题"中医急症诊疗方案研究",筛选了治疗急症的诸法、诸方及卓有成效的中成药,并创造性地提出中医急症以症、证、病结合为特点的诊疗体系,现已在全省中医急诊科推广。

欧阳锜精通医道,临床擅长于中医内、妇、儿、外科,对中医急症、风湿病、恶性肿瘤及心脑血管、肝胆肾等多种疑难病症的辨治有独到之处。

20 世纪 70 年代,欧阳锜在负责防治肿瘤研究的工作中,在临床上发现砷偏低与肿瘤发病有一定关系;发现恶性肿瘤患者舌苔变化与病情转变的关系,主张以解毒、养阴之法防止舌苔花剥、光剥引致病情恶化,对部分晚期癌症病人起到了减轻症状、延长生存期的作用。并提出白血病、鼻咽癌、肺癌、胃癌等以舌苔变化为主要指标的统一辨证用药方案;制订中医中药防治肿瘤三期方案等,先后被全国性有关肿瘤专题会议所采用,全国十多个省市肿瘤防治资料均已转载,作为中医防治肿瘤的参考。他临床经验丰富,治病多用成法成方,适当加减化裁,组方很是严谨精当,处方用药强调以药简、价廉、效宏著称。他通过长期的医疗实践,在成方不能满足应用需要时,根据中医理论,秉承病证结合的用药原则,总结并自创治疗多种疾病、疗效可靠的经验方(特色药)100余个,并提出每个方的适应证和禁忌证,以便于推广运用。如治疗慢性风湿病的搜风活络液、通络熄风汤;治疗骨质增生的补骨息痛丸、骨痹药酊;治疗高血压病的平肝片;治疗冠心病的宽胸片、舒心十珍丸;治疗神经官能症的桑椹养肝汤;治疗脑动脉硬化的脑(络)舒泰胶囊;治疗脑萎缩痴呆症的益智聪明丸;治疗糖尿病的甘露消渴丸、三消康片;治疗慢性乙肝的清肝解毒散;治疗慢性胆囊炎、胆石症的消积二金散;治疗前列腺炎的小蓟分清饮;治疗梅毒的保赤解毒丹;治疗乳腺增生病的疏肝散结汤;治疗小儿四季感冒的小儿退热散;治疗小儿厌食的小儿醒胃液;抗疲强体的朝晖可乐;四季进补精气神的龟鹿驴三胶冲剂;抗皱防裂、防治面部色斑的雅丽健肤膏;防治乳腺癌的漆黄蟾酥丹;防治肺癌的保肺饮;防治鼻咽癌的夷桑合剂;防治食道癌的清咽利膈片,内外兼治各种恶性肿瘤的龙蓟合剂、消瘤丹(散)、抑癌散(膏)、消肿镇痛膏;治疗眼睑炎、胬肉翳障的清凉眼药粉(棒);治疗咽喉炎、口腔炎的清音利咽片;抗休克的清营醒脑丹;对抗肿瘤病人化、放疗骨髓抑制副作用的益元生血冲剂;戒毒的驱毒二用方等。其中雅丽健肤膏于1989年获全国轻工业优秀产品证书;龟鹿驴三胶冲剂以及疏肝散结汤批准为新药"乳核内消液";益元生血散批准为新药"生血宝"(并获发明专利权),均已正式生产,深受病患者欢迎,产生了相当的经济和社会效益。

1985—1986年,他与另四位专家共同研制了驴胶补血冲剂,投放市场后,年销售额连年上升,年产值达亿元,给长沙中药厂带来巨大效益。他除了与二位专家共同研制了古汉养生精外,还负责课题选课、整体设计、审定处方、组织实施、新药申报等项工作,该药成为衡阳中药厂的拳头产品,使一个濒临倒闭的药厂一跃成为国家二级企业、集团公司,产品畅销国内外市场,使之迄今年产值达5亿元。他本人主持研制的御蛇酒,已投放市场,深受患者欢迎,产生很大的社会、经济效益。

欧阳锜学识渊博,著作等身,其著述风行海内外,读者交相称赞。在漫长的50余年杏林生涯中,因医疗和教学之需要,他工作之余,勤于著述,以启迪后人。先后在国内中医药期刊及日本、中国台湾等国家和地区的医药杂志发表学术水平很高的论文,有甘温除热、再论甘温除热、论火与气、论闭与脱、常变论、求衡论、辨别疑难杂症的三大关键、求衡六法以及中医的方法学、有关中医药传统科研方法、中医学未来的发展等200余篇。自20世纪50年代以来,陆续撰写出版的学术专著有《伤寒金匮浅释》、《中医内科证治概要》、《中医病理概说》、《证治概要》、《中医经典温课》、《杂病原旨》、《中医临证思维》、《证病结合用药式》、《症病结合用药指南》、《中医症证病三联诊疗》共10余部,均有很高的学术价值,深得广大读者赞誉。其中《伤寒金匮浅释》在1980年由香港宏业书局再版,《证治概要》、《证病结合用药指南》先后在台湾南天书局再版,《证治概要》在人民卫生出版社再版3次,《中医内科证治概要》在人民卫生出版社再版7次,此书1962年由日本东京创医学会学术部译成日文,先后3次再版,并作为日本汉方医讲习所教材,产生了很大的社会影响。他在负责文献研究和古籍整理等工作中,先后主持编纂了《湖南药物志》1~3辑,《湖南省单方验方》1~10辑,《湖南单方验方选》1~2辑,《湖南中草药单方验方选辑修订本》、《中医妇科单方验方选》、《中医临证参考丛书》30多种,《湖南中医经验交流集》、《湖南中医医案》1~2辑,《医论选粹》、《中医临床实习手册》、《临床必读》、《大百科全书·传统医学分卷·诊断分册》、《中医临床捷径丛书》14种。主审《中国医学百科全书·中医学》上、中、下册,《传世藏书·子库·医部》,

《历代医学名著全书》共 360 余部。

欧阳锜作为中医界德高望重的一代宗师,学验俱丰,讲授有方,桃李可谓满天下。他从 1955 年开始兼任衡阳地区中医进修班(三期 150 人)专职教师、班主任,讲授中国医史、中医病理、伤寒金匮;1956 年担任湖南省中医进修学校西学中班(二期 80 人)专职教师、班主任,讲授中医内科;1965 年兼任湖南省卫生厅委办中医学徒班(三期 40 余人)教师,讲授中医基础、病理;1980 年遴选为首批中医硕士研究生中医内科和金匮两个专业导师(先后培养 13 人);1985 年兼任光明中医函大总校顾问及湖南分校顾问(先后毕业 1400 多人),提名刘炳凡为分校校长,讲授中医临证思维。主持湖南省卫生厅委办的全省万人中医经典讲座,他从教学计划、教材编写、讲授方法亲自设计,并亲自主讲《黄帝内经》。组织并主持中医辩证法、思想史、各科疑难病诊疗、科研设计、新药开发等百余次中医学术活动开展,启发思想、活跃中医界的学术风气,大大提高了中医药工作者的理论和业务水平。

欧阳锜不仅声及国内,也引起海外学者专家的关注和重视,有些国家来信来函请去讲学和交流。1989 年 9 月份经国家中医药管理局提名去泰国参加第三届亚细亚中医药学术大会,在会上宣读了学术论文"求衡是中医临床思维的核心"。1989 年 11 月应日本大阪、东京、福冈三地汉方医师研究会邀请,去日本讲学 10 天,内容为"气的理论研究"。先后两次做专题学术报告,在当地引起强烈反响,受到两国专家及与会的其他国家地区学者的高度评价,泰国和日本有关报刊进行了宣传报道,为我国科技界、中医药学术界争得了荣誉,为弘扬和传播祖国传统医学文化并使之走向世界做出了积极贡献。1990 年被国家中医管理局遴选为全国第一批名老中医药专家学术经验继承指导老师,并携儿子欧阳剑虹作为湖南师徒代表出席了在北京举行的全国拜师大会。在工作中,他还积极扶助后学,使他们在实践中锻炼成材,除他的学生外,还有 4 人受到他的教导,而今成长为湖南省中医药方面的专家。正所谓桃李结硕果,师恩泽杏林。如今绝大部分学生已成为全国各地中医药临床、教学、科研等专业技术和行政管理的骨干力量。

欧阳锜先后被推选为衡南县人民委员会委员,湖南省第五届政协委员兼政协医卫组副组长,湖南省第六届人大常委会委员。先后担任中华全国中医学会理论研究委员会副主任委员,中华全国中医学会常务理事,卫生部《中医年鉴》编委会委员,卫生部《中国医学通史》编审,国家大百科全书编委会中医组委员,《中国大百科全书·传统医学卷》诊法分册主编,全国中医古籍管理办公室中南片组长,卫生部及国家中医药科技专家委员会委员,国家中医药管理局重点科技成果评定委员会委员,湖南省中医药学会副理事长、第一副会长兼秘书长,湖南省医学辩证法学会主任委员,湖南省中医药科技专家委员会主任委员,湖南省科技专家顾问委员会委员兼医卫组副组长,湖南省卫生系列高级技术职称评审委员会副主任委员,湖南省新药评审委员会副主任委员等职。他在建国初期(1951年)出席了中南区第一届中医代表会议,1954年经湘南行署推选为出席全国第一届中医会议代表,受到党和国家领导人接见,使他更加热爱中医,更加发奋工作。他一贯热爱祖国,热爱共产党,热爱社会主义,廉洁奉公,安于俭朴,为人正直,作风正派,谦虚谨慎,善于团结同志,在湖南及全国中医药界具有很高的威望。1984年5月光荣加入中国共产党,1992年享受国务院颁发的国家级有突出贡献专家特殊津贴。1994年为表彰他在培养人才方面的优秀成绩,湖南省政府授予他三等功,省人事局颁发了荣誉证书、奖章。"科学技术是第一生产力",他为社会主义现代化建设做出了重大贡献,于1996年被授予湖南省首届科技之星荣誉称号,省科协颁发了证书、奖章,省电视台并做了专题报道。在他有生之年,多次被评为先进工作者、优秀科技工作者和优秀党员。

欧阳锜胸怀豁达,性情直爽,常以中医之盛衰为己任,故能超然脱俗,专心学习,不为名利得失所囿。他在七十寿诞即席诗曰:"济世仁术承家传,潜心攻读探渊源,能减人间病残苦,救死扶伤志益坚"。表达了一代良医一生献身中医事业的冰雪情操。他从事中医医疗、科研、教学、新药研制和行政管理60多个春秋,在杏林中的累累硕果,凝结了他多少心血啊!他几十年如一日,兢兢业业,为中医药事业的繁荣和发展,任劳任怨、竭尽全力,做出了不朽的、卓越的贡献,成为国内外公认的中医理论家和中医临床家,在国内外均享有盛誉。他的事迹先后被收录于《湖南民主人士》、《湖湘名医传》、《天南海北衡南人》、《湖南名人传》、《中医名医列传》、《中国当代著名医学家》、《当代享受政府津贴专家名册》、《世界名人传》等书籍中,也刊载于《健康报》、《中国中医报》、《湖南日报》、《长沙晚报》、《湖南广播电视报》、《空中之友》、《文汇报》(香港)和《康乐园》、《家庭中医药》、《湖南中医杂志》、《光明中医》、《中医研究》、《中国农村医学》、《中国中医药学报》、《明通医药》(台湾)、《中医临床》(日本)等报刊杂志中。1997年12月5日,他在长沙因病逝世,享年75岁。湖南日报刊登讣告,300余人参加治丧及悼念活动,全国各省市有关部门、有关人士发来唁电、唁函300多份,在长沙的省市有关部门及亲友400余人参加了追悼大会,省电视台实况播放了追悼大会场景。

二、学术思想精华

(一)论中医理论思维

欧阳锜认为:中医的理论思维既具有逻辑思维形式,也渗透着辩证思维。

他说:"中医不但有完备的理论体系,并且在进行理论概括时,能把形式逻辑与辩证逻辑结合起来运用,形成了具有中医特色的思维方法,在逻辑思维上是相当成功的。"由于他意识到研究理论思维的重要性,故长期潜心研究中医的思维方法,通过辩证法和历史唯物主义的反复学习,认为中医虽有朴素辩证法思想,但必须以现代哲学思想为指导加以研究提高。从而提出:"中医的思维方法,就是辩证法、逻辑思维与中医理论原则相结合的产物。"欧阳锜的这一研究成果,在《中医临证思维》一书中得到了具体展示,同时有"论中医的理论思维"、"《伤寒杂病论》理论方法新探"、"论中医平衡理论的产生及实用价值"、"论仲景的求衡思想"、"求衡是中医临床思维的核心"、"从伤寒辨证探讨以症定量问题"等论文正式发表。

马克思早就指出:"一个民族要想站在科学的最高峰,就一刻也不能没有理论思维。"这既说明理论思维与科学发展的关系,也说明科学上的一切成就,都是运用正确的理论思维的结果。因此,衡量一个民族某一门科学,就必须考察它的理论思维。科学的发展虽与时代的进展有关,但每门科学还有其自身的发展规律,考察每门科学的理论思维,也就是探讨其自身发展规律的必要途径。起源于我国的东方医学,虽然来自长期的经验积累,但没有像其他的经验自然科学一样,逐渐被科学的实验方法所淘汰,相反,它的理论实质,随着自然科学的不断发展,越来越被最新的实验方法所证实。我国医学之所以能取得这样的成就,是与它采取正确的理论思维分不开的。

中医的理论思维来源于《黄帝内经》,在该书的成书时期,因为当时诸子百家竞相著书立说,古代哲学已初步形成,《黄帝内经》吸收了当时古代哲学中的合理内核,将阴阳、五行学说这种具有朴素的唯物主义和自发的辩证法的哲学思想融入医学之中,并广泛应用思维科学中分析、综合、归纳、演绎、类比推理等基本方法,形成了中医独特的思维方法。再经过后代诸贤在医疗实践中,运用《黄帝内经》中的哲学思想和科学方法,结合医学的具体问题进行反复推理、反复补充,最后形成具有医学特点的理论思维,从而实现从经验到理论的过渡。

中医认识疾病,也和认识其他客观事物一样,有一个从个别到一般、又从一般到个别的过程,通过临床观察,从现象推论疾病的本质,是以分析为主的;一旦认识、掌握了疾病的本质,并运用这种本质来说明原来现象,从而提出理论,这一过程,则以综合为主。把临床实践中积累起来的个别经验和教训,进行条理化、系统化整理,用的是归纳法。对条理化、系统化的经验进行推理,形成辨证论治的理论方法,以此指导治疗,用的是演绎法。在进行推理和提出理论的过程中,还结合运用了"远取诸物、近取诸身"的类比方法。前人认识疾病到产生理论,就是在这种分析—综合—类比,再分析〈演绎—再综合〈归纳〉—

再类比)的过程中不断取得进展的。中医认识疾病,不但运用了形式逻辑所提供的已经形成的思维方法,特别在上升到理性认识的过程中,还经过严密的去粗取精、去伪存真、由此及彼、由表及里的逻辑推理,将辩证思维渗透于其中。辩证的思维方法,不是把本来联系在一起的各个环节隔离开来考察,而是在客观运动各层次上、不同广度和深度上揭示客观形式彼此间的辩证关系。中医对待临床上的各种复杂现象,也从其彼此间的相互关系研究其内在联系、研究其转化关系,从而不断把认识引向深入,揭示各种疾病的特殊本质及其发展变化的规律。中医把形式逻辑与辩证逻辑结合起来运用,形成具有自己特点的思维方法,这在逻辑学上是相当成功的,这正是中医长期立于不败的根本原因。

前人凭借分析、综合、归纳、演绎各种思维方法,无论是对具体问题进行判断推理,或者是将具体经验上升为一般规律性的认识而形成理论,都要看它客观上的实际效应。类比法虽然可以触类旁通,启发思路,但类比的结论是带有或然性的,也要经过实践检验肯定其必然性。因之,中医古籍文献中有大量的经得起实践检验的理论,也有不少属于推理性结论。不但推理结论要进一步经过实践检验来予以肯定和否定,就是经得起实践检验的理论,具体运用于临床,也有一个实践、再认识的问题。理论思维只是临床实践中的推理方法,而不能具体代替实践反复。只有运用正确的理论思维,经过一次实践,就有可能获得一次提高。

中医观察病人,都从整体出发,对人体内外环境和内在环境的相互关系极为重视。人体能否适应环境各方面的变化,关键就在于能否保持动态平衡。在各种致病因素的作用下,人体内外环境和内在环境的相互关系遭到干扰或破坏,可从多方面、多层次反映出种种平衡失调现象,因之如何求得平衡,是中医临床必须思考的问题。人体因病变出现的不平衡现象,都有固定的表现形式,都是疾病所处一定阶段的本质反映。但不平衡现象固定是相对的、暂时的,复杂多变则是绝对的、经常的,这就存在着常与变、量变与质变的问题。因之要达到求衡的目的,既要知其常,更要达其变,经常和变掌握质量变换关系,也是中医临床必须思考的问题。求衡与知常达变,既然都是中医临床思考的重点,也就是中医理论思维的重要组成部分。兹分述如下:

1. 求衡论

(1)求衡理论的形成

中医学基本理论源于《黄帝内经》。该书成书于春秋战国时期,当时诸子百家竞相著书立说,古代哲学已处于发展阶段。哲学中的阴阳学说、五行学说,具有朴素的唯物主义和自发的辩证法思想。自然科学如天文学、气象学、历学、数学等也有相当的发展,思维方法中的基本方法如分析、综合、演绎、类比推理等已为各门科学所运用。正因为具备这些条件,医学才有可能产生正确的思维方法,才有可能概括当时已经积累起来的丰富的经验,奠定其理论基础。医学的发展当然要受哲学的支配和制约,但哲学思想渗透到医学中来,必须通过医学方法本身包括经验总结、理论概括等具体方法才能实现,哲学不能代替自然科学本身。医学的发展过程虽然都贯穿着哲学思想,但在具体做法上仍然要吸取和利用自然科学的知识和方法。要在医疗实践中不断运用哲学思想和科学方法,结合医学问题进行反复实践推理,只有形成具有医学特点的理论思维方法,才有可能实现从经验到理论的过渡。

从气温的冷热体验气候,从万物的生长验证物候,从临床表现辨析证候,都着眼于外候,这是东方哲学认识客观事物的一种方法,也是东方文化所具有的特点。《黄帝内经》所谓"远取诸物,近取诸身",就是这一方法在医学中的具体运用。正由于东方文化对客观事物的观察和思考具有以上特点,所以认识疾病,不仅注意人体的内在环境,并注意到人体内外环境(包括人与自然、社会等各个方面)。思考问题,既运用了形式逻辑所提供的已经形成的分析、综合、归纳、演绎、类比等方法,在上升到理性认识的过程中,还经过严密的由此及彼、去伪存真的逻辑推理,将辩证逻辑渗透于其中。前人把形式逻辑与辩证逻辑结合起来运用,形成了具有自身特点的思维方法,这在逻辑上是相当成功的。辩证逻辑的思维方法,不是把本来联系在一起的各个环节隔离开来考察,而是在客观运动各层次上,从不同广度和深度中揭示客观形式彼此间的辩证关系。中医临床对待各种错综复杂的病证,也是从其彼此间的相互联系研究其内在关系及动态变化,故能把认识不断引向深入,从而揭示各种疾病的特殊本质及其演变规律。

中医观察病人都从整体出发,对人体内在环境和内外环境的相互关系极为重视。人体能否适应环境各方面的变化,关键就在于能否保持动态平衡。在致病因素的作用下,人体内在环境和内外环境正常的相互关系遭到破坏,可以从多方面多层次反映出种种平衡失调的现象,因此,恢复人体的平衡是临床的出发点和最终归宿。《黄帝内经》所谓"阴平阳秘,精神乃治","亢则害,承乃制,制则生化",就是说明保持人体动态平衡的重要性。所谓"谨察阴阳所在而调之,以平为期",说明诊断和治疗都应从保持人体的动态平衡出发。阴阳学说阐述人体对立面的相互依存及保持平衡的关系;五行学说说明人体内在环境(人体各脏腑组织之间)、内外环境(人与自然)的复杂变化关系,揭示人体多方面、多层次的不平衡现象。可见前人从认识疾病到产生理论,不仅运用了思维科学中的逻辑方法,也接受阴阳五行学说的哲学指导。阴阳、五行学说在中医学形成的过程中,不仅指导它的理论概括,而且两种哲学思想先后渗透到医学中来,结合在一起,成为具有医学特点的理论方法,本身就是中医学的重要组成部分。

要保持人体的相对平衡,就必须明确人体相互对立的两方面。相互对立的两方面要保持平衡,就必然存在着相互依存关系。由于动态平衡,静是相对的,动是绝对的,在运动过程中,当然会引起变化,而这种变化,是包括从量变到质变的。这些理论,《黄帝内经》均有所论述。如"外为阳,内为阴","背为阳,腹为阴","脏者为阴,腑者为阳"等,都是指人体相互对立的两个方面。"阴在内,阳之守也;阳在外,阴之使也,""阴者,藏精而起亟也;阳者,卫外而为固也",就是指相互对立的相互依存关系。"夫物之生从乎化,物之极由乎变,变化之相薄,成败之所由也","阴阳者,变化之父母,生杀之本始","阴生阳长,阳杀阴藏","重阳必阴,重阴必阳",就是说明事物运动变化是永恒的,人也就是在永恒运动的情况下保持平衡的。

为了阐明人体内在环境及内外环境之间的复杂变化关系,《黄帝内经》运用五行"五位相合"的类比方法,把"在天、在地、在人"的纷纭万象联系起来,并根据五行的"生克制化"、"乘侮胜复"的理论,推论其间的平衡协调关系。如"东方生风,风生木,木生酸,酸生肝,肝生筋……在色为苍,在音为角。在声为呼,在变动为握……在志为怒",就是指人与自然及人体脏腑组织之间的五位相合。五位相合大体内容,见表1:

表1　五位相合表

五方	东	南	中央	西	北
五气	风	热	湿	燥	寒
五行	木	火	土	金	水
五脏	肝	心	脾	肺	肾
五体	筋	脉	肉	皮毛	骨
五味	酸	苦	甘	辛	咸
五色	苍(青)	赤	黄	白	黑
五音	角	徵	宫	商	羽
五声	呼	笑	歌	哭	呻
五变	握	忧	哕	咳	栗
五志	怒	喜	思	忧	恐
应四时	春	夏	长夏	秋	冬
全六腑	胆	小肠	胃	大肠	膀胱

"五行之治,各有太过不及也,有余而往,不足随之;不足而往,有余随之。"就是说在正常情况下,人体有一种自我调节的本能。某一方面有所偏胜,通过这种自身调节相互抵消,就可以恢复平衡。如果这种平衡关系遭到破坏,"气有余,则制其所胜而侮其所不胜;其不足,则己所不胜侮而乘之,己所胜轻而侮之。"所以,临床上出现各种相克、反侮的病变现象,均可以根据五行克、侮理论分析五脏阴阳的盈虚情况,从而采取有效的平衡协调措施。其原则是:"相火之下,水气乘之;水位之下,土气乘之;土位之下,风气乘之;风位之下,金气乘之;金位之下,火气乘之;君火之下,阴精乘之。"承,即制约的意思,也就是平衡协调的手段。五行虽分为五位,但五行之间出现克侮现象,仍然是两个对立面的偏盛偏衰。平衡协调,也是着眼于两个对立面的补偏救弊,这就是医学上阴阳五行学说的特点。以阴阳五行学说为基础的平衡理论,一直贯穿在中医基础理论和医疗技术的各个方面。如:

人体各脏腑组织之间是分工合作的,各方面必须保持正常的相互关系,才能维持生理上的正常合作。如脾主运化,包括胃肠的消化排泄功能,一般是胃满则肠虚,肠满则胃虚,肠胃必须保持其交替虚实的平衡状态,才能维持脏腑"藏精气"、"传化物"的正常关系。

人体阴阳的正常关系遭到破坏,就会反映出种种阴阳平衡失调的病变状态。这些状态,包括发病部位、病变性质及脏腑、经络、气血等方面,这些方面彼此之间都存在着密切的关系。所以临床上观察分析各种发病机理,就必须从这些方面及其相互关系着手,才能准确地找到不平衡之所在。

中医的诊法也着眼在两种对立的体征上,目的也是从客观上分析阴阳平衡失调的情况。如"青如草兹者死"、"青如翠羽者生",就是从色泽的明润、黯晦来判断逆顺的。故任何病,"色泽以浮,谓之易已"、"色夭不泽,谓之难已"。切诊中的脉诊,实则"搏坚而长",虚则"其软而散"。切诊中的按诊,"尺肤热盛,脉盛躁者,病温也……尺肤寒,其脉小者,泄,少气。"都是从两个对立面分析阴阳失调究竟是偏于哪一面,哪一面不平衡,从而断定其寒、热、虚、实及其预后。

治疗在"以平为期"的思想指导下,一切措施如"寒者热之,热者寒之","高者抑之,下者举之,有余折之,不足补之",都是从调节阴阳平衡出发的,"辛甘发散为阳,酸苦涌泄为阴",也就是利用药物的偏性来补偏救弊,调节阴阳平衡。所以制方用药,不论或收或散,或缓或急,或燥或润,或软或坚,都是"以所利而行之,调其气,使其平也。"

通过诊察,掌握了患者的病情资料,从病的性质、部位等方面研究分析不平衡的所在,从而采用寒、热、抑、举、折、补等治则,根据药物的气味选用适合病情的药物组合成方,这就是以阴阳五行学说为基础的平衡理论指导临床实践的具体过程,也就是中医治病时理法方药的运用过程。

以阴阳五行学说为基础的平衡理论,在逻辑推理方面多采取演绎、推理方法。《黄帝内经》所谓"阴阳者,数之可十,推之可百……",就是一种演绎推理方法。要分析阴阳两个方面的对立依存及其动态,根据阴阳理论进行演绎推理,可以得出结论。类比方法,可以帮助人们启发思想,触类旁通。要分析人体错综复杂的生理及病理变化,根据五行的五位相合、生克乘侮等理论进行类比推理,也可得出结论。但要明确的是:演绎、类比得出的结论都是或然的,不是必然的。借助于演绎、类比得出的结论是否正确,必须通过实践检验,以客观实际效应为准。如《黄帝内经》提出"肺移热于大肠",其证即从推理而来。经喻嘉言用泻白散去粳米加黄芩、阿胶、杏仁的医疗实践,获得预期效应。陈修园治此证,因其腹泻而洒淅恶风,"误以参术补之",结果"奔迫无度",改用喻氏之法而愈。这就是通过反复实践,检验"肺移热于大肠"的推理是否正确的实例。理论思维只是实践中的推理方法,而不能代替具体实践。所以,历代医家总结出治疗各种病证的方药,虽经过"证方对应"的实践检验,具体运用于不同疾病的不同阶段,仍然要以客观效应来判断其推理的是否正确。只有掌握正确的理论思维,才能保证提高中医医疗质量,并促进中医理论的发展。

(2)求衡理论方法的具体运用

疾病既然是人体平衡失调的结果,因此在治疗上,要恢复人体相对平衡的状态,关键就在于能否准确地找到其不平衡之所在。阴阳五行学说用于分析病机,泛指病变的两个对立面及其彼此间存在的相互关系。所以人体发生病变,病情单纯,出现的证候比较典型,两个对立面平衡失调的状态比较明显,现象与本质一致,治疗上可以采取正面的、直接的平衡协调方法。若病情复杂,出现的证型不典型,两个对立面平衡失调的状态不明显,现象与本质也不一致,就要考虑采取反面的、间接的平衡协调方法。所以,求衡方法,概括起来,可分为正面求衡、直接求衡、反面求衡、间接求衡四种。具体运用,从六个方面举例如下:

1)正面求衡法

正面求衡法(表2),适用于平衡失调反映出寒热、虚实症状比较单纯的证候。寒证有内寒、外寒两证之分,外寒宜用辛温发散,内寒宜用温补回阳,原则不外是以热治寒。热证也有里热、表热两证不同,虽表热宜辛凉解表,里热宜苦寒清热,原则也不外以寒治热。两者都属于正面求衡的方法。虚实两证五种脉症,不一定同时皆具,只出现二三症或三四症,都显示邪正双方不平衡状态,都应及时采取补虚、泻实的正面求衡方法。如虚实两证五种脉症同时并见,则为正不胜邪,邪无出路的死证,故《黄帝内经》谓"五虚死"、"五实死"。

表2　正面求衡法（举例）

由外邪性质、邪正盛衰不同产生的证候		从正面采取的平衡方法		常用方药
寒证	外寒：恶寒、发热无汗，头身痛	以热治寒	辛温发散	荆防败毒散
	内寒：恶寒蜷卧，四肢厥冷，二便清利		温补回阳	四逆汤
热证	表热：头痛发热，汗出，口渴	以寒治热	辛凉解表	银翘散
	里热：身热汗多，口渴引饮，尿黄便结		苦寒清热	凉膈散
虚证	脉细，皮肤冷，短气不足以息，大小便失禁	虚者补之	温补脾肾	理中汤、四逆汤
实证	脉大，皮肤发热，腹胀满，大小便不利，心烦，目不瞑	实者泻之	通利肠胃	承气汤

2）直接求衡法

直接求衡法（表3），适用于平衡失调反映在上下、表里病位比较明确的证候。上虚、下虚两证，从发病部位看，上下都比较明显，故宜采取上虚补上、下虚补下的直接求衡之法。表里两证，表证病在体表，用发汗解表；里证病在脏腑，用调和肺（脏）胃（腑），也都是直接求衡的方法。

表3　直接求衡法（举例）

因发病部位不同产生的证候		直接采取的求衡方法		常用方药
上虚证	耳鸣，头晕，眼花	虚者补之	上虚补上，填精补脑	延寿片
下虚证	下肢痿弱，厥冷		下虚补下，温养肝肾	右归丸
表证	头痛项强，恶寒身痛，发热无汗	外者越之	发汗解表	荆防败毒散
里证	咳嗽胸满，呕吐，胃脘痛	内者调之	调和肺胃	小陷胸汤

3）反面求衡法

反面求衡法（表4），适用于平衡失调反映出的假寒、假热、假虚、假实等证。假寒热两证，现象与本质恰恰相反，如果只看到表面的"热"证、"寒"证，正面采取以寒治热、以热治寒的求衡方法，其效果只能适得其反。因此对待这类证候，必须撇开表面现象，才能揭示其本质，假寒证的本质是阳热内盛，用宣疏通利法则假寒证自去；假热证的本质是阴寒内盛，用温补回阳法则热象亦即自行消散。两证里热里寒是真，表寒表热是假，所以治疗必须从反面着手，才能求得平衡。虚实两证亦有假象，假虚证即所谓"大实有羸状"，只宜祛邪以安正，不能妄用补益；假实证，即所谓"至虚有盛候"，只宜扶正以祛邪，不可乱施攻下，两证治疗如不从反面着手，就易造成虚虚实实之失。

表 4　反面求衡法（举例）

由内外格拒、虚实相綦反映出的外表假象		内在本质的反应	从反面采取的平衡方法	常用方药
假寒证	恶寒肢冷	真热　心烦口渴尿黄便结	宣疏通利	四逆散、调胃承气汤
假热证	面赤,身觉冷	真寒　恶寒肢冷,下利清谷	温补回阳	四逆汤
假虚证	面黄目黯,消瘦乏力	真实　血劳、血臟内有瘀血成块	祛邪安正	大黄䗪虫丸、鳖甲煎丸
假实证	胸腹胀满,咳喘,脉数	真虚　久泻、久咳,食少倦怠,腰膝酸软	扶正祛邪	六君子汤、八味肾气丸

4)间接求衡法

间接求衡法(表5),适用于平衡失调彼此双方主次难分的证候。临床上有症见于此而病实发于彼的证候,如《黄帝内经》所谓"中气不足,溲便为之变",其证即症见于下焦而病实发自中焦。对这类证候,如果按照上下定位对号入座,既不能准确地找到阴阳不平衡的所在,在治疗上也会无的放矢。因此,症见于此而病发于彼,不是直接求衡的方法所能解决,而要采取间接求衡的方法。中气不足而二便异常,用下病治中,调补中气;肾气上逆而咳嗽气喘,用上病治下,补肾纳气;肺失通调而小便不利,用下病治上,宣降肺气,都不是直接地见病治病,而是运用脏腑相关理论,由此及彼进行推理,从而采取有效地间接求衡的方法。

表 5　间接求衡法（举例）

被影响一方出现的症状	起因和影响一方表现的症状	间接采取的求衡方法	常用方药
溲便为之变(尿闭、尿频、便秘、便泻)	中气不足(腹胀便溏、四肢倦怠)	下病治中,调和中气	补中益气汤
咳嗽气喘	肾气上逆(腰膝酸软)	上病治下,补肾纳气	都气丸
小便不利	肺失通调(咳喘气逆)	下病治上,宣降肺气	紫菀散

5)根据不平衡双方失调的比例进行平衡

根据以上四种求衡方法,不仅可以较准确地找到其不平衡的所在,进行各方面的协调,而且还可以根据不平衡的比例进行有效的平衡(表6)。寒热、虚实、表里夹杂诸证,寒热夹杂应分寒多热少、热多寒少;虚实夹杂应区别究竟是因邪实而致正虚,还是因虚而致邪实;表面夹杂应分清几分在表,几分在里。

治疗均应当按双方不平衡的比例,决定用药的主次及药味的多少。如果不按不平衡双方的比例进行协调,用药的主次、多少倒置了,仍然不能达到恢复平衡的目的。

表6　根据不平衡双方的失调比例进行平衡(举例)

证名	按双方见症多少估计失调的比例	按双方失调的比例决定用药的主次
寒热夹杂	寒多热少	辛散为主,清热次之
	热多寒少	清热为主,辛散次之
虚实夹杂	因正虚而致邪实	扶正为主,祛邪为辅
	因邪实而致正虚	祛邪为主,扶正为辅
表里夹杂	七分在表,三分在里	解表为主,佐以通腑
	三分在表,七分在里	通腑为主,佐以解表

6)某些特殊的平衡方法(表7)

求衡还必须注意到的是假热、假寒、假虚、假实等证。撇开外表假象,只存在单方面的寒、热、虚、实,治疗只能采取单一的温、凉、补、泻之法,与寒热夹杂,寒热同时存在;虚实夹杂,虚与实同时存在是有区别的。因此,治疗不能采取辛苦并用、攻补兼施的方法。表里夹杂,应区别外(寒)邪所扰与外内合邪(如外寒内饮等)。外邪所扰偶然出现一两个里症,而病未入里,表解则里症自去,原则上只需发汗解表;外寒内饮,表里症同时存在,则当表里双解,散寒温肺并用。脏腑相关,症见于此而病发自彼,并非发病一方不暴露痕迹,彼此双方都可出现症状,这与脏腑同病、两脏同病的证候相似而实有不同。前者一方出现症状是由另一方决定的,如肝火犯胃,肝症可以决定胃症的存在,治疗上泄肝降火则胃纳自复;后者是双方症状同时出现,彼此不能决定对方的存在,如肝郁脾虚,既要疏肝,又要补脾。总之,两证并见,病发于单方的,一方可以决定另一方的存在,治疗上不必兼顾;病在双方,双方虽然可以相互影响,但不能决定对方的存在,治疗上必须兼顾。

表7　不平衡双方或单方两证并见的区别和相应的平衡方法(举例)

证名	症状特点	区别	相应的求衡方法
寒热夹杂	寒、热症状同时存在	双方	辛苦并用
假寒	热症决定寒症的存在	单方	宣疏通利
假热	寒症决定热症的存在	单方	温补回阳
虚实夹杂	虚实症状同时存在	双方	攻补兼施

续表

证名	症状特点	区别	相应的求衡方法
假虚	实症决定虚症的存在	单方	祛邪以安正
假实	虚症决定实症的存在	单方	扶正以祛邪
外寒所扰	表症决定里症的存在	单方	发汗解表
外寒内饮	外寒、内饮症状同时存在	双方	散寒温肺并用
肝火犯胃	肝症决定胃症的存在	单方	泄肝降火
肝脾同病	肝、脾两脏症状同时存在	双方	疏肝补脾

2. 常变论

人体发生病变,在邪正斗争、阴阳消长的过程中,从多方面、多层次反映出种种平衡失调现象,表现为寒热、虚实、表里、脏腑、气血等错综复杂的证候。当病变处于静止阶段,证候也可以相对稳定;当病变处于发展变化的情况下,证候也随之变幻不定。每个证候的建立和证与证的界限,都是在疾病处于相对静止阶段,经过反复观察和方证对应才能确定。只有方证确定之后,辨证论治才能作为常规运用。实际上临床所出现的证候,非典型证候多于典型证候。所以,辨证既要掌握常规,又要知所变通,不墨守成规,否则也无法应付临床复杂多变的情况。因之对待各种不平衡现象,要求得平衡,既要掌握固定的辨证形式,又要进行动态观察,才能处理好一些复杂问题,也才有可能达到求衡的目的。

变,包括质变与量变。证候既是处于一定阶段的本质反映,证候的变化,当然存在量变与质变问题,所以求衡不仅要准确地找到其不平衡所在,而且要衡量不平衡双方各个层次的失调程度和比例,才能恰如其分地进行有效的平衡协调。变,既然存在着量变与质变,辨证要知常达变,就必须探讨辨证定量及质量变换关系。众所周知,客观事物变化都存在量变与质变,没有脱离量的质、也没有脱离质的量,质反映量,量的关系也反映质的关系。《伤寒论》为方书之祖,辨证之经典,论中所述各证的某些症状,不但具有量的概念和意义,并显示出证与证的质量变换关系。因此,要探讨辨证如何定量和质量变换关系,从而知常达变,从伤寒的辨证方法中是可以得到启发的。

(1)主症在证候中的地位和分量

《伤寒论》把大量的个别经验,包括教训进行分析、归纳,使之条理化、系统化,由经验上升到理论,并吸取《素问·热论》中有关热病的理论,对条理化、系统化的经验进行综合和演绎推理,成为六经辨证方法。用于指导治疗,使对症下药过渡到辨证论治。对症下药的个别经验,只是认识事物的个性,个性必须通过分析、比较、分类、归纳,从中找出共性,才能认识到疾病中具有共性的证候。以热病常见的发热为例:伤寒表证发热,"头痛……身痛腰痛,骨节疼痛,恶风(应作恶寒)无汗而喘";阳明里热证发热,"大汗出……大烦渴不解,脉洪大";阳明湿热证发热,"头汗出,身无汗,齐颈而还,小便不利,渴引水浆";阳明里实证发热,"潮热"、"汗出不恶寒"、"短气腹满而喘"、"手足濈然汗出,大便已硬"等,都不是只看到个别症状,而是已从一些症状中找到了它的共性。故治疗就不仅仅是针对个别症状,而是要"观其脉症","随证治之"。伤寒表证发热,用麻黄汤发汗退热;阴明里热证发热,用白虎汤甘寒清热;阳明湿热证发热,用茵陈蒿汤清利湿热;阳明里实证发热,用承气汤苦寒泄热,都突破了见热治热的对症下药。辨证既要凭依症状,每一证都是由几个能反映疾病本质的症状所组成,但具体到某些证候中的所有见症,则是有的反映本质,有的不反映本质,尤其是假寒假热假虚假实一类证候,现象与本质恰恰相反。所以,只有通过个别症状的比较、归纳,找到某些症状的共同本质,才能确定一个证候,也才能采取相应的有效措施。

由于证候中的所有见症,有的反映本质、有的不反映本质,故单凭个别症状用药,不但不能普遍适应,并有较大的盲目性;如果只看到一些非本质反映的症状,用药只能适得其反。《伤寒论》各证所列举的症状,都是能反映疾病本质变化的症状,一些非本质反映的症状一概不予罗列,这样,就避免在辨证上主次不分。日本汉方医学大家大冢敬节认为,《伤寒论》各证所列举的症状都是主症,"主症比如常在其家的主人",其他可有可无的症状则为客症,"客症比如客人之来走无定"。这也说明主症是由疾病本质所决定的,客症不是疾病本质的反映,因而是可有可无的。主症既由疾病的本质所决定,多一症少一症,不仅是数量上的变化,实质上就包括质变。例如:呕吐一症,伤寒表证"或已发热,或未发热,必恶寒体痛呕逆,脉阴阳俱紧",此证之呕吐因外邪所扰而致,呕吐不是主症,故只用麻黄汤发汗解表,其呕自止。表邪传里,"六七日,发热微恶寒,肢节烦疼,微呕,心下支结",此证寒热身痛未罢,并见心下支结而呕,虽为微呕,亦为表里俱病,呕吐、心下支结均应视为主症,治此用柴胡桂枝汤表里双解,着重配合黄芩、半夏清热和胃,降逆止呕。前人认识疾病只能凭依症状,而相同的症常可出现在不同证候中,从辨证必须分清主次来看,每一症状出现在不同证候就有着不同的地位和分量。由此可以看出,辨证分主次与辨证定量具有一定的关系,一个证候的定量,就是要抓住证候中起决定和影响作用的主症,只有与疾病有本质联系的主症才有量的意义。

(2)主症的变化揭示证与证的质量变换关系

《伤寒论》,一是抓住了热病各证能够反映疾病本质的主症;二是掌握了热病过程中的质量变换关系。因而,把热病所见各证按三阳(太阳、阳明、少阳)、三阴(太阴、少阴、厥阴)、六经分为六大类。这样不但便于分析各种证候的发病部位和性质,而且便于掌握六经合病、并病及传经、直中等传变规律。如病在三阳经,太阳为表、阳明为里、少阳为半表半里,三阳经所见各证,都有固定的主症可辨。正由于抓住了主症作为辨证依据,故具体对待某一个证候究竟在表在里、属寒属热、或表里寒热夹杂,都可以比较准确地推断出来。如"太阳病,得之八九日如疟状,发热恶寒,寒多热少(原文误作热多寒少),其人不呕,圊便欲自可",此证发热恶寒如疟状,从其人不呕,排除病在少阳;圊便欲自可,排除病在阳明。这就说明病邪仍然留滞在太阳阶段,仍属寒邪在表,并未化热传里。如果抓不住各证与疾病本质有关的主症,弄不清证与证的质量变换关系,是无法做出寒多热少的结论的。伤寒病传三阴经,由于阳虚寒胜,多见恶寒厥逆。如阴证转阳,则可出现发热,如"伤寒厥四日,热反三日,复厥五日,其病为进。寒多热少,阳气退,故为进也。"伤寒病入三阴,其预后要看正气能否来复,阴证能否转阳而定。转阳的标志是发热,这种发热是一种"矫正"现象,如果厥逆日数多于发热,则为正不胜邪,疾病仍有发展趋势。由于厥与热都是疾病的本质反映,厥热胜复,可以显示质量变换关系,故伤寒病后期,也就是以发热、厥逆两个主症来观察分析人体的阴阳消长变化的。

临床上所见证候,静止的、孤立的一个证候不与他证相涉是很少见的。故辨证,既要对当前的证候做出正确的判断,又要掌握当前证候的来龙去脉。《伤寒论》通过证与证之间的质量变换关系,摸清了各证的传变规律。所以,运用伤寒六经辨证方法,不但可辨明当前证候,而且随着证候的转变,并可预见疾病发展变化的趋势。如"伤寒三日,三阳为尽,三阴当受邪,其人反能食而不呕,此为三阴不受邪也。"伤寒传经,一日一传,不过是举例而已,究竟传与不传,还是要从各证的质量变换关系来看,所以,没有出现"腹满而吐,食不下"等太阴证,"其人反能食而不呕"则为三阴不受邪,病邪仍然滞留在太阳阶段。

临证如果抓不住主症,不明确各证的质量变换关系,如遇到错综复杂的证候,则将技穷束手。如"得病六七日,脉迟浮弱,恶风寒、手足温,医二三下之;不能食而胁下满痛,面目及身黄,颈项强,小便难,与柴胡汤,后必下重。本渴而饮水呕者,柴胡汤不中与也。食谷者哕。"此证前误在用下法,下后仍有颈项强、胁下满痛,没有从小便难、身黄、饮水则呕等脾虚停饮之证看出病已转属太阴,故一误再误。证之未下前就脉迟浮弱,虚象已露;下后再与小柴胡汤,则虚象毕现,故产生气虚下坠及进食则引起呃逆等后果。仲景此条虽然是从总结经验教训出发,也充分说明在病情转变过程中,遇到错综复杂的证候,就必须注意抓住那些能反映疾病本质的主症,撇开那些非本质反映的次症,根据质量变换关系,随时改变辨证结论。

如上所述,主症在证候中占有一定的分量和地位,主症是对一切症状起决定和影响作用的症状。从主症与主症的相互变化中就可掌握质量变换关系。辨证能抓住这两点,既有常规可循,又不墨守成规。对待复杂多变的证候,就能绰有余裕。由于一个具体证候的出现,往往同时具有几个或十几个症状,其中有的是主症,有的是可有可无的客症,如前所举麻黄、白虎、茵陈、承气四证见于临床,绝不只是《伤寒论》所述的那些症状而不再出现其他客症。辨证如果分不清主客,机械地对号入座,那只能是症状的相加和拼凑,不可能知常达变、求得平衡。一般都认为中医辨证,既有原则性、又有灵活性,没有原则的灵活就会灵活无边,无常规可循;没有灵活的原则就无法应付复杂多变,只会墨守成规。所以,要处理好原则性与灵活性的关系,就必须知常达变。《伤寒论》辨证用药的常规,如六经所属各证的证治不过二十多条,大部分条文是讲变通的方法,包括误治后救逆的方法。如何知常达变,《伤寒论》已为我们做了很好的示范,由此可见,知常达变就是平衡理论具体运用的必要措施,平衡和知常达变虽不代表中医的理论思维,却也是中医临床逻辑推理极其重要的组成部分。

(二) 创立三型二十一证辨证纲领

通过多年研究,欧阳锜认为,仲景《伤寒杂病论》提出辨"六经","脏腑经络","血、水、痰、食",为后世临床辨证树立了楷模。自后,历代医家相继提出"卫气营血"、"三焦"辨证及《素问玄机原病式》、《脏腑标本寒热虚实用药式》等,都在辨证方法方式上有所充实和发展。历代各家创建的各种辨证方法方式各有偏重,如"六经"、"三焦"、"卫气营血"侧重在辨五气为病;"脏腑经络"侧重在辨脏腑主病;"血、水、痰、食"侧重在辨邪留发病。三个方面,分之则见其偏,合之则见其全,所以全面掌握三个方面的见证及各种证候的相互关系,从而提纲挈领,使之纲举目张,就可使辨证方法方式得到集中,更便于临床的综合运用。集中各种辨证方法方式,建立比较完整的辨证新体系,也是保证辨证用药的准确性,提高中医医疗质量的需要。由此,欧阳锜提出了疾病表现的三个类型及其二十一个纲领证。这些研究成果,为"三纲鼎足互为纲目的辨证体系"之雏形,系统总结于专著《证治概要》之中,并于20世纪80年代初在人民卫生出版社出版。

我国医学已有几千年的悠久历史,历代医家与疾病做斗争,不仅积累了极其丰富的经验,拥有大量的行之有效的方药,而且还从广阔的感性认识升华到理性认识,使对症用药的经验医学过渡到有理论指导的辨证论治。所以中医治病,必须按照中医的理、法、方、药。辨证论治,也就是理法方药的具体运用。中医对任何病,都是先辨证后议药。证同而病不同,可以异病同治;病同而证不同,则当同病异治。可见辨证论治,是中医治病所必守的准则。

辨证论治,既然是中医治病的准则,那么,要熟悉和掌握各种辨证方法,就有必要介绍一下中医发展的历史和中医所具有的特点。

在古代,在没有现代科学知识,没有任何仪器帮助的情况下,我们祖先认识疾病和对付疾病是付出了极大的代价的。《淮南子·修务训》记载:"神农尝百草……一日遇七十毒。"经过无数次的医疗实践,不断地吸取经验教训,而后"令民知所避就"。在证明药物对人体症状有了特定的作用之后,就逐渐对于病症有了一些粗略的认识,而这种认识也仅仅是从头痛、发热、咳嗽、呕吐……等症状开始的,当时的医学也仅限于对症治疗。由于对症治疗只是一种经验性的方法,仍然有一定的盲目性,对一大群症状相同的患者来说,疗效是不能满意的。对甲有效,对乙不一定有效,对丙甚至有害。所以要使经验性的对症治疗提高一步,必然要上升到理论阶段。经过反复医疗实践,前人认识到着眼于个别症状,头痛治头,脚痛治脚,往往会顾此失彼,必须全面地看问题,具体问题具体对待。例如发热,不仅要注意热势的轻重、部位、时间,还要注意到头面、呼吸、饮食、睡眠、情绪、出汗、大小便、舌苔、脉象等一系列全身情况,分为几个类型,采取不同的处理方法,不单是用退热药能解决问题,这就从简单的对症治疗发展到有理有法的辨证论治。我国第一部医书《黄帝内经》就是从全身症状的角度出发,着眼于人的整体、人与自然环境的关系来认识疾病和对付疾病的。张仲景所著《伤寒杂病论》提出"观其脉症,知犯何逆,随证治之",奠定了辨证论治的理论方法,历代都有所发展。

辨证论治,不辨细菌病毒,不问病理损害,不用化验检查,确能获得无可非议的疗效,如果单纯从科学分析方法的角度来看,这是不可思议的。中医从综合全身症状的角度出发来认识疾病和对付疾病,其所采用的基本方法,正与此相反。辨证论治之所以能够治好病,应从方法论上去理解。中医对人体的局部病变,虽然不及西医学观察分析得那样具体细致,但是对任何病都能从广泛的总的联系去进行考察,采用调节全身的整体疗法,从而把病治好。这样做,克服了人为地割裂人体局部和整体的关系,克服了把局部孤立化、绝对化,并在不干扰人体生命正常活动的情况下从事医学研究。这是中医认识和对付疾病在方法上与现代医学不同的地方。辨证论治的产生正是由这种方法所决定的。

辨证论治既是理法方药的具体运用,当然与中医的病因学、病机学、诊断学、药物学、方剂学等密切相关,前人论述各种证候也往往与上述各方面相提并论。证候产生在病因,作用于人体,发生病理变化,出现症状、体征之后,实质上就是指疾病各种不同的表现形式。辨证论治作为一门学科来研究,就必须抓住证候的特点及由此特点所涉及的范围,如证候的类型、纲领证和各证的组成,如何在各种证候中分清主次,以及证与证之间的关系和传变等。证候的分类提纲,也应根据证候本身与病因、病机范围不同的特点来考虑。至于议论治则、立方遣药,应该说也是辨证论治全过程中不可忽视的部分。

1. 疾病表现的三个类型及其纲领证

认识疾病不仅要注意它的共同点,更重要的是要认识它的特殊点,才有可能把不同质的病证区别开来。特别是在古代的历史条件下,观察病情只能靠直观所能觉察到的症状和体征,而一些症状和体征又是许多疾病所共同的。对症治疗,就只是看到疾病的共同点,没有认识到疾病的特殊点,所以有较大的盲目性,不能普遍适用。仍以发热为例,如恶寒发热、不恶寒但发热、日晡发热等,发热症状本身就有它的特殊点。在发热的同时,恶寒发热,多兼无汗身痛;不恶寒但发热,多兼口渴汗出;日晡发热,多兼腹满便结。全身情况也有它的特殊点。只有认识到这些特殊点,才有可能区别各种发热的本质。恶寒发热,证属寒邪犯肺,必须发汗退热;不恶寒但发热,证属热伤肺津,必须甘寒除热;日晡发热,证属热结肠胃,必须苦寒泄热。也只有在确定证候的前提下,才能采取这种相应的有效措施。这就说明中医辨证论治确实有它的优越性,也说明中医对疾病的认识和处理是符合辩证思维方法的。

任何病"有诸内必形诸外",都会以不同的形式表现出来。中医辨证论治,由于自觉不自觉地运用了辩证思维方法,对疾病的各种表现形式和不同形式彼此间的相互联系及其变化规律不断有所认识,因而陆续总结出各种辨证纲领和辨证方法。只有做到这点,才能对付临床上出现的错综复杂、千变万化的病证,不至于茫无头绪。证既是指疾病各种不同的表现形式,故所谓纲领证,也就是指具有一定的表现形式而又能反映某些疾病特点的证候。前人总结出来的各种辨证纲领,如"六经"、"三焦"、"卫气营血"、"脏腑经络"、"血、水、痰、食、虫"等,虽其适应范围各有不同,由于对疾病的认识和处理都符合辩证法的思想方法,所以在发现疾病不同形式彼此间的相互联系及其变化规律的基础上,把原有的辨证纲领集中统一起来,使之进一步系统化、标准化,不但有可能,而且是必要的。

原有的各种辨证纲领,统一分型提纲,可分为三个类型,二十一个纲领。

(1)第一型　五气为病,有风、热、湿、燥、寒五证

外感五气为病,一般皆由表入里,人身卫外的阳气拒邪于表,初起多有发热、恶风寒、头痛、身痛等表证,发病都很急骤。由于五种病邪和五邪所伤引起人体内部变化各有不同,五证又各有不同的症状和体征。

风证:发热、汗出恶风、肢体疼痛、鼻塞流清涕、苔白、脉浮数。

热证:发热、汗出热不退、口渴、小便黄、苔黄、脉数。

湿证:发热、汗出恶寒、头重、身重、肢软、舌苔厚腻。

燥证:发热、鼻干塞、无汗、便结、口干舌燥。

寒证:发热、恶寒无汗、周身酸痛、头痛、项背强、苔白不渴、脉紧而数。

五气为病,五种纲领证,皆为外感病初起时的证候。外邪传里,伤害脏腑,或产生有害的病理产物,出现各种变证。如风、热、湿、燥、寒五种表证未罢,治之当疏散清解为主。内脏病在发展过程中兼有外感,出现五种表证,亦当疏散清解。因外邪不罢,可使内外并病,病势即随之增剧。由外感引发原有的内脏病,即使出现脏腑症状,如仍有恶寒身痛、项背强、往来寒热等症,甚至较长时期内增衣则烦,去衣则凛,亦当处理外感为首务,否则外内合邪,内脏病亦无法望其治愈。

前人对外感病分类,有分为风、寒、暑、湿、燥、火六类的,称为"六淫之气"。六淫中之"火"与"暑",均表现为"热证"、"湿热证"。且"诸经之火",有的是指"遗热于经"之证,并非外感病初起时的证候。故在此只分五气,不宗六淫。

(2)第二型　脏腑主病,有肝、心、脾、肺、肾、胆、小肠、胃、大肠、膀胱十证

脏腑主病,是由脏腑阴阳气血失调或脏器有所损害所致。病在脏腑,都以每个脏腑的功能失常反映出来的症状为主症。由于脏腑与整体的正常相互关系受到干扰或破坏,病证还可反映在形体的某一局部。脏腑主病,皆病从内生,与外邪传伤脏腑,或形体中病邪留积不去致产生脏腑症状,均有本质上的不同。

肝证:以胁痛、烦闷、易怒为主症。肝证可反映在头、眼、耳、爪甲、筋、少腹、阴囊、睾丸等局部。

心证:以心痛、心悸、唇绀、脉结代及健忘、失眠、神昏、谵语狂妄为主症。心证可反映在颜面、舌、血脉、手臂内侧、掌心等局部。

脾证:以腹胀、食少、倦怠少气、浮肿、泻利为主症。脾证可反映在口唇、四肢、肌肉、足股内侧等局部。

肺证:以咳、喘、短气、胸满为主症。肺证可反映在鼻、喉、皮毛、手臂内侧等局部。

肾证:以腰痛、水肿、尿闭、尿频及遗精、阳痿、早泄为主症。肾证可反映在耳、舌、骨、齿、发、脊、足股内侧等局部。

胆证:以肋下胀痛、呕苦、目黄为主症。胆证可反映在胸、腋、足胫外侧等局部。

小肠证:以脐腹坠胀、肠鸣、疝气痛为主症。小肠证可反映在𩩍、肩臂外侧等局部。

胃证:以胃脘胀痛、纳减、呕吐、反胃、呃逆、嗳气为主症。胃证可反映在咽、唇、胸乳、脐腹、足股、足背等局部。

大肠证:以腹胀、里急、脱肛、便秘或泻利为主症。大肠证可反映在齿、鼻、肩臂前缘等局部。

膀胱证：以少腹满痛、小便癃闭涩痛或遗溺为主症。膀胱证可反映在头顶、颈项、腰脊、股臑等局部。

脏腑主病，治之当着重调节脏腑阴阳气血的平衡。脏腑主病产生寒热及痰、饮、水气、瘀血等证，亦当以调节脏腑功能为主。内脏器质性病变，当长期守方，逐步促使质变，审证既确，不能随意变动。

前人对某些形体方面的疾病，也习惯根据其所隶属的脏腑称之为某脏病、某腑病或某经病。因之运用"脏腑主病"的辨证方法，既要明确脏腑与形体间的相互关系，懂得从形体上的一些异常现象去观察、分析脏腑病变；也要从实质病情出发，认真辨别究竟是内脏病，还是形体方面的病，是局部疾患，还是与整体有关，不能机械地按照脏腑(经脉)分证的方法对号入座。

脏腑主病，前人还分为心包证、三焦证，实质上心包证即指心证，亦即所谓"心包代心用事"之意。三焦证，指决渎失职诸证，已概括在肺、脾、肾及膀胱证之内，因此均不另列。

(3)第三型　邪留发病，有痰、饮、水气、瘀血、食积、虫积六证

痰证：眩晕呕恶、胸闷食少、渴喜热饮、喘咳多痰、苔滑、脉滑或沉有弦象，虽食少而肌肉丰腴如故，虽皮肤肿起而皮色不变，证象多变幻无定。

饮证：面目浮肿、咳喘、呕吐多涎沫、口淡不渴或先渴却呕。

水气证：通体浮肿、按之凹陷、皮肤光亮、小便不利。

瘀血证：唇萎、舌青紫、大便黑、口燥但欲漱水不欲咽、腹不满而言满、局部皮肤甲错。

食积证：苔浊口秽、腹胀便溏、嗳气酸腐而不欲食。

虫积证：面部白斑、白睛黄斑、下唇内及舌上有颗粒状虫疹、眼眶鼻下色黑、鼻孔痒、齿、腹痛嘈杂、时泛清涎、或嗜异物、脉乍疏乍数。

邪留发病六种纲领证，其病皆属有形之积，治之当以祛邪为主，如祛痰、逐饮、行水、破瘀、消食、杀虫等，皆属祛邪之法。要注意的是必须认真观察邪、正两方面的均势以权衡用药的轻重，才能祛邪安正，不能病重药轻，或病轻药重。邪留发病的实证，系有害物结聚不散，非消导攻逐不为功。邪留发病的虚证，系虚中夹实，治当祛邪安正或攻补兼施，如专持补益，必致养痈遗患。

2. 各种证候的组成及方药运用

临床上相同的症状和体征在各种证候中可以相互出现，正由于这些相同的症状和体征组成的各种证候，彼此又有本质上的区别，所以辨证必须首先掌握具有一定的表现形式而又能反映疾病特点的各种纲领证，才能提纲挈领，纲举目张，否则对待千差万别的证候就无法区别，也无从认识各种证候的本质。上述三型所属各种纲领证，都有本质上的不同，但三型及三型所属各证，又都是相互依存的。如：

五气为病：由于外邪伤害脏腑，使脏腑功能失职，或脏器受损，同时可出现脏腑症状及痰、饮、瘀血、食积等证；

脏腑主病，因脏腑功能失职，脏器受损，或影响整体营卫阴阳的正常运行，亦可出现寒热症状及痰、饮、水气、瘀血、食积等证；

邪留发病：致内脏功能障碍，或使整体营卫阴阳的正常运行受扰，同时亦可出现脏腑症状或寒热症状。

由此可见，各种疾病所见证候虽然是错综复杂的，都不外是"三型"、"二十一证"相互交错所组成。所以，辨证既要注意具有一定表现形式的证候，又要看到不同证候是相互依存而又有本质上的区别。

前人总结出的辨证纲领虽各有不同，其基本内容也不外以上三个方面。如"六经"、"三焦"、"卫气营血"侧重在外感病方面；"脏腑经络"侧重在内伤脏腑病方面；"血、水、痰、食、虫"侧重在杂病方面。历代各家关于辨证的理论和经验，分之则见其偏，合之则见其全，所以全面认识三型所属各证及其相互关系，掌握各种证候的组成，不但可以使辨证方法更加系统，而且应付各种错综复杂的证候，也能够若网在纲，有条不紊。

（1）第一型各证的组成

五气为病，因病邪伤害不同的脏腑（脏腑部位）和产生各种有害的病理产物，可构成下列各证（表8）。外感五气为病，初起多表现为风、热、湿、燥、寒五种表证。风寒外感化热入里与热邪传里来源虽不同，其见证有的是相同的，如寒阻膜原，温病称为"邪留三焦"，伤寒谓之"少阳病"。热结肠胃，伤寒谓之"阳明腑证"，温病称为"里结"。外感病在传变中期和后期，邪深入里，随人身阴阳消长变化不同，其结果只有寒热两证。从热化即温病所指顺传、逆传之证，从寒化即伤寒所谓三阴证。外邪伤害人体不同的脏腑，如热邪犯肺、热邪犯胃、热伤营血、热犯心神，是指温病发展四个阶段——卫气营血的典型症状；如寒邪犯肺、寒中肠胃、寒犯心肾，是指伤寒太阳证、太阴证、少阴证。由于外邪伤害人体脏腑部位有深浅不同，用药必须审慎适宜，药病相当。病重药轻，则药不及病；病轻药重，则引邪入里，均难达到预期的效果。

表8　五气为病，伤害不同的脏腑部位

证名	证候组成		症状体征（苔、脉）	方药
	主	次		
风邪犯肺	风证	肺证	发热汗出、恶风、肢节痛、苔白、脉浮、咳嗽	加味香苏散
热邪犯肺	热证	肺证	发热、汗出热不退、口渴、苔黄、脉数、咳嗽	桑菊饮

续表

证名	证候组成		症状体征（苔、脉）	方药
	主	次		
热邪犯胃	热证	胃证	发热、口渴、苔黄、烦呕不欲食	凉膈散去硝黄
热结肠胃	热证	肠胃证	日晡潮热、大便不通、腹部硬满作痛	大承气汤
热结旁流	热证	肠证	潮热、脉实有力、大便泄、腹胀满作痛	大承气汤
热郁大肠	热证	大肠证	发热、苔黄、尿黄、腹痛下利、里急后重	黄芩汤加地榆
热郁膀胱	热证	膀胱证	发热、苔黄、小便短赤涩痛	六一散加黄柏、车前子
热伤营血	热证	心证	夜热甚、舌中心及尖边俱红、神昏抽搐、或发斑疹	清营汤
热犯心神	热证	心证	高热、舌绛无苔、神昏抽搐、舌强口噤、谵语或狂妄不宁	犀角地黄汤、安宫牛黄丸
热伤肺津	热证	阴虚证	高热、汗多、口大渴、苔黄而干、脉洪数	白虎汤
热伤胃气	热证	气虚证	发热、心烦口渴、恶风倦怠、便溏、脉弱、舌质淡红	清暑益气汤
湿流关节	湿证	肾证	恶寒舌腻、身重而痛、关节肿痛、屈伸不利	除湿蠲痛汤
湿滞经络	湿证	心证	浮肿、肢节沉重、疼痛、舌腻、尿短	苡仁汤
湿邪着肾	湿证	肾证	恶寒肢软、腰重而冷	肾着汤
燥邪伤肺	燥证	肺证	发热、口干舌燥、干咳无痰	泻白散加葳蕤、麦冬
寒邪犯肺	寒证	肺证	恶寒发热、无汗身痛、头项强痛、咳喘、苔白	麻黄汤
寒客于经	寒证	心证	恶寒肢冷、苔白、身痛急、或项强、腰背痛	当归四逆汤
寒阻膜原	寒证	肝胃证	寒热往来、胸胁满、烦呕、不欲饮食	小柴胡汤
寒中肠胃	寒证	肠胃证	恶寒肢冷、呕吐食少、腹满、下利清水	理中汤
寒犯心肾	寒证	心肾证	恶寒蜷卧、四肢厥冷、昏沉欲睡、二便失禁	四逆汤

　　人体存在寒、热、湿、燥等内在发病基础，因外邪触发，往往两种证象同时并见，其证前人称为"两感"，实质上多属"外内合邪"所致。两感证如风湿相

搏、寒热夹杂、湿热交感等，一般可采取"双解"之法。如两方面症状有多少轻重之分，用药亦当分清主次轻重。见表9。

表9　五气为病，所谓"二气兼感"

证名	证候组成		症状体征(苔、脉)	方药
	主	次		
风寒两感	风证	寒证	发热、微自汗出、头痛恶寒、肢体疼痛、苔白	香苏散加麻黄、防风
风湿外壅	风证	湿证	遍身生疹、顽痒异常、或起疙瘩、或搔破流水	疏风渗湿汤
风湿相搏	风证	湿证	恶风自汗、关节沉重作痛、屈伸不利	羌活胜湿汤
风热上攻	风证	热证	发热、头痛目眩、头面赤肿、口渴苔黄、脉弦数	普济消毒饮
外寒内热	寒证	热证	恶寒发热、无汗身痛、口渴、苔黄、尿黄、便结或泻而不爽	冲和汤
寒热交结	寒证	热证	恶寒发热、干呕心烦、嗳气肠鸣、或下利、腹胀满	半夏泻心汤
湿热交感	湿证	热证	恶寒发热、汗出、苔黄厚腻、胸疼、口渴不引饮、尿短黄	甘露消毒散
湿热中阻	湿证	热证	恶寒发热、无汗、面垢、心烦口渴、呕恶、腹胀痛、苔厚浊	黄连香薷饮
湿热下注	湿证	热证	发热、口渴心烦、尿黄涩痛、便溏泄、后重不爽、苔黄厚腻	八正散
湿郁热伏	湿证	热证	苔白厚腻、发热恶寒、无汗、脘腹胀满、尿黄	达原饮
热极生风	热证	风证	面赤、身热口噤、手足抽搐、舌强口噤、背反张	凉膈散加钩藤僵蚕
寒湿郁滞	寒证	湿证	恶寒肢冷、关节重痛不移、苔白腻	桂枝附子汤

外感病在传变阶段，产生痰、饮、食积等证，如热郁成痰、湿滞痰生、因寒动饮、因寒滞食等。虽多与患者平时肺胃不健、停痰、留饮有关，但病由外感所引起，当及时给予清热、化湿、发散之剂。人体内部不受外邪之扰，痰、饮、食积等病变即不至于继续发展。当然，也不妨适当加入祛痰、逐饮、消食之品。故热入血结，因妇人经来适与热病相值以致经血瘀滞，亦当和解清热为主，只稍加活血之品即可。见表10。

表 10 五气为病,产生有害的病理产物

证名	证候组成		症状体征(苔、脉)	方药
	主	次		
因寒动饮	寒证	饮证	恶寒、发热不渴、咳吐涎沫、苔白滑	小青龙汤
因寒滞食	寒证	食积证	寒热头痛,呕恶不思食,腹胀痛或泻	藿香正气散
热郁成痰	热证	痰证	烦热、口渴、咳逆、胸满痰稠、脉滑数	小陷胸汤加黄芩
热入血结	热证	瘀血证	寒热往来、少腹硬痛、痛连胸胁、妇人月事不利	小柴胡汤去参、枣加延胡、归尾、桃仁
瘀热阻肠	热证	瘀血证	发热、腹痛拒按、口苦渴、便结或泻而不爽、苔黄舌紫	大黄牡丹皮汤
湿滞痰生	湿证	痰证	舌苔厚腻、胸闷、咳喘多痰	二陈汤加蔻仁

(2)第二型各证的组成

脏腑主病,因脏腑阴阳气血失调,甚至关格,或产生有害的病理产物,可构成下列各证,(表 11)。脏腑主病,在脏腑阴阳失调的种种病理演变之下,不仅可产生寒、热、燥、湿等证,亦可出现风象,如肝风升扰、心火上炎、脾虚湿胜、肺燥津伤、肾虚生寒等证。因病从内生,故又称为"内风"、"内热"、"内湿"、"内燥"、"内寒",以示与外感五气不同。由于人体津液气血精髓及思维情志等精神活动与脏腑均有其特定的联系,故临床上所见津伤、液损、血少、精亏、髓枯,与气滞、气郁、气逆、气虚、气陷、气脱以及神乱、神昏等证,亦多具体表现在某一脏腑。脏腑主病,在治疗上当着重调节脏腑阴阳气血的平衡,不可过用发散、清利之剂。

表 11 脏腑主病,阴阳气血失调

证名	证候组成		症状体征(苔、脉)	方药
	主	次		
肝风升扰	肝证	内风证	头晕目眩、耳鸣、或偏头痛、或口眼㖞斜	大定风珠
肝阳上亢	肝证	内热证	目赤眩晕、耳鸣、烦热怔忡、脉弦数	龙胆泻肝汤
肝肾阴虚	肝肾证	阴虚证	头目眩晕、舌红、咽干口燥、腰痛遗精、或五心热	六味地黄汤
肝胆湿热	肝胆证	湿热证	胁痛、口苦尿黄、眼目及全身发黄、呕恶厌油、腹胀便溏、苔黄腻	四逆散合金铃子散加茵陈、黄柏

续表

证名	证候组成		症状体征（苔、脉）	方药
	主	次		
心火上炎	心证	内热证	烦热咽干、舌赤痛、怔忡失眠	天王补心丹
心血亏损	心证	血虚证	面色萎黄、头晕心悸、健忘失眠、舌淡红、脉细涩	丹参四逆汤
心阳衰微	心证	内寒证	恶寒肢冷、心悸喘促、苔白脉微	人参四逆汤
心神失养	心证	血虚证	头晕心忡、健忘不寐、幻见妄言、甚至痴呆	柏子养心丸
心脾两虚	心脾证	气血双虚证	面黄少气、心悸失眠、食少腹泻、舌淡、脉细弱	归脾养心汤
心肺两虚	心肺证	阴虚证	面浮咳喘、心悸自汗、口舌干燥、脉细数	生脉散加丹参、远志
心肾不交	心证	肾证	心悸、健忘失眠、足冷尿频	磁朱丸
脾胃气虚	脾胃证	气虚证	倦怠少气、食少腹胀、便溏、脉微弱	六君子汤
脾胃虚寒	脾胃证	内寒证	恶寒肢冷、食少腹胀、大便常泄、小便清长	理中汤
脾虚湿胜	脾证	内湿证	腹胀食少、大便易泄、肢体困重、苔白腻	平胃散加白术
脾湿留垢	脾证	内湿证	口腔腐糜、臭如馊腐、腹胀便溏、吞酸嗳气、苔腻	六君子汤加麦芽、神曲
脾瘅上泛	脾证	内湿证	食少腹胀、苔浊厚腻、吐出浊厚涎沫、口中甜	二陈汤加菖蒲、佩兰
中寒致虚	脾胃证	内寒证	腹胀痛喜按、便泄清稀、心悸、虚烦少气、舌淡	小建中汤
肺燥津伤	肺证	内燥证	口干舌燥、苔如积粉或干黄、干咳无痰、大便结	清燥救肺汤
肺肾阴虚	肺肾证	阴虚证	咳喘声嘶、腰膝痿弱、遗精、烦热咽干、舌红少苔	百合固金汤
肺脾气虚	肺脾证	气虚证	咳喘多涎、食少腹胀便溏、少气、舌淡脉弱	参苓白术散
肾虚内热	肾证	内热证	五心烦热、舌质红、腰膝酸软、遗精早泄、脉细数	知柏地黄汤
肾虚生寒	肾证	内寒证	恶寒肢冷、阳痿、精气清冷、脉沉迟	四逆汤加鹿胶、补骨脂

证名	证候组成		症状体征(苔、脉)	方药
	主	次		
胃燥津伤	胃证	内燥证	口舌干燥、食少便结或泄不爽、腹胀满	叶氏养胃汤
肠中燥结	肠证	内燥证	大便干燥不通、食少腹痛、腹胀满、肛裂出血	麻仁丸
直肠滑脱	肠证	内湿证	利下不禁、利后肛门空如竹筒	真人养脏汤
膀胱虚寒	膀胱证	内寒证	恶寒少腹冷、尿清、尿频、脉沉迟	桑螵蛸散

脏腑阴阳失调发展到一定程度,不能相互滋生,相互制约,以致阴阳格离,不仅显示人体物质有土崩瓦解之势,脏腑功能也处于紊乱或衰竭状态。(表12)。此类证候要注意区分闭、脱两证。凡邪气壅盛,闭塞不通,清浊紊乱,阳内闭而格阴于外,皆属闭证;正气不振,虚陷欲脱,阴阳相离,阴在内而格阳于外,皆属脱证。虽病变表现有上下、内外不同而病机则一。上下清浊相紊以及格阴、格阳之证,已有闭、脱之机,故一见此证,即当协调阴阳,以免发展成为闭证、脱证。如已出现关格、亢极、虚脱、竭厥等证,则当及时给予开闭、固脱,缓则莫救。

表 12　脏腑主病,阴阳格离

证名	证候组成		症状体征(苔、脉)	方药
	主	次		
阴盛格阳	内寒证	假热证	恶寒肢冷、下利清水、脉微细、虽面赤身热而不欲去衣被	通脉四逆汤
阳盛格阴	内热证	假寒证	恶寒肢冷、目赤苔黄、口渴、二便不爽	四逆散加黄芩
清阳下陷	脾证	假热证	倦怠少气、腹胀气坠、便溏泄、洒淅恶风、自觉烦热而不燥不渴、舌质淡	补中益气汤
浊阴上逆	肝证	痰证	眩晕、胸闷呕恶、苔浊厚腻,或心烦失眠,或怔忡不宁	温胆汤
阴盛阳脱	心肺证	内寒证	口鼻气冷、汗出如油、恶寒肢厥、脉微欲绝	四逆汤
阳极阴竭	心证	内热证	五心烦热、躁扰不寐、咽干口渴、舌光如镜	黄连阿胶汤
上热下寒	热证	假寒证	面目赤、口渴心烦、足冷尿频、便泄不爽	四逆散加牛膝、黄芩

续表

证名	证候组成		症状体征(苔、脉)	方药
	主	次		
下虚上实	寒证	假热证	恶寒足冷、尿清便溏、口渴不饮、口糜不痛	八味肾气丸
上下关格	心肾证	闭证	神昏不醒、口中有秽气、呕恶、小便不通	玉枢丹
上厥下竭	肺肾证	脱证	面赤而喘、额上汗出、下利不禁、肢厥脉微	四逆汤加赤石脂

　　脏腑功能失职,水道、地道、经脉隧道发生障碍,饮食精华、气血津液停滞不行,成为自身有害的病理产物(表13)。如肝风挟痰、肝瘀成块,皆由肝的"疏泄"失调所致。脾湿生痰、脾弱食滞、脾不制水,皆由脾的"运化"失职所致。肺的"清降"失常,津气不布,热郁则生痰,寒凝则停饮;肾虚不能"蒸化"水气,水泛则咳喘,水闭则浮肿。又如,胃腑虚寒而饮邪留滞,膀胱气化不行而小便癃闭。凡此诸证、虽有痰、饮、水气、瘀血、食积等证,皆属脏腑主病。治此,皆当着重调节和恢复脏腑功能。脏气充实,邪不能容,痰、饮、水气、瘀血、食积诸证亦自然随脏腑症状的消失而消失。但亦非完全不用消导攻逐之品,只是不能本末倒置。

表13　脏腑主病,产生有害的病理产物

证名	证候组成		症状体征(苔、脉)	方药
	主	次		
肝风挟痰	肝证	痰证	头晕目眩、或头目抽掣作痛、胸闷泛恶欲呕、苔滑、脉滑	导痰汤加苦丁茶、僵蚕
肝郁气滞	肝证	气滞证	胁痛、烦闷不适、呕吐吞酸、脉弦	柴陈汤加香附、郁金
肝郁血结	肝证	瘀血证	右胁痛、有块、腹胀呕恶、食少、尿黄、大便黑、舌青紫	四逆散加鳖甲、紫参、三棱、郁金
脾寒冷积	脾证	冷积证	恶寒肢冷、腹胀便秘、绕脐痛、苔白不渴、脉沉弦	温脾汤
脾湿生痰	脾证	痰证	胸闷痰多、腹胀食少、苔白而滑	五味异功散
脾弱食滞	脾证	食积证	食少腹胀、嗳气不已、便泄、舌淡、脉弱	四君子汤加砂仁、麦芽

续表

证名	证候组成		症状体征(苔、脉)	方药
	主	次		
脾不制水	脾证	水气证	面目四肢浮肿、尿短色白、食少倦怠、脉沉弱	四君子汤加椒目、防己
脾不统血	脾证	血虚证	吐血下血、面浮倦怠、腹胀、便溏、舌质淡、脉弱	归脾汤
肺郁生痰	肺证	痰证	咳嗽、气喘、胸满、必吐出稠痰后始快	枳桔二陈汤
肺寒停饮	肺证	饮证	咳逆上气、吐涎沫而不渴	二陈汤加干姜、细辛、五味子
肾虚饮泛	肾证	饮证	咳喘多涎、足冷、少腹逆冲、脉沉迟	苓甘五味姜辛半夏汤
肾热水闭	肾证	水气证	浮肿、尿闭、腰痛、苔黄口渴、脉数	六味地黄汤去山萸加白茅根、益母草
肾寒水闭	肾证	水气证	全身水肿、小便不利、腰痛足冷、脉沉数	济生肾气丸
胃虚留饮	胃证	饮证	胸腹胀闷、漉漉有声、时吐清水	苓桂术甘汤
胃虚气逆	胃证	气逆证	膈食不下、呃逆反胃、噫气不除、舌淡脉弱	旋覆代赭石汤
膀胱蓄水	膀胱证	水气证	小便癃闭、少腹胀痛或满闷不适	五淋散加车前子

人体脏腑都是相互关联而不是各自孤立的,所以脏腑主病,有同时出现两个脏腑症状的(表14)。如肝脾失调、脾肾双虚、脾病累肺、肺病累脾、肺气不降、肾气上逆、胃热传肾等,皆属此类。此类证候,虽同时有两个方面的症状,而其病实起源于一脏一腑。治此,只需治其原发病的脏腑,原发病愈,其他脏腑的症状亦即自行消失。至于肺热下迫、胃热上攻,虽亦属旁及他脏、他腑,前者为脏病出腑,后者为腑邪犯脏,前后两证轻重迥殊。

表14 脏腑主病,旁及他脏他腑

证名	证候组成		症状体征(苔、脉)	方药
	主	次		
肝脾失调	肝证	脾证	胁痛脉弦、脘腹胀满、便溏、呕恶不欲食	四逆散加川楝、郁金

证名	证候组成		症状体征（苔、脉）	方药
	主	次		
心火下注	心证	膀胱证	舌赤烂痛、小便短赤涩痛	导赤散
心虚胆怯	心证	肝胆证	心悸、惊惶不定、烦闷不寐、苔黄厚	温胆汤
脾病累肺	脾证	肺证	食少腹胀、便溏、续见咳喘气逆、吐涎沫	六君子汤
脾肾双虚	脾肾证	阳虚证	恶寒足冷、腹胀、便溏、尿清、腰膝痿弱、阳痿	附子理中汤
肺病累脾	肺证	脾证	咳喘久不愈、续见胸腹痞满、食少、大便不调	苏子降气汤
肺热下迫	肺证	大肠证	咳嗽咽干、大便泄利后重、灼热不爽	泻白散加黄芩、阿胶、杏仁
肺气不降	肺证	大肠证	咳逆上气、大便秘、虚坐努责	三子养亲汤加全瓜蒌
肾气上逆	肾证	肺证	久咳不愈、动则咳喘不宁、少腹逆冲、脉疾数	都气丸加核桃肉
胃热上攻	胃证	心证	潮热便秘、腹痛、神昏谵语、甚至狂妄不宁	大承气汤
胃热传肾	胃证	肾证	身热不退、食少、渴饮无度、小便频数清长	白虎汤加麦冬、芦根

(3)第三型各证的组成

邪留发病，因病邪留在不同的脏腑部位，或使整体营卫阴阳的正常运行发生障碍，可构成下列各证(表15)。邪留发病，病不在脏腑本身，亦不关风寒外感，如浊痰阻肺、饮邪凌心、水积大腹等，均系指痰病、饮病、水气病既成之后，因痰、饮、水气侵凌不同的脏腑部位所产生的证候。治当祛痰、逐饮、行水为主，只根据发病部位不同选用不同的方药即可。瘀血诸证，由于瘀滞的部位和程度不同选用不同的方药即可。瘀血诸证，由于瘀滞的部位和程度不同，用活血消瘀诸方，不仅要注意药病相当，也要根据病位选方。食饮过度，停滞不化，无论在胃在肠、作胀作痛作泻，皆当消食导滞为主。虫积，亦属邪留发病，虫类寄生肠道，多兼有消化症状，积久妨害饮食运化，亦可产生虚证。治此，以驱虫、杀虫为主，适当调理肠胃。

表15 邪留发病,病在不同的脏腑部位

证名	证候组成 主	证候组成 次	症状体征(苔、脉)	方药
浊痰阻肺	痰证	肺证	咳喘不得卧、胸满、痰稠不易咯出	二陈汤加皂荚
痰迷心窍	痰证	心证	神识不清、痰鸣气急、脉弦滑	导痰汤加石菖蒲、远志
痰核流注	痰证	脾证	皮下关节、按之软、皮色不变、走注无定	控涎丹
痰阻经隧	痰证	心证	胸闷、苔滑、脉沉弦、肩臂痛、痛处冷、或一侧升举利、时复转移一侧	指迷茯苓丸
饮邪凌心	饮证	心证	面浮、咳喘、心悸不宁、吐涎沫而不渴	苓桂术甘汤
饮留胃中	饮证	胃证	食少、呕吐涎沫、心下冷或背冷如掌大	二陈汤加生姜、椒目
水溢皮肤	水气证	肺证	恶寒咳喘、全身浮肿、按之凹陷、尿少、脉沉伏	五皮饮加麻黄、赤小豆
水积大腹	水气证	肠证	四肢不肿而腹胀如鼓、小便短少	己椒苈黄丸
恶血冲心	瘀血证	心证	失血后、产后猝倒神昏、口噤失语、舌青紫	失笑散加丹参
瘀阻经络	瘀血证	心证	失血后舌青脉涩、关节升举不利、麻木掣痛	身痛逐瘀汤
瘀滞胸膈	瘀血证	肺证	失血后舌青脉涩、胸满隐痛或背胀	血府逐瘀汤去牛膝
瘀积少腹	瘀血证	肠证	舌青脉涩、腹满按之痛、或腹不满而言满、大便黑	少腹逐瘀汤
瘀阻心脉	瘀血证	心证	心区痛、唇绀、舌青紫、指甲青紫	丹参四物汤
瘀积成痈	瘀血证	热证	局部红肿疼痛、发热恶寒	仙方活命饮
干血成痨	瘀血证	内热证	消瘦、骨蒸潮热、肌肤甲错、妇人经闭	大黄䗪虫丸
血瘀成臌	瘀血证	肝证	面色黯黄、脉涩、腹大青筋、胁痛有块、小便短赤	鳖甲煎丸
宿食停胃	食积证	胃证	胃部痛、饱嗳酸腐、呕恶不食、脉右盛于左	保和丸
腐食入肠	食积证	大肠证	嗳气酸腐、腹胀痛、肠鸣失气、下利腥臭	平胃散加神曲
虫入胆道	虫积证	胆证	心下痛不可忍、呕苦尿赤、或吐蛔肢厥	四逆散加川楝、乌梅、槟榔、郁金

续表

证名	证候组成		症状体征（苔、脉）	方药
	主	次		
虫积成疳	虫积证	脾证	肌瘦发疏、腹大青筋、腹痛、大便常泄、尿如米泔、下唇及舌上有颗粒状	消疳散
虫扰肠胃	虫积证	肠胃证	嘈杂不安、时泛清涎、腹痛乍作乍止、痛定能食、吐蛔、下蛔	万应丸
虫病亡血	虫积证	血虚证	头晕、心悸、面黄而浮（耳目不黄）、腹痛嘈杂、嗜异物	皂枣丸加雷丸

血瘀、食滞、痰阻发热，病由整体营卫阴阳的正常运行受阻所致，与外感发热、阴虚发热均有不同，清除病理障碍，则寒热症状亦即自然消失。见表16。

表16　邪留发病，营卫阴阳的正常运行受阻

证名	证候组成		症状体征（苔、脉）	方药
	主	次		
痰阻发热	痰证	热证	胸闷呕恶、苔滑、脉滑、夜热晨止	导痰汤
血瘀发热	瘀血证	内热证	舌青紫、五心烦热、口燥但欲漱水	四物汤去川芎加丹皮、白薇
食滞发热	食积证	假热证	腹胀作痛、嗳腐不欲食、虽憎寒发热而身不痛	保和丸

上述各证，都是来自临床实践，并有成方成法可取，都不外三型所属各证相互交错所组成。令人有兴趣的是，临床上出现千差万别的证候，根据其不同的表现形式及其相互依存的关系来看，各种证候的组成，不是杂乱无章，而是有一定的结构和表现形式的。上述各证虽不能全面概括所有证候，但是根据证候的结构和组成的公式去应付错综复杂的证候，是可以触类旁通的。

上述各证所列举的症状，都是比较固定的症状。所谓固定的症状不是可有可无的，就是说没有这种症状就不能断定这个证候。日本汉方医学家大冢敬节认为伤寒辨证分主症、客症。主症"好比常在其家的主人"，是比较固定的；客症"譬如客人之来去不一定"，是可有可无的。这就生动地说明伤寒方证所列举的症状虽然简单，但都是能抓住反映疾病本质的主症，而不是主客并列。上述各证也只是列举一些固定的主症。临床上所见各种证候，还有可能出现一些可有可无的客症。所以具体断定一个证候，在掌握主症，有了初步"印象"之后，还要看患者所有症状是否与主症对得上号，这叫做"丝丝入扣"，

也叫做"内部联系"。如果发现有些症状与主症联系不上,不能丝丝入扣,就要过细审察是否属于兼夹症状,或者是判断上有错误,须重新考虑,这也就是中医辨证上的"辨"字功夫。对每个证候,都必须分析哪些症状是可以作为辨证依据的主症,哪些症状是伴随主症而来的客症。这样,才有可能抓住主症,而不致因有其他客症引起判断上的错误。因此辨证必须经过细致的观察、分析过程,绝不能草率从事。

特别注意的是:某些病人因疾病痛苦折磨,全身多感不适,主诉症状不能重点突出,甚至主要病情无法表达出来;也有的扩大病情,主诉症状不够真实的。对待这样的情况,必须对病人所有的症状(包括体征)进行细致的观察、分析,取得真实的而不是虚假的症状,才能作为断定一个证候的可靠依据。如果只是按照病人的主诉对号入座,也就难免不发生错误。

3. 辨别主症的三大关键

辨证中的所谓"主症",有两种意义,一是比较固定的可以作为辨证依据的症状;二是能表达病变主要方面的症状。前者是分清"主客"问题,后者是分清"主次"问题。当然,"主客"问题也是"主次"问题,但"主客"问题不能全部概括和说明"主次"问题。一个证候的出现,若病情单纯,主症和客症能全部对得上号,丝丝入扣,并脉证、苔证相符,这是不难辨别的。若病情复杂,如:①病情隐蔽,主症不明显突出,如"阴盛格阳"、"阳盛格阴"之类;②脉症,苔症不符,如"热结旁流"、"脾湿留垢"之类;③同时出现两种证候,其中有偏轻偏重之分,如"寒热夹杂"、"湿热交感"之类;④虽同时出现两种证候,而其病只在于一个方面,如"肺病累脾"、"脾病累肺"之类;⑤症状表现在这一方面,而病根起源于另一方面,如"肾气上逆"、"胃热上攻"、"心火下注"、"肺热下迫"之类;⑥因病情转移,原来主症降居次要地位,或主次相互变易其位置,如"热邪犯肺"与"肺虚内热"、"脾虚生痰"与"痰饮停胃"之类。

对待这类证候,如果辨认不清,本末倒置,仍然可陷于"头痛治头,脚痛治脚"的被动局面。所以辨证要分清本末,也就是分清一个证候中的主症和次症的问题。能分清主次,在治疗上就可避免在枝节上纠缠。常读历代名医医案,发现前人对于一些复杂疑难病证,一旦掌握它的主要病变所在,集中解决主要问题,其他枝节问题也就随之得到解决。是否历代名医都独具慧眼,能烛见病情呢?还是辨证"定标本""分主次",也是有规律可循的呢?对此,我们应该看到,前人对于复杂疑难病证如何分主次,虽然积累了不少的经验,但是这些经验还是分散的,不系统的,也没有一定的准则,所以要系统掌握这些经验是不易办到的。只有在掌握能够认识复杂的客观事物的辩证思维方法的基础上,建立中医证候的辨别方法,结合临床实践经验,摸索规律,统一标准,才能做到有规律可循,也才能主动而有效地对付一切复杂疑难的病证。

在复杂疑难病证当中,主要症状也是对其他一切症状起决定和影响作用的症状,凡是随着主症的产生而产生,随着主症的转变而转变的,都属次要症状。这就是确定主症、次症的唯一标准。

上述六种病情复杂的证候,都应按照确定主次的标准,从病情的轻重缓急,发病的先后因果,证象的真假同异,分析两方面的症状,谁是起决定和影响作用的,谁是随着其他症状的产生而产生,随着其他症状的转变而转变的,从而确定谁是主症,谁是次症。这样才能比较全面地系统地掌握辨别主次的关键。

(1)辨轻重缓急

中医治病,历来有"标本缓急"之分,所谓"急则治标,缓则治本",就是按病证的缓急轻重来分主次的。故新病、痼疾同时并发,不论新病引发痼疾,或痼疾不愈兼有新感,都要按"急则治标,缓则治本"的原则。新病、痼疾同时并发有以下三种情况:一是外感病影响内脏功能活动,称为"外邪所扰";二是外感引发原有的内脏病,称为"外内合邪";三是内脏病在发展过程中兼有新感,称为"内外并病"。

外邪所扰:在有风寒外证的同时,偶尔出现咳喘、呕恶、胸腹痛、食纳减退、心忡、失眠等脏腑症状,这些症状皆可随汗出而解。治此,只宜祛散外邪。

外内合邪:外感引发原有的内脏病,已有明显的脏腑症状,只要有恶风寒、肢体疼痛、项背强以及往来寒热等外证未罢,仍当以处理外感为主。甚至在较长时期内仍有增衣则烦,去衣则凛之感,亦当祛散外邪。

外内合邪如"寒热夹杂"、"湿热交感"之类,两方面症状有偏多偏少之分,当根据症状的多少分清主次。寒热夹杂,寒多于热,治以辛散为主;热多于寒,治以清热为主。湿热交感,湿重于热,治以辛开为主;热重于湿,治以苦降为主。如果证候两方面的多少轻重不分,治疗上主次倒置,一方面的矛盾虽然得到缓和,必然加深另一方面的矛盾。

内外并病:内脏病在发展过程中兼有新感,虽原以内脏病为主,如出现有明显的风寒外证,内脏病也可暂时退居次要地位,因外邪不罢,内脏病不能缓解,甚至可使病情增剧,因此,亦当着重祛散外邪。

外感病失治、误治,邪深入里,阳气内闭产生闭证,如"阳盛格阴"、"上下关格"之类;或正虚邪实,虚阳外脱产生脱证。如"阴盛格阳"、"上厥下渴"之类,不管原来病情如何,皆当以闭、脱为主,及时采取开闭、固脱。待闭、脱两证解除,再议其他。

不但新病、痼疾同时并发应分清缓急轻重,慢性病在发展过程中,如出现大失血、剧痛难忍、呕吐不止、膈食不下、高热神昏、二便阻塞或失禁等危急症状,采取治疗措施,首先就当考虑这些问题,这其中也就有主次之分。

（2）辨先后因果

辨先后因果，就是对某些证候必须根据症状出现的先后来分清主次的问题。由于某些证候，病变两方面相互牵涉，所见症状几乎完全相同，对此不仅要掌握当前的全部症状，而且要注意症状出现的先后，"由此及彼"，从因果关系上来确定其主症。如前人总结出"喘胀相因"的经验，以"先喘后胀治在肺；先胀后喘治在脾"。前证称为"肺病累脾"；后证称为"脾病累肺"。两证均有气喘、腹胀症状，主要病变究竟在肺、在脾？如果辨别不清，病在肺而温补健脾，必致肺气壅满而喘促更甚；病在脾而与清降肺气，必致中气受损而胀满难安。结果气喘、腹胀都不能解决。所以脏腑主病的辨证方法，在实际使用时，必须根据脏腑相关的理论，从因果关系找到它的主要病变所在，绝不能机械地按照脏腑分证的方法对号入座。

辨因果，不仅要辨明当前的证候，而且要观察分析当前证候的发展变化情况，当证候发生变化时，原来确定的主症，也要随之转变，或主次相互变易其位置。例如风寒外感，发热咳嗽，当以外感为因，咳嗽是外邪伤肺的结果，主症是外感发热。若经辛温发散，肺阴有损，仍见咳嗽发热，则以肺阴虚损为因，发热是阴虚阳亢的结果，此时当以肺虚咳嗽为主症。其他证候的转变，都可根据病证三型三个方面的相互关系，以此类推。

疾病在其重要的转折关头，更要抓住主要症状、体征作为观察证候转变的标准。任何病在其转折关头，也必然有一两个症状（或体征）首先出现，其他症状、体征都是随着这种有预兆性的症状、体征的产生而产生的。这种有预兆性的症状和体征，都可以视为主症或主征。前人已经摸索出一些有预兆性的症状和体征作为断定某些病证转变的标准，如外感伤寒后期，随人身阴阳消长不同或转为阳证，或陷入阴证，转阳则先见发热，入阴则先见肢厥，这就可以"热"与"厥"两症作为主症。温病在确定"卫、气、营、血"四个发展阶段的前提下，当病变深入一层，首先舌苔就发生变化，如舌苔黄白相兼为热在气分；舌现绛色为热入血分，其他症状都是随着舌苔的变化而变化的，故温病在发展过程中，也就可以这种舌苔变化为主症。

（3）辨真假同异

凡病情隐蔽，所出现的证候往往表里不一，其证如阴盛格阳、阳盛格阴、虚见实象、实见虚候之类即是。这类证候，主症不明显突出，必须"由表及里"，深入细致地进行审辨，不可只注意外表现象。"阴盛格阳"，外虽有身热面赤等症，但有肢冷、下利清水等症为异，病的本质是阴寒极盛。"阳盛格阴"，外虽有恶寒肢冷等症，亦有苔黄口渴等症为异，病的本质是阳热内郁。两证撇开假象，只有单方面的寒和热，与寒热类杂之证寒与热同时存在有本质上的不同。阴寒极盛，一与温补，内寒除则假热证自罢；阳热内郁，一与清泄，内热除则假寒证自罢。这就从治疗上可以看出主症决定次症的存在。假虚、假实证必须"去伪存真"，假虚证的本质是邪实，如"干血成痨"、"血瘀成臌"之证，多见面黄消瘦，此即所谓"大实有羸状"。治此，祛邪即所以安正，邪去则营卫气血的输布自然恢复，假虚证也就自然消失；假实证的本质是正虚，如"脾胃虚寒"、"肾气不摄"之证，多见胸腹痞满、咳喘脉数，此即所谓"至虚有盛候"。治此，扶正即所以祛邪，正气充实，清升浊降，假实证亦即自然消失。这也说明病的本质变了，外表假象也就失去存在的依据。

脏腑主病，由于各个脏腑的相互联系，所见证候，症状相互出现的当然更多，这种证虽同时有两种证候表现而其病只在于一个方面。或症状表现在这一方面，而病根实起源于另一方面，这就更应同中辨异，才能真实地找到其主要发病的脏腑。例如：

怔忡属心："肝阳上亢"，则目赤眩晕，耳鸣怔忡；

狂妄神昏属心："胃热上攻"，则潮热便结，腹满痛，谵语狂妄；

腹胀属脾："肺病累脾"，则咳喘气逆，胸腹胀满；

咳喘属肺："肾气上逆"，则少腹逆冲，动则咳喘；

浮肿属肾："脾虚湿胜"，则腹胀食少，面目浮肿；

呕吐属胃："肝胃失调"，则胁痛，呕恶不欲食；

便秘属大肠："肺气不降"，则咳喘气逆，大便秘结；

便泄属大肠："肺热下迫"，则后重不疾，便泄灼热；

尿癃属膀胱："肾虚水闭"，则腰痛，浮肿不尿；

小便涩痛属膀胱："心火下注"，则口舌生疮烂痛，尿赤涩痛。

某些证候，不但要从所见症状中同中辨异，而且还要注意某些症状本身的特点。如：

发热：伤寒发热，汗出即解；温病发热，汗出热不退。

恶寒：外感恶寒，覆被向火不解；内伤恶寒，得就温暖即止。

肢体痛：外感痛汗出即解；内伤痛劳则更甚。

发黄：湿郁发黄，眼目及爪甲俱黄；血虚发黄，则黄不及耳目。

盗汗：阳虚盗汗，汗出身冷；阴虚盗汗，烦热汗出。

眩晕：风痰眩晕，闭目仍转运不已；气虚眩晕，静养即止。

耳鸣：痰火耳鸣，先轻后重，按之不止；气虚耳鸣，先重后轻，按之可止。

腹痛：寒痛喜温喜按；热痛灼热拒按。

咳嗽：伤寒咳嗽，鼻塞痰稀；伤热咳嗽，鼻干痰稠。

口渴：热证口渴，渴而喜饮；痰饮口渴，先渴却呕。

腹泻：寒泻清稀如水；热泻腥臭灼热。

便秘：冷秘脐腹冷痛，绵绵不绝；热秘潮热，大腹硬痛。

某些证候,症状大致相同,只是舌苔、脉象有些差异,也需要从苔与脉两方面着眼,认真加以审辨。如脉症不符,或苔症不符,有时就需要"舍症从苔"、"舍症从脉"或"舍脉从症"、"舍苔从症"。

例如,"风湿相搏"、"痰阻经隧"、"血瘀经络"三证,皆有四肢关节痛、升举屈伸不利之症,如同时有苔滑、脉滑,或舌青、脉涩的特征,就应当从"痰阻"、"血瘀"方面考虑,需要"舍症从苔"、"舍症从脉"。又如,"热结旁流"、大便泻下而腹痛不可按,脉实有力;"胃热传肾",渴饮无度而小便频数清长,苔白如积粉。这两证,前者虽泻下,宜通因通用;后者虽小便频数清长,宜甘寒除热,症状皆不足凭,故亦当"舍症从脉"、"舍症从苔"。

至于"舍苔从症"、"舍脉从症"的证候,多见于素质与众不同之人。如素嗜肥甘,舌苔厚浊;脉体狭小,脉形细微。这类患者,苔、脉多不足凭,故当"舍苔从症"、"舍脉从症"。又如,大量失血,血不外荣于舌而舌质淡红;心肾阳虚,气喘不续而脉数疾无伦;"脾湿留垢",浊阴不化而苔秽臭腐;"水溢皮肤",脉为水格而脉见沉伏。这类证候,苔、脉亦不足凭,故亦当"舍脉从症"、"舍苔从症"。

上述诸症,有的苔、脉不足凭,有的症状不足凭,究应如何决定取舍,也是要看苔脉、症状哪方面在本证中是起决定和影响作用的为准,这其中也就有真假主次之分。所以临床上遇到某些证候脉症不符,或苔症不符,治之无效,就应当从另一方面考虑,分清主次,知所取舍。

临床上所见各证有两种证候表现,主症和客症不能全部对得上号,丝丝入扣。在这种情况下,"研究问题,忌带主观性、片面性和表面性"(《矛盾论》),如果只看到症状的片面,不辨轻重缓急,先后因果,或只看到症状的表面,不辨真假同异,就会为一些次要症状所迷误,在治疗上就会陷于被动,或抓住枝节问题,头痛医头,脚痛医脚。所以对待一切错综复杂、变化多端的证候,除必须掌握各种证候的类型、结构和组成外,还必须掌握辨别主症的三大关键。具体对待一个证候,如有两种证候表现,主症和客症对不上号,就应当分析是否一方面是病之因,而另一方面是病之果;或一方面是疾病的真实反映,而另一方面是假象;或一方面病情较轻,而另一方面病情较重。任何复杂疑难病证能从这三方面全面考虑,综合分析,都不难做出正确结论。

4. 证与证之间的关系及其转变

任何病自始至终都不只是出现一个证候,因此疾病在发展过程中,辨证结论也不是一成不变,而是应该随着病情的转变随时做出改变。从各种病变中可以看出,证与证也不是孤立的,某些证与某些证之间都有一定的内在联系,其转变也是有规律可循的。因此,临床不仅要对当前的证候做出判断,而且要了解过去,预测将来,掌握当前证候的来龙去脉,才能尽辨证之能事。

临床上出现的各种证候虽然千变万化,千差万别,但证与证之间还是有些共同之处的。要全面了解各种证候的来龙去脉,预见其发展趋势,有必要把一些性质相同的证候概括为几大类,再根据其彼此间的相互关系及其转变情况,从而找出一切病证发展变化的规律。这样不仅可以预见一切病证发展变化的趋势,在治疗上也就能更占主动。上述证候大体上可以概括为"表里"、"寒热"、"虚实"六大类。六大类也就是"八纲"中的"六变"。六类具体分为"由表入里,自里出表"、"阳胜则热,阴胜则寒"、"虚则易入,实则易复"六项,这就给"六变"赋予了新的内容。分述如下:

(1)由表入里,自里出表

疾病发展变化的过程,就是邪正相搏的过程,因邪正盛衰和病理损害的深浅程度不同,疾病在发展过程中就可显出不同的阶段。这种阶段可以表里分证来加以区别。表证,是指病理损害较浅,病势较轻的证候;里证,是指病理损害较深,病势较重的证候。表里虽无固定部位,但表里证具体出现于一个病人,都是有部位可指的。

外感病,表证继续发展,出现里证。如表寒证继续出现"寒中肠胃";表热证继续出现"热邪犯胃",均说明其病有深入之势。既具里证而表证不罢,如"寒客于经"、"寒阻膜原"之例,为邪尚恋表。里证既具而表证随之消失,如"热结肠胃"、"寒犯心肾"之例,为病已深入。表邪传里,一般都是按一定规律依次传入的。虽传入的途径有从皮毛,从口鼻不同,但都是由经络、膜原,传入脏腑的(皮肤、经络、膜原、脏腑彼此都有表里之分,所以根据表里传变规律观察分析疾病的发展变化,还需要注意表里层次)。邪入于里,出现各种里证,在接受治疗后,正能拒邪,或人体素健不受邪,亦可再出现表证。既现表证,而里证尚在,为病有外出之机。表证已具而里证随之消失,为邪复还表。病邪入里出表,均须经过半表半里阶段,反映出半表半里证。任何病出现半表半里证,均为疾病发展变化的转折关头。对此皆当及时予以宣通疏散促使病邪外透,以免邪深内陷。至于病人体内已有发病的潜在因素存在,再经外感引发,发病时即出现里证。这种证候,不是"由表入里",而是"自里透表",其证称为"伏邪外透"。虽病属外感,与一般外感病的传变有所不同。

内伤诸证,一般少见表证,若患者精神、食纳转佳,并见咳嗽微热、微自汗出,亦为病情有外透之势。推此而广之,凡内有寒热痰湿,向外透发为疮为痛,皮肤赤肿痒痛流水,而内无烦热,亦可视为"自里出表"之机。相反,疮毒内陷,烦躁神乱,消瘦食减,亦可视为"病势深入"之兆。

脏腑主病,都属里证,从病势的轻重程度上看,亦相对有表里之分。如"胃热上攻",神昏谵语,狂妄不宁,为"腑邪犯脏",亦属病势深入之兆。"肺热下迫",咳嗽咽干,便泻灼热不爽,为"脏邪出腑",亦有自里出表之义。疾病的出表入里,既然是邪正相搏互有胜负的结果,故一切危重病人的预后如何,亦可根据病变"出表"、"入里"的趋势来断定。如《金匮要略》所谓"脉沉身冷"为"入脏",入脏即死;"身和汗自出"为"入腑",入腑(应为出腑)即愈,即其证例。

(2)阳胜则热,阴胜则寒

在邪正相搏的过程中,损害人体的邪气并不是抽象的,而是必须依附人体阴阳任何一方,扩大了阴和阳之间的矛盾,可以说邪正相搏的过程,就是阴阳消长的过程。如正胜邪负,则体内的阴阳恢复平衡,出现"阴病转阳"、"邪复还表"之象,疾病就趋向痊愈;邪胜正负,阴阳格离,产生"阴盛阳脱"、"上厥下竭"之证,即陷入危殆。这也是疾病发展变化的必然趋势。凡因病邪侵袭,扩大了人体阴阳之间的矛盾,使阴阳不能保持相对平衡,势必造成阴阳偏胜的局面,其结果是"阳胜则热,阴胜则寒"。人体阴阳失调,主要是以"寒证"、"热证"表达出来的。所以从寒热变化观察人体的阴阳消长,也是可以预见某些病的进退逆顺的。

外感病的寒热,虽直接为外感五气所致,与人体阴阳偏胜仍有密切关系。五气为病,风、湿、燥三证的最终转变,也归结于寒、热两证,也是取决于人体的阴阳盛衰的。内伤杂病寒热两证的发展变化,更是由于人体阴阳偏胜的内因所决定。这些由阴阳偏胜所产生的病理变化——寒证、热证,都是经过病理损害的过程所造成的,与人体阴阳偏盛有所不同。所以人身阴阳消长,是包括邪正两方面而言的。阴阳失调产生寒热两证,以阳长阴消,阴病转阳为顺;阴长阳消,阳证转阴为逆。阴病转阳出现的热象,亦为暂时出现的"矫正"现象而不能太过,太过则又成为病理损害的热证。

阴阳失调能否协调的关键在于"阳能固密"。阳不能固,阴气竭绝;阴不能守,阳无所附,均可发展成为"阴阳格离"之证。临床上无论是失血伤阴,大汗亡阳,凡见肢冷汗出,息弱脉微,皆为虚阳外脱。这种脱证表示独阴无阳,正气虚败。其预后如何,也要看正气能否来复,阴病能否转阳而定。

人体阴阳在正常情况下,都是相互协调,相互制约的。阴阳不能维持相对平衡,不但阴阳偏胜可以产生寒证、热证;而且阴阳偏虚,不能约制对方,则"阴虚阳必凑,阳虚阴必乘",亦可产生寒证、热证。因此,因阴虚而致阳亢,如"肾虚内热"之证,治当滋阴退热;因阳亢而致阴虚,如"心火上炎"之证,治当泻火救阴;因阴盛而致阳虚,如"寒犯心肾"之证,治当温散逐寒;因阳虚而致阴盛,如"肾虚生寒"之证,治当补火助阳。这类证候,虽表现为寒证、热证,其因果关系尚需分辨清楚,才能对其发生发展有正确的预见,在治疗上也才能采取有效的方法。

(3)虚则易入,实则易复

疾病是病邪损害人体造成的。疾病能否缓解和痊愈,也要看人体的抵抗力和修复情况而定。若人体素健,或经过正确治疗之后,抵抗力逐渐增强,损害部分能及时修复,病情即可逐渐缓解或痊愈;若其人素虚,或失治、误治,抵抗力减弱,损害部分不能及时恢复,病情即可逐渐增剧,甚至趋于危殆。因此任何病都可根据人体邪正盛衰情况观察其发展变化的趋势。从人体来说,"虚则易入,实则易复",就是一切病证发展变化的结果。

体虚致病,其为病不一定完全出现虚证。如因风寒外感,肺虚者多咳喘,脾虚者多腹胀便泄,阴虚者多从阳化热,阳虚者多从阴化寒,虽皆存在虚的因素,表现出来的仍然是脏腑症状和寒热症状。由于这些症状发展的快慢都取决于虚损的积蓄,虚损尚微,发展就慢;虚损愈甚,发展愈快。如温邪犯肺,阴虚尚微,可按卫、气、营、血四个阶段逐步发展;阴虚愈甚,则可迅速产生"热伤营血"、"热犯心神"之证。风寒外感,阳虚尚微,多循经传,或滞留于半表半里之间,证见"寒阻膜原";阳虚愈甚,多"越经传"或直接产生"寒中肠胃"、"寒犯心肾"之证。因之外感病根据寒热、脏腑症状发展的快慢,也可以觉察出邪正两方面的均势,从而对其病证的发展变化做出预见性的判断。

内脏因虚致病,气虚可以影响精血的生成,精血虚也可以影响脏气的充实。这种证候的发展变化是有一定程序和相互联系的。如"肝肾阴虚"、"脾胃气虚"、"心肾阳虚"、"心血虚损"等,尚属一般的阴阳气血偏虚之证。若阴阳气血虚损到一定程度,不能相互滋生,相互制约,出现"阴盛阳脱"、"阳极阴竭",则其证已到危重程度。若因精气虚损,神失所养,产生"心神失养"之证,则更为险恶。根据内脏病虚损各证逐步发展变化的具体情况,掌握各证的相互关系,也就可以预见内脏病发展变化的趋势。

外邪入扰心神,神昏不能自主,虽属险恶之证,但病由外邪所伤,祛邪即可安正,只要救治及时,治愈的希望较多。内脏病因精气逐步虚损,神失所养而致精神离散,物质和功能均有土崩瓦解之势,调补骤难生效,治愈的希望就比较少。因此内脏病在其发展过程中就必须密切注意虚损各证的发展变化情况,及时采取有效措施,以免因循贻误。

实,是指脏气、精血充实而言,在正常状态下,气血充实也不出现病态,只是具有一种潜在的抗病能力而已。如在同一环境中,"勇者不惧,怯者则着而为病",就是指这种潜在能力的作用。若出现阴阳偏胜现象,或阴阳气血偏虚,对方出现偏胜现象,则属病理状态。这种偏胜,不是正气之实,而是邪气之实,所见证候,称为实证。实证表示病势亢进,并没有抵抗和修复作用。

人体正气充实,即偶然因虚致病,也易于修复,一经治疗,修复更快。例如,"风寒外感",一汗而解;"热结肠胃",一下而和;"肝肾阴虚"、"脾胃气虚",一经调补脏腑阴阳,即平复如常;"痰阻经隧"、"瘀积少腹"一经祛痰、逐瘀等攻逐之法,即邪退正复。又如,热极伤阴,舌绛无苔,身枯无汗,阴血素足之人,一经养阴退热,即可出现舌苔复生、汗自出等"阴来和阳"之象;寒邪直中,恶寒肢冷,下利清谷,阳气素旺之人,一经补火逐寒,即可出现发热汗出等"阴病转阳"之证。凡此种种,都必须是人体气血充实,始能至此。

邪正相搏,邪胜正负发展到一定程度,即可产生闭、脱两证。任何病进入危险阶段,往往先出现这两种证候而后陷入死亡。这类证候,如"阴盛阳脱"、"阳极阴竭"、"上下关格"、"上厥下竭"等,皆为正不胜邪,邪无从出的结果。所以一见闭、脱之证,皆当及时采取开闭、固脱之法。特别是要在没有出现闭、脱之前,就当随时注意观察邪正盛衰(包括上述表里出入、阴阳消长)情况,及时采取措施以防微杜渐,以免发展成为邪胜正负的不良局面。这也是观察、处理各种慢性病的一个关键。

上述六类,都可表示疾病发展变化的趋势,每一类都说明一部分病证彼此间的相互关系。但这六类又是相互联系的,所以具体分析一个证候,必须综合分析,全面考虑,才能对一个证候的发展变化情况做出全面的较为正确的结论。

辨证论治虽然是中医治病所必守的准则,但各种疾病又都有它的根本矛盾,作为一种疾病在发展过程中,由于病情的激化,或者暂时局部解决,或者缓和,或者又发生发展了,都会出现不同的证候。疾病在发展过程中各个阶段出现不同证候,固然要辨证,但也要了解疾病的根本矛盾,懂得疾病与证候之间的关系,这就还需要结合辨病。中医学在发展过程中,限于当时的历史条件,对某些器质性病变及血液寄生虫病、恶性肿瘤等不可能观察得具体细致,因而对这些病的根本矛盾尚不可能完全了解。

疾病所产生的证候,一方面是由疾病的根本矛盾所规定和影响的;另一方面是由其他因素(如病人的体质强弱、居住地区、生活嗜好、思想情绪及合病、并病、失治误治等情况)所引起。这两方面又是密切相关的。辨证与辨病相结合,就是要分清这两方面的情况及其相互关系,弄清楚疾病在发展过程中各个阶段所产生的证候,究竟是由疾病根本矛盾所规定和影响的,或者是由其他因素引起的。

辨证论治的理论方法具体运用到每种病和每种病在发展过程中的各个阶段,分析辨别上述两种情况,必须抓住由疾病根本矛盾所规定和影响而产生的证候,不断总结每个阶段证候的辨证指标和有效方药。这样,不仅可以充分发挥中医药的应有疗效,逐步摸索每种病分型、分期的治疗规律,而且辨证论治的理论方法也可以不断得到新的发展。

(三)构建症证病三联诊疗体系

随着对病证体系研究的进一步深入,欧阳锜创造性地综合集中古今有关病证诊断两种方法,从症、证、病三环的内在联系及病证名称的规范统一、病证方药的对应关系、病证结合的理论方法与逻辑推理等方面进行深入研究,并汇通自己毕生的研究成果,总结出中医症证病三联诊疗体系。提出中医临床、诊断疾病、辨明证候,都需要以症状的特点为线索;从症状着手,病证相互结合,用病证双重诊断以指导治疗,这就是症证病三联诊疗。从症状着手,介绍病与证的主症特点和相关兼症为第一环;以证为主,介绍证病结合的诊断与治疗为第二环;以病为主,介绍病证结合的诊断与治疗为第三环。三个环节纵横相联、环环相扣,就构成三联诊疗的框架。欧阳锜的这一研究成果,集中汇集在《中医症证病三联诊疗》一书中,全书不仅有其理论基础与逻辑推理方法,而且从三联三个环节的相互关系,规定了各个环节的具体操作程序,便于医者在诊病、辨证、立法、选药、组方等方面参考应用。

1. 中医认识病证的过程

古代限于历史条件,只能通过视、听、嗅、切等直感所能觉察到的人体各种异常来认识疾病。认识有一个由简单到复杂,由低级到高级的过程,最初是从一个症一个症开始的。当一个突出的症状治疗后消失,如水肿、黄疸消退,咳嗽、呕吐停止,病就中断发展或痊愈。在这种治而有效的认识过程中,人们就将这些症状称为疾病。但在医疗实践中,又看到某些病不只是孤立的一个症状,而是由几个症状组成的,如恶寒发热、汗出,发作有时的疟疾;发作时僵仆抽搐,口中流涎,叫呼有声的癫痫病;具有多饮、多食、多尿三多特点的消渴病等。通过长期观察,逐渐又认识到一些独立的病。但无论是病还是症,同时出现的全身情况(包括兼见的症状、舌苔、脉象等)还可因人而异,这就要求要注意到病和症中的差异,故将同病、同症中出现的差异在诊断、治疗上又当引以为据的,称为证候。至《黄帝内经》的成书年代,不仅从人体各种异常认识疾病有大量记载,而且已认识到病、证、症三种不同的表现。据《黄帝内经》记载,疟病分寒疟、热疟、风疟、瘅疟等;咳病分肺咳、脾咳、肾咳、大肠咳等,已意识到病同证异、症同证异的问题。东汉张仲景著《伤寒杂病论》,后世分为《伤寒论》、《金匮要略》两书,两书都是以"辨×××病脉证并治"名篇的。《伤寒论》所谓小柴胡证"但见一证便是,不必悉具",就是指单个症状。所谓"观其脉证,知犯何逆,随证治之",就是指一组相关脉症组成的证候(当时无症字,症状与证候通用证,故证字含义有二)。《伤寒论》六经辨证,《金匮要略》辨脏腑经络、血水痰食,并为后世病证结合树立楷模。《黄帝内经》、《伤寒论》、《金匮要略》确定观察和处理疾病,病和证必须结合的原则,对后世医学的发展产生了极大的影响,如治疗肾阳虚证的肾气丸,水肿、咳嗽、虚劳诸病在其所处一定阶段出现肾阳虚证,证同病异,可以同用一方,这就是以证为主结合病的一种形式;治疗腹泻、痢疾,兼有表热用葛根芩连汤,里热用白头翁汤,寒利用理中汤,虚利用赤石脂禹余粮丸,病同证异,则需随证施治,这是以病为主结合证的另一种形式。

历代医家在长期医疗实践中,就是自发地根据病证结合两种形式,不断总结出适用于各种病证证同病异、病同证异的方药。"同病异治"、"异病同治"的用药原则,就是在这种经验理论均已成熟的情况下产生的。由于证同病异或病同证异,证都是重要的中间环节,以后辨证论治,又成为中医治病必守的准则。长期以来,从症状着手,辨证论治在中医学领域中占据重要位置。这样,不但自然形成以症状、证候作为病名的趋向,使病、证、症长期混淆不分,病证相互结合的思想方法也未能得到充分发挥。因之,阐明病、证、症三者的不同概念及病证结合的各个环节的内有联系,建立三联诊疗体系,是促进中医临床医学发展的需要。

2. 根据名实相符的原则规范中医病证名称

中医对病证症三者的相互关系及病证双重诊断对治疗的指导意义,已有一定认识,并通过长期医疗实践不断取得进展。但由于在较长的历史时期,社会各行业处于个体分散状况,医药业没有也不可能进行学术交流与集中研讨,对病证的认识没有提高到思想方法的高度进行总结,没有确定病证的命名原则。历代医家都是从各自选定的角度进行命名的,因之病名证名不规范的混乱局面一直延续下来。病证名称不规范,在较大范围和一定程度上影响到中医诊断的准确性。所以,规范中医病名证名,是建立三联诊疗首先要考虑解决的关键问题。

要规范中医病名,必须首先明确病证症三者的概念,掌握病证名称不规范的表现及其由来。对具体的病名、证名,必须根据病证各自概念的实际内涵,以"名实相符"为原则,进行规范。因"名以系实,实以核名",名与实不相符,名就失去依据。因之凡名实不符的病名证,都必须分别予以澄清。

(1)病证症三者的概念及其相互关系

病证症三者的不同概念是:疾病是人体在病因的作用下,由于某一部分阴阳失调产生的特殊本质变化,构成不同的病机及有规律的演变过程,具体表现出若干固定的症状和相应的证候。证候是疾病演变过程各阶段的本质反映,它以一组相关脉症揭示出疾病所处一定阶段的原发病因、继发病因及其发病部位。症状是病人自我感觉不适的主诉及医者通过四诊获得的异常表现,是疾病、证候的外表现象。具有某些特点,可作为诊病辨证的线索,在证的纲目结构中占据主要位置的症状,称为主症。

病证症三者均处于人体病理变化之中,每种病都有它固定的症状,但病在各个发展阶段又多表现出不同的证候,证候亦是由症状组成。其区别在于:疾病是人体内外环境阴阳动态平衡失调所表现出来的病变全过程,是由病的特殊本质所决定的,病的特殊本质变化贯穿于疾病过程的始终。证候是疾病所处某一阶段的本质反映,也是病在这一阶段的主要变化,但受病的特殊本质所决定。证与证的交换,首先表现为主症的变化,通过主症变化的分析,摸清证与证之间的传变关系,就可以揭示出疾病的特殊本质及其发展变化的规律。

(2)病名、证名不规范的表现及其由来

病名不规范的表现,如:

一名多病:由于某些症状可见于多种疾病,以症状为病名,就是造成一名多病的主要原因。如肌肉关节痛,是痹病的主要症状,在风寒湿痹、历节风、鹤膝风、肩凝、偏瘫、骨痹多种疾病中均可出现,不少著作对具有肌肉关节痛的病多称为痹病,因之痹病往往包括上述几种疾病,存在一名多病。

一病多名,多见于外科、眼科、耳科方面的疾病,实际上是根据疾病的特殊表现和病在各阶段的不同表现来命名的。如外科脑疽,又名脑后发、脑花、玉枕疽、天柱疽、对口疽等,这些病名只是对病态的理解和描述有所不同而已。又如眼科蟹睛、旋螺突起、黑翳如珠、花翳白陷等,都是凝脂翳发展过程中的不同表现。耳部疾患耳根毒、脓耳、口眼㖞斜、黄耳伤寒、耳瘘,也是脓耳发展过程中的不同表现。由于各家对疾病的不同表现各执一端,这不仅病名不能规范,也自然会出现一病多名。《诸病源候论》"中风候",根据不同表现又分为口噤、舌强、失音不得语、口歪、半身不遂等名称。《诸病源候论》、《千金方》、《外台秘要》三部著作成书年代相去不远,所收载的病种,据不完全统计,《诸病源候论》1062 个,《千金方》381 个,《外台秘要》714 个,差距如此之大,一病多名就是其中的原因之一。

引用西医病名:通过中西医学交流,引进不少西医病名,又出现中西医病名混杂的局面。引用较多的是内科慢性病,有的病名已为中医所习用,这也是规范中医病名不可避免的现实问题。

证名不规范,也表现为一证多名与由推理而来的证名,如:

一证多名:多由于证候命名用词不规范所致,历代医家都是根据各自用词的习惯对证候命名。如肝证既有肝气郁结、肝气郁滞,又有肝郁气结、肝郁气滞;脾证既有脾阳虚衰、脾虚失运,又有脾阳虚弱、脾运失健。如此一证重复多名,不胜枚举。一证多名的另一种原因,是同证异病造成的同证异名。

由推理而来的证名,多由类比推理,求全责备所致。实际上各脏见证,应根据各脏的体用、特性及临床实际而定,不必求全,如肝为刚脏,提出肝阳虚证,是否与客观实际相符,尚有待临床验证。

(3)如何根据"名实相符"的原则规范中医病证名称

一名多病,多由于以症命病。每一病证均应根据病证概念的实际内涵确定其名称,如前所述肌肉关节痛均称为痹病,实际上痹病是指病类,风湿痹、历节风、鹤膝风、肩凝、偏瘫、骨痹等,均应从痹病中分化出来,才能确定各自的内涵外延,达到名实相符的目的。以症命病的个病,与以症分类的病类,是两个不同概念,个病只有从病类中分化出来,才可以名实相符。

一病多名,多是历代医家从各自的角度对疾病命名的结果,对此,只要选择其中能反映出病的特殊本质变化、名实相符的名称即可。其他名称在一定程度上能反映出病的特点,亦可作别名保留。

引用西医病名,也属于名实问题,中西医病名虽不同,但病是客观存在的,病的发展变化不会因名称不同而异。只是中西医学理论体系不同有不同的认识和理解而已。但中医病名建立在中医理论基础上,中医对病因病机的认识及诊断、立法、选药、组方都必须遵循中医理论。没有理论指导的实践就易于陷入盲目性,或造成中药西用。因此,引用西医病名,仍有必要中西病名对照。临床症状鉴别诊断,就是中西病名对照的基础,通过中西医病名对照,可以采取双重病名。

一证重复多名,反映不出明显界限与轻重程度不同,提不出辨证鉴别要点,只能选择其中之一作为正名,余作异名保留,因同证异病造成的同证异名,只需着重指出同病而异的辨证要点,亦不必另立证名。

由推理而来的证,历代古籍中更为多见,如风寒按五脏六腑类推分出的二十一证,五脏移热于六腑之证的表里配合等,其中甚至有证无方,有证无症。科学的假设,需经科学实验证明,才能确定是否有实用意义,由推理而来的证,只有通过以方验证,才能证实其名实是否相符。

历代医家对病证大都是从各自选定的角度命名的,不完全是沿用旧名。因此,不能采用史学的研究方法,从探讨病、证发展源流来进行规范。只有通过分析病证名称不规范的表现及其由来,根据病、证概念的实际内涵,确定名实相符的原则,澄清病证名实混乱的局面,才能使病证名称得到规范。

3. 从纵横关系阐明病证结合各个环节,建立三联诊疗

病证结合方法,早见于仲景《伤寒杂病论》,历代医家自觉不自觉地运用这一思想方法,不断促进中医学术的发展。但由于症、证、病与病类长期混淆不分,又逐渐产生辨证忽略辨病,或执一方一药以治一病两种偏向。为了能正确掌握病证结合用药而不致出现上述两种偏向,有必要在分清症、证、病不同概念,从症入手、规范病证、统一名称的基础上,从"纵"、"横"两个方面,研究症、证、病各个环节的相互联系,病证方药的对应关系,从而建立三联诊疗,使病证结合方法,在原有基础上更加具体,便于在医疗实践中操作运用。

诊断疾病、辨明证候,首先都要从症入手。任何病都有固定的临床症状及症状特点,中医就是根据这些症状和特点,对各种病做出诊断和鉴别的。西医的诊断仪器虽日新月异,但综合判断,还是要结合临床,参考症状。任何证也都有相关的临床症状及症状特点,包括因病而异的症状特点,中医也是根据各证的症状(舌苔、脉象)及症状特点,两证症状的交叉复合情况来辨别各种证候的。

由于病与证都有各自的临床症状和症状特点,所以病证结合,以证为主的横向结合,以证的症状特点为线索,结合其他症状及舌苔、脉象等,根据证的结构组成,交叉复合情况及纲目关系,逐症分析,相互鉴别,即可较准确地得出辨证结论,并根据证方对应关系,采取有效的治疗措施。以病为主的纵向结合,以病的症状特点作为线索,结合全部临床症状及病在各期的症状与因病而异的辨证要点,根据病因、病位、病性、病势,分析病的特殊本质变化,即可较为准确的做出诊断与鉴别,从而为抉择治则方药提供依据。由此可以看到,从症入手、病证纵横结合,已体现三联诊疗三个环节之间的相互关系,从而也规定了各个环节的具体操作程序。

以症状类聚病证,分别以症聚病,以症聚证,突出病与证的"主症特点"与"相关兼证"为第一环;以证为主的证病横向结合,突出各"证的主症"、"因病而异的兼证"与"证病结合用药"为第二环;以病为主的病证纵向结合,突出各"病的主症"、"因证而异的兼证"与"病证结合用药"为第三环。症、证、病三个环节,纵横相联,环环相扣,不仅体现三联诊疗的框架结构,线条清晰,眉目井然;从症、证、病三方面的相互联系分析病与证的动态变化,也能若网在纲,有条不紊。抓住症、证、病三环,建立三联诊疗,使中医在诊病、辨证、立法、选药、组方等方面操作有序,这就是病证结合方法的发展。

4. 三联诊疗的理论基础

三联诊疗的理论方法,系建立在中医基本理论阴阳五行、脏腑经络、气血津液、病因病机、治法方药等基础之上的。三联诊疗病的四个构成内容:病因、病位、病性、病势;证的三个构成要素:五气为病、邪留发病、脏腑主病;都是以中医基本理论为指导的。由于症、证、病的三环相联,病与证的纵横结合,存在多方面多层次彼此间的内在关系,因之三联诊疗的理论,就需要基于一定程序的相互联络而成为一种较完整的系统。

病的构成分为四个内容:"病因",包括气候、地域、精神、体质、婚姻、遗传、居住地区、生活习惯等方面的发病原因;"病位",指病因作用于人体脏腑,在脏腑及脏腑有关的十二经脉,五脏五位相合部分出现的症状,这些症状,就是每个病的定位依据;"病性",即病因作用于人体一定部位在人体内外因相结合之下,产生寒热虚实不同性质,作为疾病定性的症状,在病的进退逆顺方面起决定作用;"病势",系病在发生发展过程中的趋势,掌握病势的发展规律,就能对病的演变及结局做出预见性判断。任何病在其发展过程中的各个阶段,病因、病位、病性、病势四个方面的内容,都会以不同形式的证候表现出来。因此要全面了解一个病的构成,必须注意四个方面证候的组合。但病中之证,一是由病的特殊本质变化所决定,一是由其他因素所引起,前者是必然的,后者是或然的,所以还需要区分病中之证的来路,分析判断病的特殊本质变化,才能使病证的立方选药有所凭依。这就是病证纵向结合的理论方法。

证不能脱离病的存在,证是病在所处一定阶段的主要本质反映,证既与病有联系,在表现形式与组成结构方面又有自身的特点。证的构成有三个要素:一是"五气(含六淫)为病",均为外感证候,属"原发病因",有起病急,发展快,病程短,有寒热症状等特点,这类证候,虽可兼见脏腑及痰饮、瘀血等症,寒热外症未罢,治疗均当以疏散清解为主。二是"邪留(含血、水、痰、食、虫)发病",多继发于其他疾病之后,属"继发病因",起病有缓有急,这类证候,虽可兼见寒热及脏腑等症,邪不祛则正不安,治疗均当以攻逐祛邪为主。三是"脏腑主病",多属慢性疾患,亦可见于新感病后,病程长,发展慢,虽可兼见寒热燥湿及血水痰食等症,不可任意发散攻逐,治疗当以协调脏腑功能,调补阴阳气血为主。证的三个构成要素,实际上是辨证三纲,而且是可以互为纲目的。各种证候的表现形式,也就是三个构成要素互为纲目的有规组合,所以任何证都存在纲目关系,尤其是交叉复合证候,更应根据纲目关系分清主次。某些证候,较集中出现于某些病或专科病之中,因此,辨证也要注意因病而异的辨症、用药要点。这就是证病横向结合的理论方法。

病证纵横结合的理论方法,具体运用于某种病的某个阶段,还需要注意的是:①继发病因:邪留发病——痰饮,在病,多为病理产物滞留不去,属病的发展结果,前人的结论是"百病皆可生痰";在证,有的可视为病在所处一定阶段的主要病因,前人的又一结论是"痰可以致百病"。这就需要掌握病证的因果关系及反果为因的理论原则。②病位:是病的特殊本质反映之一,疾病定位,是从提高立方选药的针对性出发的,从药物的性味、功能、归经选择作用于某些脏腑的药物,就是提高疗效的措施。所以定位后用药不能游移不定。但病人因合并其他疾病,在某所处一定阶段反映在病位方面的症状就不固定,这说明在此阶段由其他因素引起的病变已上升到主要地位,治疗当随之转移。不过暂时的主要病变不贯穿在病的全过程,治疗的转移也只是一种从权措施。③病性:也是病的特殊本质之一,疾病定性是从改变病的特殊本质变化出发的,所以定性后,用药就当坚持守方,只有积累到一定的用药量,才能由量变到质变,达到彻底改变病的特殊本质变化的目的。但病人的素质有阴阳偏虚不同,或误用、过用寒凉克伐、温补燥热之剂,在同一病期内,不同病人可出现与病的本质属性完全无关的症状,这也需要采取从权措施以纠正体质偏虚与用药造成的弊病。④病势:病在某一阶段,由其他因素引起的病变上升到主要地位,也可造成一种暂时的发展趋势,但这种趋势不是必然的,阻断这种趋势的发展,只能是证候疗效。只有对病因、病位、病性等方面症状的改善或消失进行综合分析,判断是否阻断病的发展必然趋势,才能为发现改变病的特殊本质变化有效方药提供依据。病和证在发展过程中,由于多种因素的影响,其演变与所见症往往因人而异,所以具体对待某些病和证,在病因、病位、病性、病势的理解和处理方面,还须参照以上几点,做全面、深入的分析。

5. 三联诊疗的逻辑推理方法

从气温的冷热体验气候,从万物的生长验证物候,从临床的表现辨析病候、证候,都着眼于外候,这是东方哲学认识客观事物的方法。东方哲学的逻辑思维,既运用形式逻辑所提供的分析、综合、类比等方法,又渗透着由此及彼,去伪存真等辩证逻辑。其思维特点,不是把本来联系在一起的各个环节隔离开来考察,而能从不同的广度和深度揭示客观形式彼此间的内在关系。正由于东方哲学对客观事物的观察和思维具有以上特点,古人认识疾病,不仅注意人体内在环境,并注意到人体内外环境各方面的平衡协调。《黄帝内经》以阴阳五行学说为基础的整体平衡理论就贯穿在中医基本理论与诊疗技术的各个方面。《黄帝内经》以后自东汉以迄明清,仲景三阴三阳的"六经"辨证法,金元四家的"火与气"、"邪与正"的相关理论,肾命学派的"水火升降"学说,温病学家"寒温分流"对温(瘟)病防治的贡献等,无一不是整体平衡理论的延续。三联诊疗理论是建立在中医基本理论之上,三联诊疗的逻辑推理方法亦是着眼于整体平衡。三联把症、证、病三个环节联系起来,对各种病证特别是疑难、错综复杂的病证,从其彼此间的相互关系,分析研究其内在联系及动态变化,从而采取相应的有效措施,都是从恢复整体平衡出发的。

在病证结合,纵横交错的变化过程中,往往还会出现一些不典型证候,对这些不典型证候还需要从病证双方抓住能反映病和证本质变化的主要方面,在治疗上避免主次不分,才能保持整体平衡。病证分主次,总的原则是:"主要一方可以决定次要一方的存在和发展",要根据这一总则具体从轻重缓急,前因后果,真假同异三个方面进行分析,一是要分析病证双方表里、寒热、虚实的轻重缓急,以急重为主方;二是要分析病证双方的前因后果,以因为主方;三是要分析病证双方的真假同异,以真为主方。寒热、虚实双方如存在夹杂与真假问题,究竟是寒热夹杂还是假寒假热,是虚实夹杂还是假虚假实,也要根据决定主次的总则进行推理。不典型病证,具体又为疑难、错综复杂病证,疑难复杂侧重在病,由于病在发展过程中,病中之证,究由病的特殊本质变化所决定,还是其他因素所引起尚待确定,现在所谓疑难病,即医学上目前认为难治或不治之症,尚需从病的特殊本质变化及演变规律,深入探索。错综复杂侧重在证,由于证候处于病情复杂、不稳定的动态变化之中,多出现两证的症状交叉、复合,需要根据证的组成结构及其纲目主次关系进行辨析。因此在复杂病证中提出"疑难"、"错综"两个不同含义,其目的,前者是要通过分清主次以探索疑难病的有效方药;后者只是着重在分清主次双方用药的主次轻重而已。从主次双方的均势以求得平衡,就是处理疑难、错综复杂病证一种执简驭繁的方法,也是三联诊疗逻辑推理方法的组成部分。

中医学的形成与发展,是先临床后理论的。从临床到理论,需经过病证结合的反复实践过程。历代医家就是自发地运用病证结合的方法,总结出丰富的防治疾病的经验和理论。为了使这一方法能更好地自觉地运用,在病证结合的基础上建立了三联诊疗体系。三联诊疗,在澄清中医病证名混乱的基础上,阐明病证纵横结合各个环节及其相互关系并确定其具体操作程序,使在医疗实践中有规律可循,便于参考应用。建立起来的新体系,通过医疗实践不断补充完善,有可能对中医临床医学未来的发展产生积极影响。

6. 以症状类聚病证

从症入手,以症状类聚病、证,为三联诊疗的第一环。

(1)类聚应从症状特点入手,联系病证的相关兼症

症状是病人自我感觉不适的主诉和医者通过四诊获得的异常表现,是疾病、证候的外表现象。具有某些特点,可作为诊病辨证的线索,在证的纲目结构中占据主要位置的症状,称为主症。

类聚从症状特点入手,联系病证的相关兼症,首要关键是如何掌握症状自身的特点。要掌握病人症状的特点,当然要通过望、闻、问、切四诊,其中问诊尤为重要。问诊就是要听取病人的主诉,某些病人因疾病痛苦折磨,全身多感不适,主诉症状不能重点突出,也有症状的特点无法表达出来,所以必须对病人的所有症状,包括在面色、形态、气味、声音、语言、舌苔、脉象等方面发现的异常进行综合分析,才能在这些异常中发现其特点。

仲景书《伤寒论》、《金匮要略》所述症状大都注意症状自身的特点。后世医家在这方面也积累了不少经验,但这些经验是零星分散的。医者如何掌握症状自身的特点,一是要从仲景书中得到启发,二是要广泛搜集整理前人从症状自身的特点入手进行诊病辨证的经验。

以心烦这一症状为例,仲景书有烦而悸、悸而烦、虚烦、烦热、烦躁、心中懊侬而烦等不同,这些不同特点,即有助于诊病辨证。如:烦而悸,是先烦而后悸。悸而烦,是因悸动不安引起心烦。虚烦,即身无热而烦不安。烦热,即手足心热而烦扰不宁。烦躁,不但心烦不安,而且手足躁动不安。心中懊侬而烦,为烦躁之极而躁动不安,故反复颠倒,莫可名状。心烦一症,即有上述各种不同特点,而这些特点,在一定程度上可以反映出病和证的本质,不通过医者开导,病人是无法表达出来的,不掌握这些不同特点,医者也是无从开导的。

前人从症状自身的特点入手进行诊病辨证的经验极为丰富,例如:

发热,伤寒发热,汗出即解;温病发热,汗出热不退。

恶寒,外感恶寒,覆被向火不解;内伤恶寒,得就温暖即止。

身痛,外感身痛,汗出即缓;内伤身痛,劳则更甚。

发黄,疸病发黄,眼目及爪甲俱黄;血虚发黄,则黄不及耳目。

盗汗,阳虚盗汗,汗出身冷;阴虚盗汗,烦热汗出。

眩晕,风痰眩晕,闭目仍转运不已;气虚眩晕,闭目静养即止。

耳鸣,痰火耳鸣,先轻后重,按之不止;气虚耳鸣,先重后轻,按之可止。

咳嗽,伤寒咳嗽,鼻塞痰稀;伤热咳嗽,鼻干痰稠。

腹痛,寒痛喜温喜按;热痛灼热拒按。

腹泻,寒泻清稀如水;热泻腥臭灼热。

三联诊疗,较系统地搜集整理各种症状自身的特点,并以此为线索,结合具有内在关系的兼症,为诊断疾病、辨别证候提供依据。三联由于症、证、病三个环节是环环相联的。以症状类聚病证,分别以症聚病、以症聚证简要介绍病与证的"主症特点"与"相关兼症",就是从症入手的第一环。

病人的主诉症状,多是病人就诊时感到特别痛苦不适的症状。这种症状,在发病部位、时间、性质、程度等方面多能反映出其特点,当医者听取病人全部主诉之后,认为尚不能反映出病的特殊本质变化,及病在所处一定阶段的主要变化,还需要着眼于某些症状(舌苔、脉象)的特点进行综合分析,所以对病与证要做出综合判断,并不是单凭主症,而是还要掌握具有内在关系的兼症,所以,以症聚病、以症聚证对各病各证都要列举其"主症特点"及"相关兼症"。

(2)以症聚病

下面以"发热病类"、"恶寒病类"为例简述以症聚病方法。

1)发热病类

发热是一种极为常见的症状,多数是病人的自觉症状。由于发热的部位、时间及热势轻重程度不同,临床可见发热、身热、烦热、潮热、厥热、假热等不同热型。

外感发热有伤寒、温病及传染病之分,四时外感如春温、暑温、湿温、秋燥、冬温等,传染病如肠热病、疫斑、疫痉、出血热、回归热、稻田黄等,发热多起于骤。内伤发热,多见于慢性消耗性疾病,如虚劳、肺痨、髓痨等,发热多成于渐。内痈初起亦多见发热或发热恶寒。见表17。

表17　发热病类聚病简表

病名		主症特点	相关兼症
中医	西医		
春温		发热初起微恶寒	高热,心烦口渴,神昏,抽搐,发斑疹

病名		主症特点	相关兼症
中医	西医		
暑温		初起身热	汗出口渴,面赤烦渴,或神昏抽搐,吐血衄血
湿温		身热不扬,微恶寒	头身重,胸脘痞闷,四肢困倦
秋燥		微发热,恶寒	口鼻干燥,干咳少痰,大便结,皮肤枯燥无汗
冬温		恶寒发热,无汗	头痛,咳嗽,口渴,舌边尖红
肠热症	肠伤寒	初起发热,微恶寒	高热倦怠,皮疹,胁下痞块,表情淡漠,相对缓脉
疫斑	流行性斑疹伤寒	突然寒战高热	头剧痛,肌肉痛,发斑疹,神昏烦躁不安
疫痉	流行性脑脊髓膜炎	初热发热,微恶寒	头痛项强,喷射呕吐,发斑疹,神昏抽搐,角弓反张
	流行性出血热	骤然高热	面红,胸前红疹,多处出血,尿先少后多
	回归热	高热骤起骤退,交替出现	头痛身痛,黄疸,目赤鼻衄,发斑疹
稻田黄	钩端螺旋体病	突然高热寒战	头痛身痛,腓腨疼痛,黄疸,腹痛腹泻,多处出血
虚劳		骨蒸潮热	咳嗽反复不愈,气短倦怠,形瘦盗汗,或自汗
肺痨	肺结核	长期低热,或午后潮热	咳嗽胸痛,痰中带血,消瘦盗汗
髓痨	再生障碍性贫血	常突然出现高热	心烦,舌糜,多处出血
肠痈病	急性阑尾炎	发热	右下腹急痛,右脚不能伸,腹皮拘急拒按,呕吐不食,便秘
肝痈	肝脓肿	发热	右胁持续胀痛,饱胀,肿块质软,咳吐或利下脓血臭秽

2)恶寒病类

恶寒有轻重程度不同,重则恶寒战栗,四肢厥冷,轻则微恶风寒而已。外感初起如流感,冬温初起即恶寒发热,大头瘟、肺痈初起及伏暑,肾淋热伏于内,多恶寒肢厥,甚至战栗。见表18。

表18　恶寒病类聚病简表

病名		主症特点	相关兼症
中医	西医		
时行感冒	流行性感冒	恶寒发热无汗	头痛乏力,肢体酸痛
冬温		恶寒发热无汗	口渴,舌边尖红
春温		恶寒无汗	随即高热,烦渴,神昏抽搐
肺痈	肺脓疡	高热恶寒战栗	胸痛烦渴,咳吐脓血腥臭
伏暑		恶寒发热如疟	脘闷呕恶,胸腹热,肢倦,便溏尿赤,苔黄腻
肾淋	肾盂肾炎	突然恶寒发热	口苦渴,腰痛,小便频数急迫涩痛
大头瘟		初起恶寒发热	随即高热,咽喉肿痛,头面肿大
寒厥		恶寒,四肢冷过肘膝	昏沉欲睡,下利清谷,小便清长

(3)以症聚证

下面以"发热证类"、"恶寒证类"为例简述以症聚证方法。

1)发热证类

发热为外感、内伤、杂病中的常见症状,外感发热,由于热邪伤害之部位不同有温邪犯肺、热留膜原、热结肠胃、热伤营血等证不同;内伤发热,因气血阴阳失调,有气郁化火、阴盛格阳等证;杂病瘀血、宿食、痰饮发热,皆有形之积影响营血阴阳之正常运动所致。见表19。

表19　发热证类聚证简表

证名	主症特点	相关兼症
温邪犯肺	发热不恶寒,汗出热不退	咳嗽,口渴心烦,小便黄
热留膜原	寒热往来	胸痞,脘胀,呕逆不思食,苔黄厚

续表

证名	主症特点	相关兼症
热结肠胃	壮热汗多,或日晡潮热	心烦口渴,腹满便秘,或谵语狂乱
热伤营血	壮热,夜热更甚	神昏谵语,直视抽搐,角弓反张,或发斑疹
气郁化火	烦热不安	头晕痛,胁痛多怒
阴盛格阳	面赤,身有微热而不烙手	口渴不能引饮,小便清长,苔白脉弱
瘀血发热	烦满如有热象而脉不数	唇萎舌青,胸腹痛,大便黑,口燥但欲漱水
宿食发热	发热恶寒,身不痛	头痛,胸脘满痛,嗳腐吞酸,呕恶不欲食
痰饮发热	夜热屡止	胸闷喘促,饮水则呕,苔滑

2)恶寒证类

人身素体阳虚,因阳虚生寒或寒邪直中阴经,则恶寒而不发热,感受外寒,因寒束热郁,则恶寒兼见发热,凡此皆全身恶寒。致内外上下阴阳相互格拒,如脾虚气陷、痰饮阻络、瘀血壅滞,则多局部恶寒。见表20。

表20　恶寒证类聚证简表

证名	主症特点	相关兼症
阳虚生寒	恶寒肢冷	下利清谷,小便清长,或阳痿精冷
寒邪直中	无热恶寒,四肢厥冷	昏沉蜷卧,脉微细,或猝倒口噤
寒邪外束	恶寒无汗发热	头痛项强,周身酸痛,苔白
脾虚气陷	时觉洒淅恶寒	倦怠少气,腹胀食减,二便坠胀
痰饮阻滞	恶寒困重,或背冷如掌大	胸闷呕吐,渴不引饮
瘀血壅滞	恶寒微发热	局部灼热,痛着一处,按之痛剧

7. 证病横向结合

证候是疾病演变过程各阶段的本质反映,它以一组相关症状揭示疾病所处一定阶段的原发病因,继发病因及发病部位。

以证为主的证病横向结合,属于三联诊疗的第二环,首先论证病横向结合,包括证的组成结构与辨证分主次,三纲鼎足互为纲目的辨证体系,证病结合与同中求异等内容;再叙述基本证病结合的诊断与治疗。

（1）证的组成结构与辨证分主次

任何证候的组成都有一定的表现形式,证的表现形式,是由证的组成结构决定的。每一证都由原发病因——五气为病,继发病因——邪留发病,发病部位——脏腑主病三个构成要素组成。五气为病,由气候异常及异常气候传播的病邪所致,外邪伤害脏腑,可产生脏腑症状及血水痰食邪留诸症;邪留发病,有瘀血、痰、饮、水气、宿食、虫积之分,邪留脏腑及其所属部位影响营卫阴阳之正常运行,亦可引起寒热症状及脏腑症状;脏腑主病,因脏腑功能失职或脏器损害,使脏腑所主气血、津液、清浊、水火失于平衡,亦可出现寒热燥湿及邪留为患诸症。由此可见,由三个构成要素组成多种表现形式的证候,不是杂乱无章,而是有章可循的。一个证候的构成,不单是有其理论基础与推理方法,而且经过千百年证方对应的实践检验,存在规矩严谨的证方对应的内在关系。根据证的组成结构,三纲互为纲目,每一证纲与目都存在必然联系,纲目的必然联系决定纲目的主次关系,纲症为主,目症为次。参见"创立三型二十一证辨证纲领"一节。

各证的组成结构,确定每一证的概念及其内涵外延。不重复的独立证候,都应赋予一个符合证的实际内涵的证名。相反,内涵重复或同证异名,只列举其异名,以免一证多名。一个证的外延涉及其他证,有两个证的见症,则属交叉、复合证。

交叉、复合证,称为错综复杂证候,多在病情复杂、病情不稳定、证候处于动态变化之时出现。两个证候由证的构成要素反映出的症状有同时出现的,也有先后出现的,先后出现的当究其先后因果;同时出现的,当辨其轻重缓急。两个证候的见症寒热、虚实兼见,还要分析是否属于寒热夹杂、虚实夹杂,或存在假寒、假热、假虚、假实。

两证的症状同时出现,如表里、寒热、虚实夹杂等证,双方存在轻重缓急之分。表里夹杂,当分几分在里,几分在表,以决定解表、攻里的主次。新感、痼疾两证的症状同时并见,当按"急则治标,缓则治本"的原理处理。寒热夹杂,当分寒多热少、热多寒少,以决定温寒、清热的主次。虚实夹杂,应区别究由正虚而致邪实,或由邪实而致正虚,以决定补虚、祛邪的主次。各证只有分清其轻重缓急,才不致主次不分。至表里、寒热、虚实两证双方无轻重缓急之分,则可采用表里双解、寒温并用、攻补兼施之法。见表21。

表21 两证夹杂证候简表

证名	按症状估计双方多少比例	按双方比例决定用药的主次
表里夹杂	七分在表,三分在里	解表为主,佐以攻里
	三分在表,七分在里	攻里为主,佐以解表

续表

证名	按症状估计双方多少比例	按双方比例决定用药的主次
寒热夹杂	寒多热少	辛散为主,清热次之
	热多寒少	清热为主,辛散次之
虚实夹杂	因正虚而致邪实	补虚为主,祛邪为辅
	因邪实而致正虚	祛邪为主,补虚为辅

两证的症状同时出现,如假寒、假热、假实、假虚等证,现象与本质恰恰相反,因此,假寒、假热不能采取"以寒治热,以热治寒"的正治法,而是必须反治"治寒以寒,治热以热"。假虚、假实,亦应采取反治法。四种假证,并非只出现假证,真实的本质不暴露痕迹,因之辨证必须去伪存真,才能治从其本。假寒证的本质是阳热内盛,用宣疏通利则假寒证自罢;假热证的本质是阴寒内盛,用温补回阳,则假热象亦自行消失;假虚证即所谓"大实有羸象",只宜祛邪以安正;假实证即所谓"至虚有盛候",只宜补虚以祛邪。四证中撇开外表假象,只存在单方面的寒、热、虚、实,治疗只能采取单一的温、凉、补、泄,不能寒温并用、攻补兼施。见表22。

表22　证候真假简表

证名	外表假象	本质反映	治从其本	常用方药
假寒证	恶寒,肢冷	心烦口渴,尿黄便结	宣疏通利	四逆散 调胃承气汤
假热证	面赤,身觉热	恶寒肢厥,下利清谷	温补回阳	四逆汤
假虚证	面黄目黯,消瘦乏力	血劳、血臌,内有瘀血成块	祛邪安正	大黄䗪虫丸 鳖甲煎丸
假实证	胸腹胀满,咳喘,脉数	久泻、久咳,食少倦怠,腰膝酸软	补虚祛邪	六君子汤 八味肾气丸

两证的症状先后出现,由于病变双方相互牵涉,两证所见症状几乎相同。对此,必须根据症状出现的先后,从因果关系确定其主次,治疗才能中肯。尤其是脏腑主病两证并见,有症见于此而病实发于彼,更应究其因果,才能准确地找到病位。如中气不足而二便异常,当下病治中,调补中气;肾气上逆而咳嗽气喘,当上病治下,补肾纳气;肺失通调而小便不利,当下病治上,宣降肺气。

凡此都应根据脏腑相关的理论,从因果关系进行推理,从而采取相应的治疗措施。见表23。

表23　证候因果简表

因症	果症	治从其因	常用方药
二便异常(尿闭尿频,便秘便泻)	中气不足(四肢倦怠,腹胀便溏)	下病治中,调补中气	补中益气汤
咳嗽气喘	肾气上逆(腰膝酸软)	上病治下,补肾纳下	都气丸
小便不利	肺失通调(咳喘气逆)	下病治上,宣降肺气	紫菀散

任何证候,均须分清纲目主次,才能纲举目张,特别是错综复杂证候,更应推求主次关系,才能避免在治疗上主次不分,本末倒置。如表里、寒热、虚实夹杂诸证,须根据病情的轻重缓急程度分析其主次,假寒假热,假虚假实诸证,须同中辨异,去伪存真;两证的症状先后出现,须根据发病的先后,由此及彼,辨明因果,其目的都在于分清主次。总之,对错综复杂证候的主次双方,都需要根据"主方可以决定或影响次方的存在和发展"的原则,具体从"轻重缓急"、"真假同异"、"先后因果"三个方面进行分析判断,才能做出准确的辨证结论,从而采取相应的有效治疗。还需要进一步明确的是:主次双方究竟是主要一方决定次要一方,或主次双方相互影响,病发于单方的,一方可以决定另一方的存在,在治疗上不必兼顾;病在双方,双方虽然可以相互影响,但不能决定对方的存在,治疗上必须兼顾。见表24。

表24　错综复杂证候辨别主次简表

证名	症状特点	区别	相应治法
寒热夹杂	寒热症状同时存在	双方	寒温并用
假寒	热证决定寒证的存在	单方	宣疏通利
假热	寒证决定热证的存在	单方	温补回阳
虚实夹杂	虚实症状同时存在	双方	攻补兼施
假虚	实证决定虚证的存在	单方	祛邪以安正
假实	虚证决定实证的存在	单方	补虚以祛邪
表里夹杂	表里症状同时存在	双方	表里双解

证名	症状特点	区别	相应治法
外邪所伤	表证决定里证的存在	单方	发汗解表
阳虚欲脱	里寒证急于表证	单方	回阳固脱
脏腑合病	如肝胃不和,肝证胃证同时存在	双方	调和肝胃
肺失通调	肺证决定膀胱证的存在	单方	宣降肺气
肾气上逆	肾证决定肺证的存在	单方	补肾纳气

(2)三纲鼎足、互为纲目的三角形模式

辨证必须提纲挈领,纲举才能目张。应该说,辨证之纲,即证候的分类,具体证候,是纲证下的子目。综合分析各证的内在联系及其纲目关系,即在此证为纲,在彼证为目;或在彼证为纲,在此证为目。实际上是互为纲目。上述各种辨证方法,可以概括为五气为病、脏腑主病、邪留发病三大纲,风、热、湿、燥、寒、肝、心、脾、肺、肾、胆、小肠、胃、大肠、膀胱、瘀血、水气、痰、饮、宿食、虫积二十一子目。从各证的内在联系分析,都是三大纲二十一子目相互交错而成,都存在因果关系,均可互为纲目。因此各证的分类与提纲分目,应该是三纲鼎足、互为纲目的三角形模式。如热邪犯胃、湿邪着肾,即五气为纲,脏腑为目;肺燥津伤、肝火上攻,即脏腑为纲,五气为目;血瘀发热,即邪留为纲,五气为目。其余可以此类推。

(3)证病横向结合与同中求异

"同病异治"、"异病同治"。从辨证施治的发展来说,已达到一定高度。实际上相同证候出现在不同的疾病之中还是有差异的,证病横向结合,就是要同中求异。要发现相同证候在不同疾病中的差异,一是要注意证候见于同科疾病中相同症状的特点,以肺阴虚为例,不论见于咳病、肺痨、肺癌等病,均有咳嗽、咽干、烦热、舌红等症,但咳病之咳,多咳嗽咽干;肺痨之咳,多咳唾带血丝;肺癌之咳,多咳引胸背痛,都是各有特点的。二是要注意证候见于各科病不同症状的特点,以湿热下注证为例,不论见于淋病、脚癣、带下等病,多有发热、烦渴、舌苔黄腻等症,但淋病多小便急数涩痛;脚癣多脚丫瘙痒、糜烂渗液奇臭;带下多赤白带浊、质稠臭秽,也各有特点。证候见于各科疾病所见症状的相同、不同特点,也就是因病而异必须注意的辨证和用药要点。

8. 病证纵向结合

疾病是人体在病因作用下,由于某一部分阴阳失调产生的特殊本质变化,构成不同的病机及演变过程,具体表现出若干固定的症状与相应的证候。

以病为主的病证纵向结合属于三联诊疗的第三环。

(1)病的特殊本质变化与个病分化

要明确每个病的特殊本质,必须从每个病的概念及其内涵外延着眼,内涵包含病因、病位、病性、病势,外延指本病与其他病的界限。病因有原发、继发的区别。原发病因虽然可以从询问病史中了解到,但由于病人存在个体差异,原发病因相同而见证可有不同,尤其是病在发展过程中,原发病因已经消失,当前的证候是由继发病因所产生,所以又当审证求因,这是中医分析病因要注意之点。病位指病因作用于人体,引发脏腑及其相关部位发生病变出现的各种症状。由于相同的症状(包括苔、脉)在不同脏腑病中可相互出现,所以具体分析病位,既要掌握脏腑症状,又必须分析判断五脏五位相合,及脏与脏、脏与腑、脏腑与经脉等方面的关系,才能为定位提供准确依据。病性指某一特殊病因作用于人体,损伤人体阴阳气血产生寒热虚实等不同病变,病性也就是寒热虚实等不同性质,病在各阶段,见证虽可因人而异,但病的特殊本质变化由病性所决定,由此也说明疾病定性的重要性。病势指疾病的发展趋势。见于疾病各阶段的证候,孤立的、静止的是少见的,因之观察分析证的动态变化,是对疾病的发展趋势及最终结局做出预测及预后判断的需要。如钩虫病面黄浮肿,病因于虫而失血,这是病因的本质区别;糖尿病多饮、多食、多尿的"三多"症,涉及肺、脾、肾,这是病位的本质区别;同为结核病,骨结核多为阳虚寒凝,肺结核多阴虚有热,这是病性的本质区别;肾炎水肿,肾之关门不利,聚水成病,发展到肾气虚衰,多产生"关格"之证,这是病势的本质区别。明确病的特殊本质及其内涵外延,不但为建立病的概念提供依据,掌握每个病由其内涵外延规定的临床症状、诊断与鉴别,对个病如何从病类中分化,亦具有指导意义。

中医发展到明清时期,温病学取得突破性进展,由于急性热病发展快、病程短、易于自始至终进行系统观察,摸清其演变规律,总结出适用于各阶段不同证候的系列方药。如治疗白喉的除瘟化毒汤、清化会咽退腐汤、养阴清肺汤;治疗霍乱的黄芩定乱汤、驾轻汤、蚕砂汤、解毒活血汤、致和汤等,充分体现出急性病发热病类个病分化的成功经验。慢性病发展快、病程长,在某一发展阶段能正确辨证用药,有的病可暂时缓解或停止发展,由于以往对慢性病多从症状的轻重进退着眼辨证用药,缺乏自始至终的系统观察,未能摸清全过程的发展变化规律,因之慢性病各病类个病分化就不可能像急性病那样易于取得突破进展。

(2)病证纵向结合与分证、专病用药

要摸清病的发展变化,具体到每个病,就必须要掌握病证的纵向结合关系。掌握纵向结合关系,也就是探讨每个病的发展变化规律的必要措施。对每个病的研究,要从病在各个阶段出现的相应证候着手。病在发展过程中,一般都显示出初发、发展、迁延、稳定、恶化等不同阶段,出现各种不同证候。病在各阶段的见证,是由病的特殊本质决定的,但各阶段的见证还可因其他因素如合病、并病、坏病等所引起。其他因素可与病的特殊本质相互影响,甚至成为暂时的主要病变,但这种变化不贯穿于病的全过程,与病的特殊本质是有区别的。要重视区分这两方面的情况,具体方法如下:

一是要摸清由病的特殊本质变化决定的证,排除其他因素引起的证,包括其他因素促使病情增剧,因这些影响,都不是疾病发展的必然结果,不分清这两方面的情况,就容易造成混乱,找不准病的发展变化的客观规律。

二是要根据病在各阶段出现的证候,分析证与证之间的联系,明确其界限,从而摸清每个病自始至终究竟有多少证及证与证的交叉、复合情况。

三是要通过"证方对应"的实践检验和一定病例的反复验证,证明病在各阶段证的客观存在。

任何病既要研究辨证用药的规律,又要寻找病的有效专用方药,方药的证候疗效,只是病在一定阶段的疗效,某些病欲求彻底治愈,注意发现有效的专用方药还是必要的。病的有效方药,在一定程度上是指对某种病的治疗作用具有可靠的选择性。例如:治疗缺血性心脏病,要有明显的改善心肌缺血作用而不影响全身凝血机制;抗肿瘤药,能抑制肿瘤生长而不抑制骨髓造血功能;用于出血性、缺血性中风的活血药,确能透过血脑屏障等。通过临床实验筛选出这种药物,就可能在治疗上取得突破性进展。某些病的有效专用方药可能就包括在辨证用药之中,如治疗痢疾的黄连、黄柏;治疗肝胆疾病的郁金、茵陈,都出现清热利湿解毒的方剂之中。所以寻找病的有效方药,就要从病在各阶段的辨证用药与病的特殊本质变化过程的效应关系着手,认真细致地进行客观分析,才有可能发现苗头。能找到各病的有效专用方药,在正确的辨证施治配合下运用,也就是提高疗效、延缓病势发展、防止病情恶化的有效措施。

(3)合病、并病、坏病及危急症的治疗

病在发展阶段,因引发原有的慢性病,出现合病或兼有新感,出现并病或因误诊误治,出现坏病。合病、并病、坏病,虽不是本病发展变化的必然结果,但是否与本病有相对联系,要集中一定数量的病历,从合病、并病、坏病等因素引起的证候所占比例进行分析,合病、并病加在一定病历中三分之一或半数出现相同证候,坏病反映的证候如多因用药药性与病性相从,即病属虚寒而用寒药,病属实热而用热药,则显示某些病出现的合病、并病与坏病与本病存在一定关系,尚有必要总结处理合病、并病、坏病的经验。分清与疾病特殊本质变化只有相对联系而无必然联系的证候,就能更好地暴露病在各阶段的必然见证及证与证之间的传变规律。

由于病在发展阶段,来势急、病情重,或在发展阶段病情急变、或进入危险阶段,病情恶化,就会出现各种急症。危急症的范围包括高热、昏迷、猝倒、偏瘫、心悸不宁、气促、狂躁、膈食不下、剧痛难忍、大出血、二便不通或失禁等。危急证则指厥证、闭证、脱证(如西医所指休克及三衰之类)。中医治疗急症、危急证的方药,如清热凉血、除瘟解毒、泻火通便、息风缓痉、开窍醒脑、益元固脱等,具有抗感染、抗高热、抗痉厥、抗休克等作用,但具体运用要以中医理论为指导。如清热应分气热、血热;解毒应分寒毒、热毒;治厥应分肢厥、逆厥及寒厥、热厥;开窍应分寒闭、热闭;固脱应分阴脱、阳脱等。只有遵循中医理论,才能充分发挥中医治疗急症、危急症之所长。

研究病无论是诊断与治疗,都应着眼于病的发展变化的全过程。既要研究病在早、中、晚各阶段的辨证用药规律,寻找病的有效专方专药,又要研究合病、并病、坏病及急症、危急症的处理。对任何病都能如此要求,有可能使中医临床各科在继承基础上得到应有的发展提高。

病证纵向结合的关键。在于分清病中之证的来路。病所处一定阶段,都会因病的特殊本质变化出现相应的证候。在病的演变过程中,还可因其他因素产生与病的特殊本质无关的证候。由于以往未注意区分病中之证的来路,故总结某些病分期分证的治疗经验多不一致,给深入揭示病的特殊本质变化带来困惑。例如:肾炎水肿,以往多沿用补阳行阴之法,着重调补脾肾,多倾向于肾炎的特殊本质变化是"脾肾虚损",近年来配合清利导浊,疗效有所提高。特别是出现"关格证"时,用大黄等口服透析剂,亦可改善症状。肾炎果是"脾肾虚损",用清利导浊通腑之品,不致病情恶化,反而有效,这就需要重新考虑肾炎的特殊本质变化及有关证候的来路问题。因此、任何病无论是各阶段的辨证用药,寻找病的有效方药以及对合病并病危急症的处理等,深入分析病中之证的来路,都是其中的关键。

病证纵向结合,以病为主,以病统证,由于病中之证如何确定其来路,尚需临床反复考察证实。宜与上一节"证病横向结合"相互补充、互相为用。

在证病结合中,贯穿着异病同治、同病异治,前人都积累了丰富的经验与理论,病证与方药都存在对应关系。各证用药,如治疗肾阳虚证的肾气丸、治疗肺阴虚证的养阴清肺汤等,多属通用方,通用方适应范围广,但因病不同,当随病加减化裁。各病用药:如治疗霍乱的五苓散,治疗痢疾的真人养脏汤等,多属专用方。专用方针对性较强,如对某些证不能适应,亦可随证加减化裁。中医治病,强调理法方药的一致性,对任何病,能从理论上阐明其病机,确定其治法,就可为立方选药提供依据。至于方与药,历代都有所发展,所以对每个病证方药的具体运用,无论经方、时方、经验方、科研方,只要用药法则与病机相符,病证方药对应关系明确,都可选择。

(四) 辨别疑难杂症三大关键

欧阳锜通过多年的临床经验认识到,对于疑难复杂证候,要认真观察病情,分析病势的轻重缓急,要了解发病的前后经过,要撇开表面现象抓住疾病的本质,具体应从病势的轻重缓急,发病的先后因果,证象的真假异同三个方面着手,如此则不难分析出谁是主症,谁是次症。这就是复杂疑难证候辨证分清主次的三大关键。早在20世纪50年代,欧阳锜即在总结传统辨证方法的基础上,提出了辨别主症的三大关键及其相应的辨别方法,对于提高临床医师的辨证论治水平,起到了良好的指导作用。并于20世纪80年代初在主持湖南省卫生厅委办的全省万人中医经典讲座时,以“谈谈中医辨证分清主次的三个关键”为题进行演讲,嗣后又指导研究生朱克俭、周慎分别撰写“论疑似复杂证候”、“欧阳锜主症辨证法及其应用”等论文正式发表。

1. 主症的含义及其特点

主症指由疾病的主要矛盾决定的、对其他一切症状起决定和影响作用的症状。它具有以下几个特点:

(1)具有同一性。即任何疾病在就诊的这一时刻,由疾病主要矛盾所决定的主症,必然与主要矛盾相一致。主要矛盾单一,则只有单一类别的主症,不可能同时存在多种不同类别的主症,主要矛盾复杂,多种不同类别的主症也就随之出现。

(2)具有运动性。即主症是运动变化的,它随着疾病主要矛盾的转化而改变。

(3)具有决定性。即主症决定次要症状的出现,主症转变了,次要症状也随之转变。

根据主症的特点,可以粗略知道:如果病情单纯,症状与病机能够丝丝入扣,并且脉证、苔证相符,这时所出现的症状就是主症,只要从正面直接进行分析,其辨别是不困难的。如果病情复杂,出现的证候不典型,例如:病情隐蔽,主症不明显突出;或脉证不符,苔证不符;或同时出现两种证候,其中有偏轻、偏重之分,或虽同时出现两种证候,而其病实际只在一个方面;或因病情转移,原有主症降居次要地位,或主症与次症相互转化。这时的主症就与次要症状交织在一起,引起辨别的困难,欧阳老对此提出用辨轻重缓急、辨先后因果、辨真假同异等3种方法,从反面间接进行分析,分析出两方面的症状谁是起决定和影响作用的,谁是随着其他症状的出现而出现、随着其他症状的转变而转变的,确定谁是主症,谁是次症,从而发现病证的实质。

2. 辨别轻重缓急

辨别病证的轻重缓急关系,要以急者、重者为主症,缓者、轻者为次症,主要从以下3个方面进行分析。

(1)从新病与痼疾进行分析

新病与痼疾同时并发,可以是外感病影响内脏功能活动所致,也可以是在内脏病发展过程中兼有新感或新病,这时本着"急则治标,缓则治本"的原则,都要以外感新病为主,以内脏疾病为次。如:

例1:患者翁某,男,干部。入春以来,10余日寒热不罢,无汗,头剧痛,项强不可以转侧,周身骨节酸楚,咳嗽胸痛,胃脘痛,嗳气吞酸,腹胀便溏,心悸失眠,苔白,脉细沉。某医院诊断为"支气管炎、消化性溃疡、风湿性关节炎、神经官能症",并疑为"结核性脑膜炎"。经1个多月的对症治疗无效。欧阳锜辨证为寒湿郁滞经络,未及时表散所致。治以疏风散寒,祛湿解表,药用麻黄、桂枝、葛根、羌活、防风、苏叶、桔梗、枳壳、陈皮、甘草。4剂后身痒如虫行皮中状,5剂后大汗出,诸症渐退,食纳转佳。

按:患者既有寒热无汗、头痛项强等表证,又有咳嗽、胃痛、腹泻、心悸、失眠等内脏疾病(里证),表里证悉见,根据病史可知以表证为主,里证仅仅是外邪内扰,引动原有的慢性病而已。因此虽然见症多端,总由寒湿外束,不得解散所致。治疗的关键在于解散表邪,如果见咳嗽而治之以化痰止咳,见胃痛而治之以制酸止痛,见泄泻而治之以健脾止泻,见心悸失眠而治之以养心安神,都是舍本求末,难以达到缓解这些症状的目的。

例2:赵某,女,27岁,干部。停经后40天,腹痛、阴道流血8天,妊免试验阳性。患者8天前出现腹痛,阴道流血,喷嚏,鼻塞流涕,汗多,前医给予健脾补肾安胎之剂,喷嚏已无,但仍腹痛,阴道流血、腰酸、胸闷无汗,鼻塞耳闭。苔黄白,脉弱。欧阳锜诊断为感冒、胎动不安,辨证为风热外袭,内扰胞宫,治以疏风清热之法,药用金银花15g,连翘12g,紫苏叶10g,桔梗10g,辛夷3g,陈皮3g,黄芩10g,甘草1.5g。服药1剂即微汗出,胸闷耳闭稍减,腹不痛,阴道流血停止,仍鼻塞,微恶心。上方去辛夷,加薄荷、竹茹,又2剂,仅感恶心,余症均缓解,守上方加减以善后。

按：鼻塞流涕等外感表证与妊娠腹痛、阴道流血等胎元不固的症状同时并见，要注意辨别谁是主症、谁是次症。从本例看，其主症是外感表证，因为胎元不固的症状是伴随着感冒症状出现的，当感冒症状加重，它们也随之加重；当感冒症状减轻，它们即随之缓解，如果不注意到这一点，把着重点放在胎元不固方面，外邪未祛，其胎元终究难以坚固，就可能有损胎之虞。

例3：武某，男，47岁，机关干部。胸、腰椎多处骨质增生，腰背长期作痛，活动不便，逐渐下肢痿软，步履艰难。因食后活动少，消化阻滞，胃痛发作，兼见腹胀、嗳气、吞酸。先治其胃，用二陈汤加乌贼骨、神曲、枳壳、白芍之类。半个月后，胃痛止，食纳正常。再治其骨，用虎骨（已禁用，用代用品）、龟版、蝉蜕、威灵仙、骨碎补、乳香、没药、白芍等药，作为散剂服之。除感冒、胃痛时暂停前药外，坚持4个多月，腰背痛逐渐减轻，能扶杖行走。嗣因母故，带药回山西奔丧。半年后回湖南，已步履如常人，再坚持服药1年之久，后经X片复查，虽胸椎畸形无改变，但迄今10余年未复发。

按：本例先有"骨痹"之痼疾，在发病过程中出现"胃脘痛"之新病，痼疾非旦夕所能速效，新病不除，药食难下，痼疾亦无法望其治愈。因此先用化痰和胃、理气消食之剂治其新病，新病愈后再用搜风壮骨、活血缓痛之剂治其痼疾，并且在守方治疗过程中出现其他新病时，亦遵先治新病之法治之，终于获得预期效果。

（2）从全证之轻重比例进行分析

数邪并病，如内外合邪、上下合邪等，多种病邪交互发病，所出现的不同病证之间就可能存在着轻重关系，有偏多、偏少之分，如寒热错杂、湿热交感等，都存在一个孰轻孰重的比例问题，都应该辨别其轻重主从。寒热错杂，寒多于热，治以辛散为主；湿热交感，湿重于热，治以辛开为主；热重于湿，治以苦降为主。即使并非病邪为患的数证同见，其为病程度也可有轻重主从之别，如气阴两虚就存在阴虚为主、气虚为主的差异，如果不重视这种差异，不分辨证候两方面的多少轻重，治疗上主次倒置，一方面的矛盾虽然得到缓和，必然加深另一方面的矛盾，疾病也将难以痊愈。

例4：陈某，女，60岁，干部。有十二指肠球部溃疡、慢性胃炎病史，现恶心欲呕，口稍苦，纳食少，大便干结，小便黄，手足冷，苔微黄，脉细。辨证为寒热错杂，热重于寒。治以理气和胃，清热散寒。药用柴胡10g，白芍12g，枳实10g，郁金10g，决明子12g，茵陈蒿15g，连翘12g，紫苏叶10g，鸡内金3g，甘草1.5g。7剂后恶心缓解，大便通畅，小便不黄，纳食稍增，改用理气和胃之剂以善后。

按：患者寒热之证同见，寒凝于胃而恶心欲呕，热郁于肠而便结尿黄，乃上寒下热、热多寒少证,故在疏肝理气、调和肝胃的基础上加紫苏叶以散寒邪;加决明子、茵陈蒿、连翘以泻热邪,上下分治,治下为主,寒热二邪得除则诸病缓解。

例5:胡某,男,58岁,干部。大便稀溏夹黏液,时有脓血,伴里急后重,腹痛,口苦而黏,苔白厚腻,脉细滑。纤维结肠镜检查诊断为"慢性结肠炎"。辨证为湿热下注(热重于湿)。治以清热利湿。药用黄连5g,黄芩12g,炒地榆10g,厚朴10g,藿香5g,石菖蒲3g。水煎服。并配以秦皮15g,地榆30g,生蒲黄15g,兰香草10g。水煎,保留灌肠。5剂后,脓血渐少,里急后重缓解,但大便仍溏。再守方15剂后,大便成形,不夹黏液、脓血,左下腹偶有疼痛,守上法加减以善后。

按:本病属中医"痢疾"范畴,乃湿热交感、下注于肠所致,大便稀溏、口中黏、苔腻为湿滞之征,大便脓血、里急后重、口中苦为热郁之证。仔细分析两者的轻重比例,可知热邪偏重,湿邪较轻,乃热重于湿之证。故用连、芩、地榆、秦皮之属清肠道之热为主;以藿香、石菖蒲、兰香草芳香化其湿以为辅,配之以厚朴、蒲黄行气和血。热得清,湿得化,气血得和,则痢得除而痛得解矣。

例6:龚某,男,77岁,离休干部。因膀胱肿瘤已行膀胱手术。现疲乏,心慌,口干,纳食尚可,大便溏,小腹胀。舌质淡、苔白,脉细弦。白细胞总数$3.10×10^9$/L。辨证为气阴两虚(气虚为主)夹湿。治以益气为主,佐以养阴渗湿。药用白参3g,茯苓12g,薏苡仁5g,山药15g,乌药7g,萆薢12g,仙鹤草15g,女贞子10g,甘草梢1.5g。14剂后症状明显减轻,再服14剂,症状基本缓解,后间断服药以巩固疗效。

按:患者既有疲乏、便溏等气虚见症,又有口干、脉细等阴虚见症,且有苔白等湿象,三者互见,但以气虚为主,故用四君子汤加减重在补气,并略兼顾养阴、渗湿。由于从主次比例分析抓住了气虚这一重点,故疗效较好。

(3)从一般慢性病与危急症之缓急关系进行分析

在一般慢性病的发展过程中,有时出现危症、急症等变化,如闭症、脱症、大失血、剧痛难忍、呕吐不止、膈食不下、高热神昏、二便阻塞或失禁等,这就不管原来病情如何,都要以这些危症、重症的辨治为主,待这些问题解决之后才考虑原来病症的辨治。

例7:朱某,女。患者因早婚胎产过繁,年未四十而渐趋衰老。平时常有头晕、腰酸腿软、手足心热等肾阴亏损之候,必须时常进杞菊地黄丸、大补阴丸之类始能支持。一日忽大量血崩,冷汗不止,口鼻气冷,脉绝肢厥,已呈阴虚阳不附之象,急煎人参四逆汤灌之,取"血脱益气、阳生阴长"之义。服1剂后,脉出厥回,但仍不断流血,改用胶艾汤加赤石脂以止血。血止后,月经遂停,带下赤白,淋漓不断,腰酸痛益剧,眼黑头眩,秋凉9月重棉犹觉寒冷,稍劳即喘息不已,小便倾数而急,脉细如丝。病属阴阳俱虚,精气大亏,当补益精气以充冲任之源。药用鹿角胶、肉苁蓉、党参、黄芪、巴戟天、枸杞子、熟地黄、山茱萸、菟丝子、山药、五味子、肉桂之属。30余剂后,诸症始除,再将前方改作丸剂,连服三个疗程,至次年3月,月经始复潮。

按:患者素体肝肾阴虚而成虚劳之病,此为慢性病;突然出现崩症,此为突发之重病;再在前者的基础上出现脱证,此为危在旦夕之危症。在这3种重病同见之时,尤其要分析其轻重缓急,次第施治,才有希望取效。欧阳锜先以益气回阳固脱之法救其危症,次以调经止血之法疗其重病,再以补益精气之法治其慢性病,终于取得预期效果。

例8:涂某,男,44岁,工人。患食道癌已半年,目前食饮难下,胸痛,便结,烦躁异常。舌红、苔黄厚。用开关散几次后,癌组织坏死脱落,食道渐通,稍能进牛乳、稀粥之类,但维持时间不长。渐见舌苔花剥,并觉胸部灼热疼痛,时欲饮冷,再用开关散则剧痛难忍,痛不欲生。改用冷涎丹缓缓含下,患者胸部有凉爽感,即能开关进食。自后辨证为瘀热伤阴,胃失和降,治以凉血养阴,和胃降逆。药用生地黄、大黄、蒲黄、旋覆花、代赭石、白及、冰片。半个月后,舌苔渐生,能缓缓吞咽稀软食物,竟使其生命延至1年以上。

按:食道癌在其发病过程中,可因癌肿增大,堵塞食道,出现食、水、药难下之急症,此时原发病虽重,但已相对较缓,故暂时宜专救其急,待症状缓解后,再缓图之。但开关救急之法,仍宜辨证用药,故欧阳锜始用开关散,继用冷涎丹,皆获得较好效果。

3. 辨先后因果

根据病症出现的先后,通过分析其因果关系来确定主症和次症。一般而言,先后出现的病症在分析其因果关系时至少有以下3种情况,一是虚假的因果关系,即病症虽然先后出现,但它们之间没有必然联系,也就没有因果关系可言。二是肯定的现在仍起作用的因果关系,即两种病症先后出现,先出现的病症导致了后来病症的出现,同时至今仍决定和影响着后出现病症的存在,这种"因"一消失,"果"也不复存在;"因"若存在,"果"仍然不能结束。三是肯定的但现已不起作用的因果关系,即两种病症的出现,先出现的病症虽然导致了后来病症的出现,但后来出现了某种转化,这种先出现的病症不再影响后出现病症的存在,所以开始的时候两者之间确实存在先因后果的关系,但最终却因果分离,"因"不再对"果"起作用。因此对先后出现的病症要通过因果关系分析,以进行正确的治疗。欧阳锜常注意以下3个方面:

(1)从症状出现的先后进行分析

在疾病的发展过程中,有时虽然临床表现几乎完全相同,但其症状的出现却有先后之异,它们就可能反映出病症之间的因果关系,而从因果关系上就可以确定其症状的主次。

例9:患者姜某,男,55岁,干部。患慢性肝炎,肝脾肿大,检查血小板计数长期$(50\sim60)\times10^9/L$,疑为早期肝硬化。面色晦黯不泽,形体消瘦,常腹胀便溏,四肢倦怠,肝区隐痛,食纳不香,口苦而渴,舌质紫黯,苔黄厚,脉弦细。前医多宗"治肝补脾"之法,长期以归芍六君子汤、香砂六君子汤交替使用,病已迁延2年多未愈。改用疏肝和血为主,稍佐理脾助化之品,用四逆散加郁金、茜草、扁豆、薏苡仁、麦芽。坚持服用50多天,黄苔渐退,肝痛、口苦、腹胀等症消失,精神食纳好转,血小板计数上升到$100\times10^9/L$以上,肝脾亦有缩小。

按:患者既有胁痛腹胀、口苦、面晦黯、舌质紫黯、脉弦等肝郁血瘀症状,又有便溏、纳少、四肢倦怠、脉细等脾亏之象,从表面看似属肝郁脾虚,但分析其因果关系,可知肝证在先为因,脾证在后为果,并且肝证仍然决定着脾证的存在,这从长期补脾未愈可以间接测知。因之此证为肝病累脾,实以肝郁血瘀为主,以"脾虚"见证为次,故疏肝和血较补脾益气疗效为佳。

(2)从主症的发展变化进行分析

随着病情的进展与转变,主症必然出现某种变化,这种变化也就可能反映疾病主要矛盾的因果转化,从而成为辨别当前证候的关键。例如咳嗽,其开始可能是咽痒、咳嗽、痰白、舌不红、苔薄白,辨为风寒束肺证;其咽痒可能逐渐转化为咽痛,其咳嗽痰白逐渐转化为咳嗽痰黄,舌质渐转红,苔渐转黄,则要随之辨为痰热蕴肺证;再后咽痛可能转化为咽干燥,咳嗽痰黄转化为干咳无痰,舌质渐光红,苔日渐减少,则要根据其主症的变化辨为肺阴亏虚证。这一转化过程还体现了"寒郁→化热→伤阴"的病理变化过程,反映出因果转化关系。

例10:患者叶某,男,46岁。长期便秘,初大便干结,用麻子仁丸有缓通之效,继用则无效,用泄下药只能求通于一时,并见食纳减少,腹胀,神疲懒言,口淡,舌质淡,脉弱无力。此时大便虽秘,但并不干结,亦无燥渴之苦,实属气虚无力运送所致。药用补中益气汤原方,10余剂后,排便困难逐渐减轻,自后每两天可大便1次。

按:患者以长期便秘为主症,但其始大便干结,其后则大便已转变为不干结而便软,这一转变则提示着证候已有转化。因此其后之大便秘与其始之大便秘,在症状特点上有干结与不干结之区别,在病机上则反映出实与虚的转化,所以仍守开始的治疗方法难以取得预期的效果。

(3)从预兆性症状进行分析

在疾病的转折关头,必然有一两个症状首先出现,其他症状都随着这种有预兆性症状的出现而出现,这种症状也能反映出疾病即将转化的主要矛盾,因此可将其视之为主症。前人已经摸索出一些有预兆性的症状和体征作为判断某些病证转变的标准,如外感伤寒后期,随人身阴阳消长不同或转为阳证,或陷入阴证,转阳则先见发热,入阴则先见肢厥,这就可以以"热"、"厥"两症作为主症。温病在确定卫、气、营、血4个发展阶段的前提下,当病变深入一层,首先舌苔就发生预兆性变化,如舌苔黄白相兼为热在气分,舌现绛色为热入血分,其他症状都是随着舌苔的变化而变化的,故温病在发展过程中,也就可以以这种舌苔变化为主症。

例11:患者陈某,男,46岁,工人。患舌上淋巴瘤已1年,舌体逐渐凸肿,红绛无苔,转动不灵,进食困难,双颊亦感胀痛,有时痛引头部两侧,妨碍睡眠,深以为苦,并有心烦口渴、尿黄赤等症。予导赤散加夏枯草、天葵子、紫草、浙贝母等凉血清热、软坚散结之品,连服50多天,舌上肿处逐渐缩小,转动较灵活,头项部痛缓解,舌色亦由红夹绛转为淡红。继续用药后,渐见食欲减退,脘胀不适。予酵母片、保和丸之类,仍腹胀食少,而且胀满以午后及上半夜为甚,此血热已尽、中寒复起之候,改用理中汤少加桂枝。3剂而食纳转佳,5剂而胀满全消,随之以异功散加生地黄、丹参善其后。

按:本病先因舌色红绛而辨为心火血热之证,在凉血清心的治疗过程中,病症已有明显减轻,但舌质亦由红绛转为淡红,当时未注意其可能出现病证由热转化为寒的预兆性,仍守已效之方,致使患者病证由实热完全转化为虚寒,经改清心凉血为温中散寒,竟收全功。

4. 辨真假同异

凡病情隐蔽,所出现的证候往往表里不一,存在真与假、同与异的区别,这时主症不明显突出,必须深入细致地进行审辨,不可只注意外表现象。如"阴盛格阳",外虽有身热、面赤等症,但有肢冷、下利清水等症为异,病的本质是阴寒极盛。"阳盛格阴",外虽有恶寒肢冷等症,亦有苔黄口渴等症为异,病的本质是阳热内郁。两证撇开假象,只有单方面的寒与热,与寒热夹杂证之寒与热同时存在有着本质上的不同。阴寒极盛,一予温补,内寒除而假热证自罢;阳热内郁,一投清泄,内热除则假寒证自已。因此辨别病证的真假与同异,要去假存真,同中辨异,以其真者、异者为主症,可以从以下2个方面进行分析:

(1)从症与症之间的关系进行分析

疾病通过症状表现出来,症状与症状之间就体现出真与假、同与异的关系,对这些关系进行分析,就能确定谁是主症,谁是次症。例如怔忡属心,肝阳上亢则怔忡而目赤眩晕;狂妄神昏属心,胃热上攻则谵语狂妄而便结腹满痛;

腹胀属脾,肺病累脾则腹胀而喘咳气逆;咳喘属肺,肾气上冲则咳喘而少腹逆冲、动则为甚;浮肿属肾,脾虚湿胜则浮肿而腹胀食少;呕吐属胃,肝胃失调则呕恶而胁痛嗳气;便秘属大肠,肺气不降则便秘而咳喘气逆;泄泻属大肠,肺热下迫则泄泻而后重灼热;小便涩痛属膀胱,心火下注则小便涩痛而口舌生疮烂痛。

例12:患者张某,女,教师。胆囊炎反复发作,发则剧痛难忍,口苦,尿黄,呕吐不适,苔黄。每发经用四逆散加郁金、栀子、火硝、鸡内金、川楝子、茵陈蒿等疏肝利胆之品,即可逐渐缓解。一次剧痛月余,肢冷脉细,倦怠乏力,予吴茱萸汤加味,痛益剧,更感困倦,改用四逆散合大黄牡丹皮汤。2剂后痛减,手足渐温,脉转弦象,诸症随之消退,1周后即平复如常。

按:患者于胁痛口苦、尿黄苔黄等热证中出现肢冷脉细等"寒"象,这一寒象虽然与虚寒之证类同,但毕竟有与热证同时存在的差异,因此不能简单地判断为虚寒证。其"寒"象乃由痛久入络,络阻血瘀,阴阳气不相顺接所致,乃假寒而非真寒,其病机的本质是热证。因此用温中散寒之药而痛益剧,用理气解郁、凉血泄热之品则痛得减而手足渐温,病情亦随之好转。

(2)从症状本身的特点进行分析

虽然症状出现可能错综复杂,但某些症状本身的特点也可以反映出疾病的主要矛盾从而成为主症。如发热:发热而汗出即解者为伤寒,汗出而热不退者为温病。恶寒:恶寒而覆被向火不解者为外感,得温暖即止者为内伤。肢体痛:汗出即解者为外感,劳则更甚者为内伤。发黄:眼目及爪甲俱黄者为湿郁发黄,黄而不及耳目者为血虚发黄。盗汗:汗出身冷者为阳虚,烦热汗出者为阴虚。眩晕:眩晕而闭目仍转运不已者为风痰,静养即止者为气虚。耳鸣:先轻后重、按之不止者为痰火,先重后轻、按之可止者为气虚。腹痛:喜温喜按者为寒痛,灼热拒按者为热痛。口渴:渴而喜饮为热证,先渴却呕为痰饮。泄泻:清稀如水为寒泻,腥臭灼热为热泻。便秘:便秘而脐腹冷痛、绵绵不绝者为冷秘,便秘而潮热、大腹硬满者为热秘。

例13:患者左某,男,39岁,干部。素有结核病,体质较弱,常多咳嗽、心悸、失眠。一次因会外出,途中感冒后,上述诸症亦相继出现,某医院诊为支气管炎、神经衰弱,住院半个月,出院后仍精神不振,食纳不佳,日渐消瘦,自觉手心热,失眠,盗汗,又疑为结核病复发,用雷米封、链霉素亦无效。就诊时自诉有时仍项强不适,增衣则觉烦热,去衣则感怯寒,苔白,脉微数。此证仍为表邪未罢,因初感时,失于疏散外邪,而是见咳即止咳、见失眠即安神所致。宜与柴葛解肌汤加减,3剂后遍身汗出,精神清爽,饮食起居亦逐渐恢复正常。

按:患者手心热、纳差、失眠、盗汗等内证杂见,但经对症治疗却难以见效,其乃忽视寒热外证之轻微者的缘故。如果熟悉感冒轻证的症状特点，一见患者有增衣则烦热，去衣则怯寒的特征性表现，即知为表证未罢，及时疏散外邪，则可使患者早日康复。

综上可知，欧阳锜所总结的辨别疑难杂症的三大关键及其思维特点和分析方法，提出辨轻重缓急、先后因果、真假同异，使前人辨别疑难杂症的理论更加系统完整。在逻辑推理方面，提出主症决定和影响次症的存在和发展的观点，使确定主症有规律可循。故临证时，能执简驭繁，进行有条不紊的分析，从而做出正确的诊断和治疗。

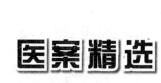

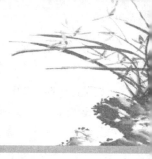

（一）四时与时行病类

1. 感冒

感冒又名伤风,乃因外感风邪所致,是一种以头痛、喷嚏、鼻塞流涕、咽部不适为主要表现的季节性疾病。欧阳锜认为其治疗宜从风邪所兼夹病邪入手,祛邪以安其正。

案 1. 风寒束表案

张某,男,39岁。1989年3月21日因受凉后发热恶寒2天而初诊。刻诊:发热无汗,恶寒,头身疼痛,鼻塞流涕,口不干苦,咽痒微咳,大小便正常,舌质淡红,苔薄黄,脉浮紧。体温38.4℃。证属风寒袭表。治宜疏风散寒,宣肺解表。方用荆防败毒散加减。药用:荆芥10g,防风7g,苏叶10g,连翘12g,薄荷10g,前胡10g,桔梗10g,香附6g,陈皮3g,蝉蜕3g,甘草1.5g。服药1剂,当晚即汗出热退,服完3剂后,体温未再升高。

按:此案乃因感受风寒之邪而发病,风寒束表,邪郁不解则发热、无汗、恶寒、身痛;风寒袭肺,肺气失宣,鼻窍不利则鼻塞流涕、咽痒咳嗽;脉浮紧乃风寒致病之征,苔薄黄表明风寒之邪有化热之兆。其治用荆芥、防风、苏叶疏散风寒,解表达邪;连翘、薄荷、蝉蜕疏表达邪,并能防止病邪化热;桔梗、前胡宣肺化痰;陈皮、甘草理气和胃。服药后邪从汗解,其热立退。

案 2. 风热犯表案

匡某,男,62岁。1993年4月8日因头痛咳嗽反复10天而初诊,乃因受凉后发病。刻诊:咳嗽,咯痰白黏,咽痒,头身疼痛,微恶寒,口干口苦,恶心欲呕,纳食及大小便正常,舌尖红,苔白黄,脉浮弦数。证属风热犯表。治宜疏风散热,宣肺透表。方用银翘散加减。药用:金银花15g,连翘12g,薄荷5g,荆芥10g,紫苏叶10g,法半夏10g,陈皮3g,桔梗10g,前胡12g,蔓荆子10g,甘草1.5g。服药2剂,咳嗽及头身痛明显减轻,续服3剂,症状基本消失。

按:此案乃因感受风热之邪而发病,风热犯表,卫表不舒则恶寒、头身疼痛;风热犯肺,肺气失宣则咳嗽、咽痒;邪郁肺胃,胃气上逆则恶心欲呕;邪热伤津则口干口苦;舌尖红、苔白黄、脉浮弦数乃风热致病之征。其治用金银花、连翘、薄荷、苏叶、荆芥疏散风热；桔梗、前胡、甘草宣肺化痰止咳；法半夏、陈皮和胃降逆；蔓荆子祛风止痛。服药后风热一散，则头痛、咳嗽自止。

案3. 风寒湿郁表案

苏某，女，31岁。1992年3月19日因头身困重疼痛反复4天而初诊，乃因淋雨后发病。刻诊：头重如裹，全身困倦，酸胀沉重而痛，微恶寒，咽中不适，不咳，口不干苦，纳食呆滞，大小便正常，舌质淡红，苔白厚，脉浮滑。证属风寒湿邪袭犯肌表。治宜疏风散寒，化湿通络。方用羌活胜湿汤加减。药用：羌活3g，独活6g，蔓荆子10g，藁本10g，防风6g，紫苏叶6g，法半夏10g，陈皮3g，蝉蜕3g，甘草1.5g。服药1剂，微汗出，头身重痛明显减轻，续服6剂，症状基本消失。

按：此案乃因淋雨后感受风寒湿邪而发病，寒湿犯表，卫表受遏则微恶寒、头身重痛，此即《素问·六元正纪大论》所谓"感于寒湿，则民病身重"之谓；咽为肺之门户，外邪犯肺，肺气失宣则咽中不适；"在天为湿，在地为土"（《素问·阴阳应象大论》），湿邪易于遏伤脾胃，则纳食呆滞；苔白厚、脉浮滑乃风寒湿致病之征。其治用羌活、独活、防风、紫苏叶疏风散寒胜湿；蔓荆子、藁本、蝉蜕祛风止痛；法半夏、陈皮、甘草理气和胃。服药后外邪随汗而解，诸症自撤。

案4. 风寒化热案

毛某，男，54岁。1992年4月27日因发热身痛反复1个月而初诊。刻诊：容易感冒，感冒后发热恶寒，微汗出而热退，伴头痛，周身痛，口干渴，纳食不振，大便不爽，舌质红，苔白燥，脉浮细滑。证属风寒化热所致。治宜疏风散寒，解表清热。方用柴葛解肌汤加减。药用：柴胡10g，葛根15g，羌活3g，白芷10g，生石膏10g，紫苏梗10g，厚朴10g，陈皮3g，扁豆15g，草决明12g，神曲12g，甘草1.5g。服药1剂后，全身汗出，当日未见发热，头身痛明显减轻，再服1剂，诸症若失。

按：此案乃因外感风寒，郁而化热所致，风寒未解，困遏卫表则发热恶寒、头身疼痛；邪郁化热，热迫津出而不足以解邪，故微汗出而热退，次日仍热；热灼津液，故口干渴而大便不爽；舌质红、苔白燥、脉浮细滑乃外邪化热伤津之征。其治用柴胡、葛根、羌活、白芷疏风散寒、疏表散热；石膏、草决明清热；苏梗、厚朴、陈皮、扁豆、神曲理气和胃；甘草调和诸药。全方以疏风散寒为主，清热为次，主次分明，故一汗而邪退。

案5. 暑热伤表案

凌某，男，53岁。1993年6月24日初诊。患者已确诊为原发性肝癌，正在某医院住院行插管化疗之中，现高热阵作反复3天，体温一直39.5～40.0℃。刻诊：高热无汗，恶寒，欲盖衣被，口干稍苦，右胁痛，纳食不振，尿黄，舌质红，苔黄白厚腻，脉数。腋温39.5℃。证属暑热伤表。治宜清暑解表，泄热利湿。方用新加香薷饮加减。药用:香薷 7g,厚朴 12g,扁豆 15g,金银花 15g,连翘 15g,薄荷 5g,黄芩 12g,滑石 15g,甘草 1.5g。微煎稍温服。于 7 月 1 日复诊,讲服药第 1 剂当晚即大汗出,热退,服完 3 剂,无明显发热恶寒,体温 36.3℃,但胁痛腹胀仍存,改用疏肝理气、利湿清热之剂以治原发病。药用:柴胡 10g,郁金 10g,茵陈 15g,半边莲 15g,车前草 12g,臭牡丹 15g,厚朴 10g,大腹皮 12g,紫草 10g,栀子 10g,地丁 12g,甘草 1.5g。

按:此案乃原患肝癌新感暑热之邪而发病,遵《金匮要略·脏腑经络先后病脉证第一》"夫病痼疾加以卒病,当先治其卒病,后乃治其痼疾也"之旨,先治其暑邪为病。暑邪犯表,邪不得外越,则发热、无汗、恶寒;暑邪伤津则口干稍苦、小便黄;暑邪兼湿,阻遏胃气,故纳食不振;舌质红、苔黄白厚腻,脉数乃暑热兼湿之征。其治用香薷祛暑解表;金银花、连翘、薄荷、黄芩祛暑清热;滑石利湿清热;暑邪易于困扰肠胃,用扁豆、厚朴、甘草以安胃和中,意在先安未受邪之地。服药后邪从汗解,发热即退,改用疏肝解毒之剂以治原发病。

案 6. 风热扰胎案

赵某,女,27 岁,医师。1994 年 5 月 11 日初诊。怀孕 40 天,感冒后阴道流血 8 天。患者停经 40 天,近 8 天出现阴道流血,在妇科诊断为早孕并先兆流产,已用黄体酮及健脾补肾中药,症状未缓解。现仍阴道少量流血,腰酸腹坠,鼻塞耳闭,胸闷心烦,无汗,全身不适,舌质红,苔白黄相兼,脉浮滑。妊娠免疫试验阳性。诊断为早孕,先兆流产,感冒。辨证为风热外扰证。治宜疏风散热,除烦安胎。方用银翘散加减。药用:金银花 15g,连翘 12g,紫苏叶 10g,桔梗 10g,辛夷 3g,陈皮 3g,黄芩 10g,甘草 1.5g。1994 年 5 月 16 日二诊,服药 1 剂,阴道流血当即停止,胸闷稍舒,现仍鼻塞,纳食可,微恶心,舌质红,苔薄,脉细。药已见效,仍守前法加减。药用:金银花 15g,连翘 12g,紫苏叶 10g,桔梗 10g,薄荷 3g,竹茹 12g,陈皮 3g,黄芩 10g,甘草 1.5g。续服 2 剂后于 1994 年 5 月 19 日三诊,鼻窍已通畅,耳窍不闭,胸部不闷,但晨起喷嚏,微有恶心,口稍干,舌质稍红,苔薄白,脉细滑,左兼浮。改用清热和胃之法以善后。药用:金银花 12g,紫苏叶 12g,桔梗 7g,鱼腥草 10g,竹茹 12g,陈皮 5g,黄芩 7g,甘草 1.5g。续服 2 剂以善后。患者怀孕期间一直顺利,8 个月后顺产一男婴,母子均平安。

按:先兆流产属于中医胎漏、胎动不安范畴,其发病多认为与脾肾亏虚有关,此案开始前面接诊的医师也曾用健脾补肾药物进行治疗,但无明显疗效。其实此案乃因外感风热,热邪内扰冲任,迫血妄行所致,其治用银翘散加减,既疏散在表之风热,又安抚受扰之胞胎,故取效甚捷。

【小结】

欧阳锜认为感冒的基本病机是外感风邪所致,其治疗宜根据风邪所兼夹病邪的不同而分别对待,主要分以下 5 种证型治疗。①风寒袭表证:症见恶寒发热,无汗,头身疼痛,鼻塞流涕,咳痰清稀,舌苔薄白,脉浮紧。治宜疏风散寒,宣肺解表。方用荆防败毒散加减,常选用荆芥、防风、苏叶、薄荷、蝉蜕、前胡、桔梗、香附、陈皮、甘草等药。若恶寒无汗明显者,加麻黄、桂枝;气促者,加枇杷叶、桑白皮;内兼郁热而口干、咽痛者,加牛蒡子、连翘;兼湿邪而口黏、苔腻者,加佩兰、藿香。②风热犯表证:症见发热,微恶风寒,头痛,咽痒微痛,咳嗽痰稠,口干,舌尖红、苔薄黄,脉浮数。治宜疏风散热,宣肺透表。方用银翘散加减,常用金银花、连翘、薄荷、荆芥、紫苏叶、陈皮、桔梗、前胡、甘草等药。若头痛明显者,加蔓荆子、蝉蜕;咽痛者,加牛蒡子、射干;恶心呕吐者,加竹茹、法半夏。③风寒湿郁表证:症见头身困重疼痛,微恶寒,口不干苦,纳食呆滞,苔白厚,脉浮滑。治宜疏风散寒,化湿通络。方用羌活胜湿汤加减,常选用羌活、独活、紫苏叶、蔓荆子、藁本、防风、川芎、法半夏、薏苡仁、陈皮、甘草等药。若伴咳嗽痰白者,加杏仁、桔梗。④风寒化热证:症见恶寒发热,微汗出而热退,伴头身疼痛,口干渴,舌质淡红,苔白黄相兼,脉浮滑。治宜疏风散寒,解表清热。方用柴葛解肌汤加减,常选用柴胡、葛根、羌活、白芷、黄芩、生石膏、陈皮、神曲、甘草等药。若腹胀纳呆者,加扁豆、厚朴;咳嗽痰黄者,加鱼腥草、连翘。⑤暑热伤表证:症见暑月发热,汗出不透,全身酸痛困重,面垢,心烦口渴,微咳,尿短赤不爽,舌尖红、苔薄黄,脉洪数。治宜清暑解表,泄热利尿。方用新加香薷饮加减,常选用香薷、厚朴、扁豆、金银花、连翘、青蒿、薄荷、藿香、甘草等药。若恶寒无汗明显者,加紫苏叶、青蒿、香附;恶心呕吐者,加法半夏、竹茹;咳痰黄稠者,加鱼腥草、浙贝母;大便稀溏者,加葛根、茯苓;小便黄涩者,加滑石、灯心。

2. 湿阻

湿阻乃因湿邪阻滞中焦,运化功能减弱所致,是一种以脘腹满闷、纳食呆滞、肢体困重为主要表现的季节性疾病。欧阳锜认为其治疗宜从外湿与内湿的相互关系入手,祛湿以运脾。

案 1. 寒湿外困案

张某,女,59 岁。1992 年 4 月 24 日因头身困重反复半个月而初诊。刻诊:头重如裹,全身困倦而重,脘闷腹胀,纳食呆滞,大便偏溏,舌质淡红,苔白厚腻,脉浮濡而滑。证属寒湿外困于肌表所致。治宜散寒化湿,理气运脾。方用二陈平胃汤加减。药用:苍术 6g,厚朴 10g,法半夏 10g,陈皮 3g,茯苓 12g,蔓荆子 6g,羌活 3g,甘草 1.5g。服药 7 剂,症状明显减轻,续服 7 剂,症状消除。

按:此案乃因感受寒湿之邪而发病,寒湿外困于卫表,经气运行不畅则头身困重;湿邪与脾相合,湿邪外袭,必内归于脾,脾气受遏故脘闷腹胀、纳呆便溏;苔白厚腻、脉浮濡而滑均乃湿邪为患之象。其治用苍术、羌活芳香以散其在上之外湿;厚朴、法半夏温燥以化其在中之湿邪;茯苓淡渗以利其在下之内湿;陈皮、甘草理气和胃;蔓荆子祛风以引药上行于头。服药后湿邪祛则诸症渐除。

案2. 湿郁热伏案

孙某,男,64岁。1992年8月27日因头晕腹胀反复2个月而初诊。刻诊:头晕,口渴,心慌,口出秽气,脘腹胀闷,纳食减少,便前腹痛,大便先硬后溏,小便黄,舌苔黄滑,脉滑数。证属湿郁热伏。治宜化湿清热,理气和胃。方用甘露消毒丹加减。药用:藿香7g,茵陈15g,连翘12g,黄芩10g,薄荷5g,佩兰10g,厚朴10g,扁豆15g,薏苡仁15g,神曲12g,甘草1.5g。服药7剂后,头晕缓解,腹胀等明显减轻,纳食增加,加砂仁3g后续服7剂,症状基本消失。

按:此案乃因感受湿热之邪而发病,湿热中阻,脾为湿困而不能升清,故头晕;脾为湿困而不能为胃散其津液,水谷失于运化,故脘腹胀闷,纳食减少,口出秽气,大便失调;湿热下趋,故小便黄;舌苔黄滑、脉滑数乃湿热致病之象。其治用藿香、佩兰、薄荷芳香以散其在上之湿;厚朴温燥以化其在中之湿;薏苡仁淡渗以利其在下之湿;茵陈、连翘、黄芩化湿清热;扁豆、神曲、甘草理脾和胃。全方分消上下,使湿邪得以渐除。

案3. 湿邪困脾案

陈某,女,21岁。1992年5月12日因脘胀纳呆反复半个月而初诊。刻诊:脘腹胀闷,全身困倦无力,口不干苦,纳食呆滞,大便偏溏,舌质淡红,苔白厚,脉细滑。证属湿邪困脾。治宜理气化湿,运脾和胃。方用二术二陈汤加减。药用:苍术6g,白术6g,法半夏10g,陈皮3g,茯苓12g,佩兰10g,神曲12g,砂仁3g,甘草1.5g。服药7剂后,纳食渐佳,要求续服7剂以巩固疗效。

按:此案乃因湿邪困脾而发病,湿邪内犯于脾,脾气被湿所困而不能外达于四肢,故全身困倦无力;脾为湿困而运化失职,故脘胀、纳呆、便溏;苔白厚、脉细滑乃湿邪为患之象。其治用苍术、佩兰芳香化湿;白术、砂仁、法半夏健脾燥湿;茯苓淡渗利湿;陈皮、神曲、甘草理气和胃。服药后湿邪渐祛,脾气渐醒,诸症渐除。

【小结】

欧阳锜认为湿阻的基本病机是感受湿邪所致,其治疗宜重视湿邪与脾运的相互关系,重视湿邪从上、中、下的祛除路径,主要分以下3种证型治疗。①寒湿外困证:症见头重如裹,全身困倦而重,脘闷纳呆,舌苔白厚腻,脉浮濡而滑。治宜散寒化湿,理气运脾。方用二陈平胃汤加减,常选用苍术、厚朴、法半夏、陈皮、茯苓、羌活、神曲、甘草等药。若头晕头痛者,加蔓荆子、藁本;口干口苦者,加薏苡仁、连翘;小便短少者,加滑石。②湿郁热伏证:症见头晕口渴,口秽纳呆,腹胀便溏,小便黄,舌苔黄,脉滑数。治宜化湿清热,理气和胃。方用甘露消毒丹加减,常选用藿香、茵陈、连翘、黄芩、薄荷、佩兰、厚朴、薏苡仁、甘草等药。若口苦口渴明显者,加黄连、栀子;咽痛者,加射干、浙贝母;小便涩少者,加滑石、川木通。③湿邪困脾证:症见脘腹胀闷,困倦无力,纳食呆滞,大便偏溏,苔白厚,脉细滑。治宜理气化湿,运脾和胃。方用二术二陈汤加减,常选用苍术、白术、法半夏、陈皮、茯苓、佩兰、神曲、砂仁、甘草等药。若脘腹胀满明显者,加大腹皮、厚朴。

3. 肺痨(肺结核)

肺痨相当于西医的肺结核,乃因痨虫侵袭肺叶所致,是一种以咳嗽、咯血、潮热、盗汗、消瘦为主要表现的传染性疾病。欧阳锜认为其治疗宜从抗痨杀虫和补虚培元两方面入手,缓图取效。

案1. 肺阴亏虚案

尹某,男,27岁,邵阳人。1993年12月1日因咳嗽痰中带血反复2年4个月,复作10个月而初诊。患者于1991年8月因咳痰带血在当地医院住院3个月,经胸片发现右上肺阴影,诊断为肺结核,应用利福平、雷米封等治疗,症状消失,服药至1992年9月份停药。今年2月份又出现咳痰带血,在当地医院诊断为肺结核复发,一直用雷米封、乙胺丁醇治疗,现仍咳嗽,偶有痰中带血丝,有时双上胸隐痛,口干口苦,纳食尚可,大小便正常,易于疲乏,舌质红,苔白,脉细数。证属肺阴亏虚。治宜养阴清肺,化痰和胃。药用:桑白皮12g,沙参12g,百合15g,百部10g,煅牡蛎15g,紫菀10g,仙鹤草12g,瓜蒌皮12g,蜜炙枇杷叶10g,竹茹12g,麦芽12g,甘草1.5g。服药30剂后,咳嗽明显减少,无明显痰中带血,胸痛不明显,效不更方,仍用上方加太子参15g,续服60剂,病情稳定。

按:此案乃因肺阴亏虚所致,阴虚失养,损伤肺络,故咳嗽胸痛,痰中带血;阴虚津液不能上承,故口干口苦;阴损及气,故易于疲乏;舌质红、脉细数为阴虚内热之征。其治用沙参、百合养阴益肺;百部抗痨杀虫;仙鹤草宁络止血;桑白皮、枇杷叶、瓜蒌皮、紫菀肃肺化痰;牡蛎潜镇收敛;竹茹降逆和胃;麦芽、甘草和胃助运。

案2. 阴虚饮聚案

刘某,女,38岁。1993年10月20日因胸痛反复半年而就诊。患者于今年4月份因左侧胸痛在某医院胸科就诊,经胸片等检查诊断为左侧包裹性结核性胸膜炎,已服雷米封5个月,因肝功能受损而停药。现左侧胸部在呵欠、深呼吸时牵扯样疼痛,平时左侧肢胁部隐痛,无明显咳嗽,纳食可,大便干结,易于疲乏,舌质红,苔白,脉细弦数。证属肺阴亏虚,兼夹饮停。治宜养阴润肺,理气蠲饮。药用:沙参12g,百合15g,紫菀10g,百部12g,茯苓15g,瞿麦

15g,白芍 10g,郁金 10g,川楝子 10g,煅牡蛎 15g,甘草 1.5g。服药 20 剂后,胸胁痛明显减轻,用上方加旋覆花、葶苈子,续服 60 剂,胁痛基本缓解,后间断服用上方以巩固疗效。

按:此案乃肺阴亏虚,兼饮邪停聚所致。肺与大肠相表里,肺阴亏虚则肠道失于润滑,故大便干结;饮停胸胁,经气不通,故胸胁隐痛;舌红、苔白、脉细弦数为阴虚饮聚之征。其治用沙参、百合养阴益肺;百部抗痨杀虫;紫菀肃肺化痰;牡蛎潜镇收敛;茯苓、瞿麦利水蠲饮;郁金、川楝子理气通络;白芍、甘草缓急止痛。

【小结】

欧阳锜认为此病乃因痨虫侵袭肺叶而发病,其治疗宜从抗痨杀虫和补虚培元两方面入手,主要分以下 2 型治疗。①肺阴亏虚证:症见咳嗽,痰中带血,时作胸膺隐痛,口干口苦,或潮热盗汗,舌质红,苔少,脉细数。治宜养阴清肺,化痰和胃。常选用沙参、生地黄、百合、百部、煅牡蛎、紫菀、仙鹤草、瓜蒌皮、蜜炙枇杷叶、甘草等药。若咳嗽频繁而痰少质黏者,加杏仁、川贝母;痰中带血丝较多者,加白及、白茅根、蛤粉炒阿胶;潮热骨蒸者,加银柴胡、地骨皮、功劳叶、青蒿;胸痛明显者,加郁金、川楝子。②阴虚饮聚证:症见胸痛在呵欠、深呼吸时明显,有时咳嗽,或痰中带血,舌质红,苔少,脉细弦数。治宜养阴润肺,理气蠲饮。常选用沙参、百合、紫菀、百部、茯苓、瞿麦、葶苈子、旋覆花、白芍、郁金、川楝子、煅牡蛎、甘草等药。若发热者,加胡黄连、黄芩;咳嗽痰黄稠浊者,加桑白皮、鱼腥草;咯血者,加三七、大黄炭、地榆炭;盗汗甚者,加乌梅、浮小麦;声音嘶哑者,加诃子、木蝴蝶。

4. 肝瘟(病毒性肝炎)

肝瘟相当于西医的病毒性肝炎,乃因湿热疫疠之邪侵犯肝脏所致,是一种以右胁疼痛结块、腹胀纳差、困倦、或身目发黄为主要表现的传染性疾病。欧阳锜认为其治疗宜从疏肝解毒入手,毒祛则正安。

案 1. 肝郁气滞案

谭某,男,35 岁。1992 年 8 月 12 日初诊。体检发现乙肝大三阳 4 年,胁痛、便溏 6 个月。刻诊:右胁时作胀痛,纳食减少,大便稀溏,苔白厚,脉弦细。乙肝全套检查:HBsAg(＋),HBeAg(＋),抗 HBe(＋),抗 HBc(＋)。肝功能检查:ALT126.2U/L,AST82.7U/L,总胆红素 6.3μmol/L。证属肝郁气滞,兼夹湿邪。治宜疏肝理气,利湿解毒。方用自拟四逆茵陈蒿汤加减。药用:柴胡 10g,白芍 12g,枳壳 7g,郁金 10g,薏苡仁 15g,茵陈蒿 15g,陈皮 3g,神曲 12g,甘草 1.5g。服药 20 剂后,胁痛明显减轻,纳食增加,大便成形,仍用上方,续服 20 剂,胁痛基本缓解。后用上方加蜈蚣 2 条,制成散剂,每次 6g,每日 2 次,温开水送服。连服半年后,复查肝功能已正常,乙肝全套检查:HBsAg(+),HBeAg(-),抗 HBe(+),抗 HBc(+)。

按:此案乃肝郁气滞,兼夹湿邪所致,肝郁气滞则右胁胀痛,肝郁影响脾胃运化则纳食减少,兼夹湿邪则大便溏,苔白厚、脉弦细为气滞夹湿之征。其治用四逆散改枳实为枳壳,加郁金、陈皮疏肝理气,茵陈蒿利肝解毒,薏苡仁淡渗利湿,神曲和胃助运。

案 2. 肝郁化热案

黎某,女,28 岁。1991 年 6 月 17 日就诊。右胁隐痛反复 7 年,经乙肝全套检查:HBsAg(+),抗 HBc(+)。肝功能检查:ALT56.8U/L。刻诊:左胁时作隐痛,口干口苦,纳食减少,苔黄,脉弦数。证属肝郁化热。治宜疏肝解毒,凉血养阴。方用四逆散合黄芩汤加减。药用:柴胡 10g,白芍 12g,厚朴10g,郁金 10g,黄芩 6g,茵陈 10g,佛手 10g,甘草 2g。服药 30 剂后,胁痛明显减轻,精神转佳,纳食仍差,用上方加神曲、苍术,续服 30 剂,胁痛基本缓解,纳食增加,复查肝功能:ALT25.3U/L。仍用上方加蜈蚣,续服 60 剂,复查乙肝全套:HBsAg(-),抗 HBc(+)。其后用上方间断服用,至 1992 年 6 月 15 日复查乙肝全套:HBsAg(-)。

按:此案乃肝郁化热所致。肝郁气滞则右胁隐痛;肝郁影响脾胃运化则纳食减少;肝郁化热,灼津炼液,则口干口苦;苔黄、脉弦数为肝郁化热之征。其治用柴胡、郁金、厚朴、佛手疏肝理气;黄芩、茵陈清热解毒;白芍、甘草缓急止痛。

案 3. 肝郁湿热案

黎某,男,23 岁。1992 年 1 月 7 日就诊。胁腹隐痛反复发作 2 年,乙肝全套检查:HBsAg(+),HBeAg(+),抗 HBe(-),抗 HBc(+)。肝功能检查:ALT82.9U/L,总胆红素 29.7μmol/L。刻诊:右胁及上腹部时作隐痛,口中黏腻感,纳食减少,小便黄,苔黄腻,脉弦滑数。证属肝郁湿热。治宜疏肝解毒,清热利湿。方用四逆散合茵陈赤小豆散加减。药用:柴胡 10g,白芍 12g,枳壳 10g,郁金 10g,茵陈 15g,赤小豆 15g,臭牡丹 15g,白花蛇舌草 15g,麦芽12g,甘草 1.5g。服药 30 剂后,胁腹痛偶作,纳食增加,用上方加扁豆,续服 30剂,胁腹痛基本缓解。复查肝功能:ALT31.8U/L,总胆红素 18.3μmol/L。仍用上方续服以巩固疗效。1992 年 7 月 23 日复查乙肝全套:HBsAg(-),HBeAg(-),抗 HBe(+),抗 HBc(+)。肝功能检查:ALT28.4U/L,总胆红素 14.8μmol/L。

按:此案乃肝郁湿热所致。肝郁气滞则胁腹隐痛;湿热上泛则口中黏腻;湿热中阻,影响脾胃运化则纳食减少;湿热下趋则小便黄;苔黄腻、脉弦滑数为肝郁湿热之征。其治用柴胡、枳壳、郁金疏肝理气;茵陈、赤小豆、臭牡丹、白花蛇舌草清湿解毒;白芍、甘草缓急止痛;麦芽和胃助运。

案 4. 肝郁脾虚案

唐某,女,31 岁。1992 年 11 月 9 日就诊。右胁隐痛反复发作 4 年,乙肝全套检查:HBsAg(＋),HBeAg(＋),抗 HBe(－),抗 HBc(＋)。肝功能检查:ALT82.9U/L,总胆红素 29.7μmol/L。刻诊:右胁及上腹部时作隐痛,口中黏腻感,纳食减少,小便黄,苔黄腻,脉弦滑数。证属肝郁湿热。治宜疏肝解毒,清热利湿。方用四逆散合茵陈赤小豆散加减。药用:柴胡 10g,白芍 12g,枳壳 10g,郁金 10g,茵陈 15g,赤小豆 15g,臭牡丹 15g,白花蛇舌草 15g,麦芽 12g,甘草 1.5g。服药 30 剂后,胁腹痛偶作,纳食增加,用上方加扁豆,续服 30 剂,胁腹痛基本缓解。复查肝功能:ALT31.8U/L,总胆红素 18.3μmol/L。仍用上方续服以巩固疗效。1992 年 7 月 23 日复查乙肝全套:HBsAg(－),HBeAg(－),抗 HBe(＋),抗 HBc(＋)。肝功能检查:ALT28.4U/L,总胆红素 14.8μmol/L。

按:此案乃肝郁湿热所致。肝郁气滞则胁腹隐痛;湿热上泛则口中黏腻;湿热中阻,影响脾胃运化则纳食减少;湿热下趋则小便黄;苔黄腻、脉弦滑数为肝郁湿热之征。其治用柴胡、枳壳、郁金疏肝理气;茵陈、赤小豆、臭牡丹、白花蛇舌草清湿解毒;白芍、甘草缓急止痛;麦芽和胃助运。

案 5. 郁伤气阴案

刘某,女,32 岁。1992 年 11 月 9 日就诊。体检发现乙肝表面抗原阳性 4 年,就诊前 10 日乙肝全套检查:HBsAg(＋),抗 HBs(－),HBeAg(－),抗 HBe(＋),抗 HBc(＋)。刻诊:右胁时作隐痛,恶心欲呕,大便时结,小便黄,有时头昏头痛,疲乏无力,舌质红,苔少,脉细弦。证属肝郁伤及气阴。治宜益气养阴,柔肝解毒。方用柔肝解毒汤加减。药用:桑椹 12g,萆薢 12g,山药 15g,薏苡仁 15g,郁金 10g,茵陈 15g,蒺藜 12g,仙鹤草 15g,天麻 6g,陈皮 6g,麦芽 12g,甘草 1.5g。服药 20 剂后,胁痛已不明显,无明显恶心,纳食增加,仍时头昏,用上方加制首乌,续服 20 剂,症状基本缓解。

按:此案乃因肝郁伤及气阴所致,肝郁气滞,络脉不舒则右胁隐痛;肝气犯胃,胃气上逆则恶心欲呕;肝郁化热,伤及气阴,气伤失于温养,故头昏头痛、疲乏无力;阴伤失于濡养,故尿黄便结;舌质红,苔少,脉细弦为郁伤气阴之征。其治用桑椹、山药、甘草益气养阴;郁金、陈皮理气解郁;萆薢、薏苡仁、茵陈利湿解毒;蒺藜、天麻柔肝息风;麦芽和胃助运。服用 20 剂后,肝郁渐舒,气阴渐充,续服 20 剂后,病情基本缓解。

【小结】

欧阳锜认为此病乃因湿热疫疠之邪侵犯肝脏所致,其治疗主张从疏肝解毒入手,主要分以下 5 种证型进行论治。①肝郁气滞证:症见胁胀或痛,烦闷不乐,善太息,急躁易怒,倦怠乏力,舌淡红、苔薄白,脉弦或弦细。治宜疏肝理气,达郁解毒。方用四逆茵陈蒿汤加减,常选用柴胡、白芍、枳壳、郁金、川楝子、茵陈蒿、陈皮、神曲、甘草等药。若兼湿邪而便溏苔腻者,加薏苡仁、赤小豆;大便干结者,加决明子、火麻仁;乙肝病毒表面抗原日久不转阴者,加蜈蚣。②肝郁化热证:症见胁腹隐痛,口苦口干,尿黄,或见失眠多热,便干,纳呆,头晕,舌红、苔黄,脉弦数。治宜疏肝理气,清热解毒。方用四逆散合黄芩汤加减,常选用柴胡、白芍、厚朴、郁金、黄芩、茵陈、佛手、甘草等药。若热毒明显而见口干渴者,加金银花、蒲公英;腹胀明显者,加枳壳、制香附;纳食减少者,加神曲、麦芽;大便干结者,加玄参;失眠多梦者,加酸枣仁、夜交藤;手足心热者,加牡丹皮、地骨皮;乙肝病毒表面抗原日久不转阴者,加蜈蚣。③肝郁湿热证:症见胁腹隐痛,时见黄疸,口苦而腻,恶心欲呕,尿黄,舌质红、苔黄腻,脉弦滑数。治宜疏肝解毒,清热利湿。方用四逆散合茵陈赤小豆散加减,常选用柴胡、白芍、枳壳、郁金、茵陈、赤小豆、臭牡丹、白花蛇舌草、甘草等药。若纳食减少者,加扁豆、麦芽;伤阴而口干咽燥、手足心热、舌苔少者,加生地黄、牡丹皮。④肝郁脾虚证:症见胁腹隐痛,口中淡,纳食减少,大便溏,疲乏无力,舌质淡红、苔薄腻,脉弦细滑。治宜疏肝解毒,健脾利湿。方用柴芍异功散加减,常选用柴胡、白芍、党参、炒白术、茯苓、陈皮、茵陈、郁金、山药、甘草等药。若腹胀明显者,加枳壳、厚朴;大便成形者,去白术、茯苓;兼湿邪而纳呆、苔腻者,加兰香草、藿香;兼血虚而头晕心悸者,加仙鹤草、当归、红枣。⑤郁伤气阴证:症见胁腹隐痛,头晕失眠,口干尿黄,舌红少苔,脉弦细数;或见多梦、手足心热、两目干涩。治宜益气养阴,柔肝解毒。方用柔肝解毒汤加减,常选用桑椹、萆薢、山药、薏苡仁、郁金、茵陈、蒺藜、陈皮、麦芽、甘草等药。若头晕疲乏明显者,加仙鹤草、天麻;纳食减少者,加神曲、谷芽;手足心热者,加丹皮、忍冬藤;大便干结者,加女贞子、决明子。

附　四逆茵陈蒿汤

[组成] 茵陈蒿18g,柴胡10g,枳实10g,白芍10g,栀子10g,大黄6g,甘草3g。

[用法] 先煎茵陈蒿,后入余药,去渣取汁,分3次服。

[功效] 疏肝利胆,利湿清热。

[主治] 病毒性肝炎、肝硬化、胆囊炎等,证属肝胆湿热,症见遍身发黄,胁痛口苦,呕恶食少,嗳气,腹胀便溏,小便黄赤,苔厚腻,脉弦滑。

[方解] 胆附于肝,胆汁之分泌,亦赖肝气之疏泄。凡肝郁动火生热,病后遗热于肝胆,肝失疏泄,运化失常,水湿停滞,郁而化热,胆汁瘀滞,不循故道而外泄,故见此证。此时治宜疏肝利胆,利湿清热。方中用柴胡、白芍疏肝解郁;茵陈蒿、栀子、大黄清热利湿;枳实、甘草和中理气。此方用大黄取其清泄湿热,加强利胆之功,并非用于通腑,虽大便稀溏,用之亦无妨。

〔加减〕黄疸鲜明者,加郁金;胁痛及背,口苦厌油者,加金钱草、半边莲、鸡内金。

（二）肺系病类

1. 新咳（急性气管—支气管炎）

新咳相当于西医的急性气管—支气管炎,乃因外感风邪,郁肺生痰所致,是一种以喉痒、咳嗽、无痰或有痰为主要表现的肺系疾病。欧阳锜认为其治疗宜从风痰所兼夹病邪入手,风祛痰清则咳嗽自止。

案1. 风寒痰滞案

周某,男,40岁。1992年1月4日初诊。因去北方出差后咳嗽反复4天。现咳嗽频繁,夜间为甚,痰白而稀,咽痒声嘶,恶寒无汗,口不干苦,纳食及大小便正常,舌质淡红,苔薄白,脉浮紧。证属风寒痰滞。治宜疏风散寒,宣肺化痰。方用杏苏散合麻黄汤加味。药用:杏仁10g,紫菀10g,百部10g,薄荷1.5g,蝉蜕1.5g,前胡10g,桔梗10g,连翘6g,蜜炙麻黄3g,桂枝3g,甘草1.5g。服药3剂后,微汗出而诸症均缓解。

按:此案乃风寒痰滞所致,风寒袭肺,肺气失宣则咳嗽、咽痒;邪气郁闭,肺津不布,故痰白而稀;邪气郁表则恶寒无汗;脉浮紧乃风寒致病之征。故用麻黄、桂枝疏风散寒,宣肺解表;薄荷、蝉蜕以增强解表作用;紫菀、百部、前胡、桔梗、杏仁、甘草化痰止咳;连翘监制诸药之燥,以防化燥。

案2. 风热痰滞案

张某,男,49岁。1992年8月27日初诊。感冒后咳嗽反复5天,现咳嗽,痰白而量少质稠,咽痒声嘶,口干,大便偏干,舌质红,苔白,脉浮数。证属风热痰滞。治宜疏风散热,宣肺化痰。方用银翘散加减。药用:金银花12g,连翘12g,蒲公英15g,玄参12g,薄荷1.5g,蝉蜕1.5g,川贝母6g,桔梗10g,甘草1.5g。服药3剂,咳嗽减轻,续服7剂而安。

按:此案乃因感受风热之邪而发病,风热犯肺,肺气失宣则咳嗽、咽痒;风热郁肺,炼津为痰,故痰白而稠;邪热伤津则口干便干;舌质红、苔白、脉浮数乃风热致病之征。其治用金银花、连翘、蒲公英、薄荷、蝉蜕疏风散热;玄参清利咽喉;川贝母、桔梗化痰止咳;甘草调和诸药。服药后风热一散,则咳嗽自止。

案3. 燥邪痰滞案

李某,女,41岁。1989年10月9日初诊。咳嗽痰少、口鼻干燥反复6天。刻诊:咳嗽痰少,口鼻干燥,低热无汗,微恶寒,大便偏干,舌尖红,苔少,脉浮细。证属燥邪痰滞。治宜辛凉解表,润燥化痰。方用葱豉桔梗汤加减。药用:葱白3枚,豆豉10g,桔梗10g,薄荷5g,连翘10g,炙枇杷叶10g,杏仁10g,瓜蒌子6g,竹叶6g,甘草1.5g。服药3剂,低热渐退,咳嗽减轻,续服5剂,咳嗽完全缓解。

按:此案乃因感受凉燥之邪而发病。秋月燥金当令,气候渐凉,秋伤于燥,邪郁不解则发热、无汗、恶寒;燥邪伤肺,肺失清肃则咳嗽痰少;燥邪伤津,失于濡润则口鼻干燥、大便干燥;舌尖红、苔少、脉浮细乃燥邪致病之征。其治用葱白、豆豉、薄荷、连翘辛凉解表;杏仁、桔梗、枇杷叶、瓜蒌子润肺化痰止咳;竹叶、甘草生津和胃。服药后凉燥之邪渐解,其咳亦止。

案4. 燥热痰滞案

苏某,男,35岁。1987年9月21日初诊。咳嗽胸痛反复3天。刻诊:咳嗽痰少而黏,咯出不利,咳则胸痛,口鼻干燥,口渴饮冷,皮肤燥热无汗,大便干结,舌尖红,苔少,脉浮细数。证属燥热痰滞。治宜甘寒清热,润燥化痰。方用新加泻白散加减。药用:地骨皮15g,桑白皮15g,玉竹10g,麦冬10g,瓜蒌子6g,杏仁10g,炙枇杷叶10g,浙贝母10g,佛手3g,甘草1.5g。服药5剂,咳嗽与口鼻干燥渐渐减轻,续服5剂,症状完全缓解。

按:此案乃因感受燥热之邪而发病,燥热伤肺,肺失清肃则咳嗽痰少;热邪伤肺,肺络失畅则出现胸痛;燥热伤津,失于润泽则口鼻干燥,口渴饮冷,皮肤燥热无汗,大便干结;舌尖红、苔少、脉浮细数乃燥热致病之征。其治用地骨皮、桑白皮清解燥热;玉竹、麦冬、杏仁、枇杷叶、浙贝母润肺化痰止咳;瓜蒌子宽胸化痰,润肠通便;佛手、甘草理气和胃。服药后燥热渐退。

【小结】

欧阳锜认为此病的基本病机是外感风邪,郁肺生痰所致,其治疗主张从风痰所兼夹病邪入手,分以下4种证型治疗。①风寒痰滞证:症见咳嗽,痰白而稀,咽痒不痛,口不干苦,舌质淡红,苔薄白,脉浮紧。治宜疏风散寒,宣肺化痰。方用杏苏散加减,常选用杏仁、苏叶、荆芥、法半夏、桔梗、前胡、甘草等药。若发热恶寒明显者,加麻黄、桂枝、香附;胸闷者,加瓜壳、枳壳;气促者,加枇杷叶、桑白皮;内兼郁热而口干、咽痛者,加薄荷、连翘;兼湿邪而口黏、苔腻者,加厚朴、藿香。②风热痰滞证:症见咳嗽痰白或黄,量少质稠,咽痒咽痛,声音嘶哑,口咽干燥,大便偏干,舌质红,苔白,脉浮数。治宜疏风散热,宣肺化痰。方用银翘散加减,常选用金银花、连翘、蒲公英、玄参、薄荷、蝉蜕、川贝母、桔梗、甘草等药。若咽痛明显者,加马勃。③燥邪痰滞证:症见咳嗽痰少,咽干鼻燥,口渴,微恶寒,发热无汗,舌质淡红,舌苔少,脉浮细。治宜辛凉解表,润燥化痰。方用葱豉桔梗汤加减,常选用葱白、豆豉、桔梗、薄荷、连翘、枇杷叶、杏仁、竹叶、甘草等药。若口渴饮冷者,加栀子、梨皮;大便干结者,加瓜蒌子、女贞子。④燥热痰滞证:症见咳嗽痰少,咯出不利,胸痛,口渴鼻燥,烦热咽干,皮肤干燥无汗,大便干结,舌质尖红,舌苔少,脉浮细数。治宜甘寒清热,润燥化痰。方宜新加泻白散加减,常选用地骨皮、桑白皮、玉竹、麦冬、瓜蒌壳、杏仁、枇杷叶、浙贝母、甘草等药。若气促者,加葶苈子;口渴饮冷者,加栀子、沙参。

附 新加泻白散

[组成]地骨皮 10g,桑白皮 10g,玉竹 10g,麦冬 10g,瓜蒌皮 10g,杏仁 10g,炙甘草 3g。

[用法]每日 1 剂,水煎,分 2 次服。

[功效]甘寒清热,生津润肺。

[主治]秋季感冒、急性支气管炎、支气管哮喘等,证属燥热伤肺,症见咳嗽痰少,咯出不利,胸痛,口渴鼻燥,烦热咽干,皮肤干燥无汗,大便干结,舌质尖红,舌苔少,脉浮细数。

[方解]叶天士《三时伏气篇》谓"温自上受,燥自上伤,理亦相等,均是肺气受病",以时值三秋燥令为多见,与热病后阴虚津亏亦密切相关。津液已伤,热势未退,既不可以无汗而用辛温发散,亦不可因有热而用苦寒清热,惟宜甘寒清热,生津润肺。方中用桑白皮、地骨皮清解燥热,玉竹、麦冬、杏仁养阴润肺,瓜蒌皮宽胸止咳,甘草生津养胃。此证如混投三阳发散之品,则津劫燥甚,喘急告危。即使热势已退,亦宜养胃润肺以善其后。

[加减]干咳无痰者,加枇杷叶;痰黏难出者,加川贝母;喘息气粗者,加葶苈子;球结膜出血者,加旱莲草、侧柏叶、石决明。

2. 久咳(慢性支气管炎)

久咳相当于西医的慢性支气管炎,乃因外邪影响肺气的宣发、肃降,日久伤及脾肾所致,是一种以咳嗽、咳痰或伴有喘息及反复发作为主要表现的肺系疾病。欧阳锜认为其治疗宜从肺、脾、肾论治,祛邪肃肺以治肺,健脾化痰以治脾,补肾纳气以治肾。

案 1. 风寒壅肺案

苏某,女,64 岁。1989 年 11 月 26 日初诊。咳嗽、气促反复 12 年,复作并加重 8 天。多次在当地医院住院,经胸片诊断为慢性支气管炎、阻塞性肺气肿。刻诊:咳嗽频作,痰白而稀薄,时作气促,活动后更甚,夜间影响睡眠,咽痒,纳食及大小便正常,舌尖淡红,苔薄黄,脉浮紧。证属风寒壅肺。治宜疏风散寒,宣肺化痰。方用三拗汤加味。药用:蜜炙麻黄 6g,杏仁 10g,薄荷 6g,蝉蜕 6g,法半夏 10g,瓜蒌壳 10g,葶苈子 6g,前胡 10g,桔梗 10g,鱼腥草 15g,甘草 3g。服药 3 剂,咳喘明显减轻,续服 5 剂,咳喘已不明显。

按:此案乃因风寒壅肺所致,风寒袭肺,肺气失于宣肃则咳嗽气促,痰白而稀薄,咽痒;舌尖红、苔薄黄、脉浮紧乃风寒致病,且有化热趋势。其治用麻黄疏散风寒;薄荷、蝉蜕疏风解表;杏仁、法半夏、桔梗、瓜蒌壳、前胡、甘草宣肺化痰止咳;葶苈子降气平喘;鱼腥草清解郁热。

案 2. 风寒动饮案

李某,男,71 岁。1987 年 12 月 18 日初诊。咳嗽、气促反复 8 年,复作并加重 15 天。刻诊:咳嗽气促,痰白稀薄量多,呈泡沫状,喘促,有痰鸣音,不能平卧,咽痒,胸闷,纳食减少,大小便正常,舌质淡红,苔白厚腻,脉浮紧而滑。胸片诊断为慢性支气管炎,阻塞性肺气肿。证属风寒动饮。治宜疏风散寒,温肺蠲饮。方用小青龙汤加减。药用:蜜炙麻黄 6g,桂枝 6g,白芍 10g,细辛 3g,五味子 6g,法半夏 10g,炙紫菀 6g,葶苈子 6g,紫苏子 6g,矮地茶 15g,甘草 3g。服药 7 剂,咳嗽明显减轻,喘促减轻,已能平卧,用上方去紫苏子、桂枝,加桔梗、浙贝母,续服 7 剂,咳喘均不明显。

按:此案乃因风寒动饮所致,风寒袭肺,肺气失于宣肃则咳嗽气促,痰白咽痒;饮邪内停,阻碍气机,故喘促不能平卧,痰稀呈泡沫状,胸闷;苔白厚腻、脉浮紧而滑乃风寒动饮之征。其治用麻黄、桂枝、白芍疏散风寒;细辛、五味子、法半夏、葶苈子、紫苏子、矮地茶蠲饮化痰,止咳平喘;紫菀、甘草化痰止咳。

案 3. 风热蕴肺案

孔某,男,70 岁。1992 年 11 月 19 日初诊。咳嗽反复 20 年,气促 4 年,复作 2 个月。刻诊:咳嗽,咯痰白黏,喘促,不能平卧,胸闷,纳差,咽痒,口苦,舌尖红,苔黄厚腻,脉浮数。证属风热壅肺。治宜疏风散热,宣肺化痰。方用银翘散加减。药用:金银花 12g,连翘 12g,炙紫菀 10g,杏仁 10g,橘红 3g,川贝母 3g,桔梗 10g,前胡 12g,石菖蒲 10g,薏苡仁 15g,瓜蒌皮 12g,甘草 1.5g。服药 7 剂,咳嗽、喘促明显减轻,续服 7 剂,症状基本消失。

按:此案乃因风热之邪蕴积于肺而发病,风热犯肺,肺气失于宣降,则咳嗽、咽痒、喘促;风热郁肺,炼津为痰,故咯痰白黏;邪郁肺胃,胸络不畅则胸闷、纳差;邪热伤津则口苦;舌尖红、苔黄厚腻、脉浮数乃风热夹痰之征。其治用金银花、连翘疏散风热;桔梗、紫菀、前胡、杏仁、川贝母、橘红、瓜蒌皮、甘草宣肺化痰止咳;石菖蒲、薏苡仁化湿利水。服药后风热一散,痰湿得化,则咳喘自止。

案 4. 肺热痰滞案

周某,男,59 岁。1992 年 9 月 15 日初诊。有慢性支气管炎、肺气肿病史。寒战发热后咳嗽反复 9 天,经西药抗感染治疗后,发热退但咳嗽未减轻,现仍咳嗽,咯白黏痰,活动后气促,口干,纳食减少,胸闷烦热,大小便可,舌质红,苔黄,脉细数。胸部听诊双肺呼吸音低,未闻及干湿性啰音。辨证为肺热痰滞证。治宜清肺化痰。方用泻白散加减。药用:桑白皮 12g,地骨皮 12g,鱼腥草 15g,炙紫菀 10g,川贝母 7g,杏仁 10g,瓜蒌皮 12g,薏苡仁 15g,甘草 1.5g。服药 10 剂后,咳嗽明显减轻,仅凌晨 3 时左右偶咳,痰少,夜间口干,守前法,用上方去地骨皮、川贝母,加枇杷叶、桔梗,续服 10 剂以巩固疗效。

按:此案乃肺热痰滞所致,病在秋季,起病于热病之后,且以咳痰白黏、烦热舌红为主症,具有肺证和热证的特点,痰不黄稠、苔不黄腻,故不辨为痰热证。

案 5. 痰浊阻肺案

王某,男,38 岁。1992 年 9 月 27 日初诊。咳嗽反复 8 年,加重 2 个月。多次诊断为慢性支气管炎。现咳嗽痰多,易于咳出,咽微痒,头晕乏力,胸闷不适,口干,大便成形,舌质淡红,苔白腻,脉滑。辨证为痰浊阻肺。治宜健脾化痰,肃肺止咳。方用紫菀散合止嗽散加减。药用:炙紫菀 10g,川贝母 7g,桔梗 10g,桑白皮 12g,沙参 12g,炙枇杷叶 10g,前胡 10g,杏仁 10g,竹茹 10g,甘草 1.5g。服药 7 剂,咳痰明显减少,口已不干,守前法,用上方去沙参、桑白皮,加党参 10g,白术 10g,续服 7 剂以巩固疗效。

按:此案乃痰浊阻肺所致,故用桑白皮、枇杷叶、前胡、紫菀肃肺止咳;川贝母、桔梗、杏仁化痰止咳;竹茹顺气化痰;沙参养阴以防化热;甘草调和诸药。

案 6. 痰热蕴肺案

丁某,男,64 岁。1992 年 9 月 1 日初诊。咳嗽反复发作 2 年,复作并加重半个月。多次住院诊断为慢性支气管炎,阻塞性肺气肿。现咳嗽,痰黄而稠,难以咳出,声嘶口干,纳食乏味,大便干结,舌质红,苔黄腻,脉滑数。证属痰热壅肺。治宜清热化痰,肃肺止咳。方用桑白皮汤加减。药用:桑白皮 12g,黄芩 10g,鱼腥草 15g,桔梗 10g,葶苈子 7g,丝瓜络 3g,川贝母 6g,瓜蒌子 12g,决明子 12g,麦冬 12g,蝉蜕 1.5g,甘草 1.5g。服药 10 剂后,咳痰减少,大便通畅,守前法,用上方去决明子,续服 10 剂以巩固疗效。

按:此案乃痰热壅肺所致,故用桑白皮、黄芩、鱼腥草清热泻肺;桔梗、葶苈子、川贝母、瓜蒌子清化痰热;丝瓜络通肺络;决明子配瓜蒌子润肠通便;麦冬养阴;蝉蜕祛风;甘草调和诸药。

案 7. 脾虚痰蕴案

邓某,男,58 岁。1991 年 3 月 12 日初诊。咳嗽反复 3 年,复作并加重 12 天。多次诊断为慢性支气管炎。现咳嗽色白痰多,易于咳出,胸闷不适,纳少腹胀,大便偏溏,疲倦无力,舌质淡,苔白厚腻,脉细滑。辨证为脾虚痰蕴。治宜健脾燥湿,化痰止咳。方用二陈平胃散加减。药用:法半夏 10g,橘红 6g,苍术 6g,炒白术 10g,茯苓 15g,厚朴 6g,前胡 10g,杏仁 10g,炙紫菀 6g,甘草 1.5g。服药 10 剂,咳痰明显减少,用上方加薏苡仁,续服 14 剂以巩固疗效。

按:此案乃脾虚痰蕴所致,脾胃亏虚,失于健运,故纳少腹胀,大便偏溏,疲倦无力;痰自内生,蕴积于肺,阻碍气机,则咳嗽色白痰多,胸闷不适;舌质淡、苔白厚腻、脉细滑乃脾虚痰蕴之征。其治用苍术、白术、茯苓、甘草健脾渗湿;法半夏、前胡、杏仁、紫菀化痰止咳;厚朴、橘红理气宽胸。

案 8. 阴虚痰滞案

李某,女,34 岁。1992 年 9 月 27 日初诊。咳嗽反复 3 年,每以中午为甚,痰白而黏,胸闷而痛,口干渴,大便偏干,舌质红,苔少,脉细滑数。证属阴虚痰滞。治宜养阴润燥,化痰止咳。方用紫菀散加减。药用:紫菀 10g,葶苈子 3g,川贝母 3g,丝瓜络 3g,瓜蒌皮 10g,橘红 3g,沙参 12g,百合 15g,薏苡仁 15g,甘草 1.5g。服药 10 剂,咳嗽已不明显。1 年后随访,未复发。

按:此案乃阴虚痰滞所致,咳嗽每在中午为甚是其显著特点,乃因中午为阳盛之时,病者阴虚不能配阳,故其咳在中午阳盛之时加重。

案 9. 肺肾阴虚案

许某,女,53 岁。1991 年 10 月 14 日初诊。咳嗽反复 10 年,活动后气促 3 年。多次住院诊断为慢性支气管炎、阻塞性肺气肿。现咳嗽不明显,但活动后气促,平卧则气上冲不下,夜间需半卧位,口干,舌质红,苔少,脉细数。证属肺肾阴虚。治宜滋肾养肺,纳气平喘。方用七味都气丸加味。药用:熟地黄 12g,山茱萸 3g,山药 15g,丹皮 10g,茯苓 12g,泽泻 10g,五味子 3g,桑椹 15g。服药 10 剂,喘促完全缓解。后间断服用上方以巩固疗效。1992 年 9 月 15 日因冠心病心绞痛来诊,言上述症状未复发。

按:此案乃肺肾阴虚,肾不纳气所致。肾虚失于摄纳,气逆于上,故活动后气促,平卧则气上冲不下;阴虚不能上承,故口干;舌质红,苔少,脉细数乃阴液亏虚之征。

【小结】

欧阳锜认为此病的基本病机是因外邪影响肺气的宣发、肃降,日久伤及脾肾所致,其治疗主张从肺、脾、肾论治,通常分以下 9 个证型。①风寒壅肺证:症见咳嗽,痰多而稀薄,或呼吸急促,胸部胀闷,或伴发热,口不渴,无汗,舌苔薄白而滑,脉浮紧。治宜疏风散寒,宣肺化痰。方用三拗汤加味,常选用蜜炙麻黄、杏仁、薄荷、蝉蜕、法半夏、前胡、桔梗、甘草等药。若发热恶寒明显者,加紫苏叶、香附;胸闷者,加旋覆花、瓜蒌壳;气促不能平卧者,加葶苈子、桑白皮;兼夹郁热而咽痛、痰黏者,加连翘、浙贝母。②风寒动饮证:症见呛咳,痰多而稀薄,呈泡沫状,遇寒发作或加重,或气促不能平卧,喉中有痰鸣音,胸部胀闷,口不渴,畏寒,舌苔白厚而滑,脉浮滑。治宜疏风散寒,温肺蠲饮。方用小青龙汤加减,常选用蜜炙麻黄、桂枝、白芍、细辛、五味子、法半夏、紫菀、桔梗、甘草等药。若气促不能平卧者,加葶苈子、紫苏子;舌质紫黯者,加丹参、地龙;口苦、痰黏者,加鱼腥草、黄芩。③风热蕴肺证:症见咳嗽痰稠,或气促不能平卧,或发热,微恶风寒,咽痒微痛,口干,舌尖红,苔薄黄,脉浮数。治宜疏风散热,宣肺化痰。方用银翘散加减,常选用金银花、连翘、炙紫菀、杏仁、橘红、川贝母、桔梗、前胡、甘草等药。若胸闷明显者,加瓜蒌皮、旋覆花;舌苔厚腻者,加薏苡仁、石菖蒲;恶心呕吐者,加竹茹、法半夏。④肺热痰滞证:症见咳嗽,咯白黏痰,动则气促,口干,烦热汗出,舌质红,苔薄黄,脉细滑数。治宜清肺化痰。方用泻白散加减,常用桑白皮、地骨皮、鱼腥草、炙紫菀、川贝母、杏仁、炙枇杷叶、薏苡仁、甘草等药。若胸闷明显者,加瓜蒌皮、降香。⑤痰浊阻肺证:症见咳嗽,痰白量多,易于咯出,头晕胸闷,纳食减少,舌质淡红,苔白腻,脉滑。治宜健脾化痰,肃肺止咳。方用紫菀散合止嗽散加减,常选用紫菀、川贝母、桔梗、桑白皮、党参、炙枇杷叶、前胡、杏仁、竹茹、甘草等药。若大便稀溏者,加白术、茯苓;头身困重者,加苍术、藿香;口干舌偏红,有化热趋势者,加沙参。⑥痰热蕴肺证:症见咳嗽,痰黄稠量多,胸闷气促,口干口苦,舌质红,苔黄腻,脉滑数。治宜清热化痰,肃肺止咳。方用桑白皮汤加减,常选用桑白皮、黄芩、鱼腥草、桔梗、葶苈子、丝瓜络、川贝母、蝉蜕、甘草等药。若口干明显者,加麦冬;大便干结者,加瓜蒌子、决明子。⑦脾虚痰蕴证:症见咳嗽,痰白量多,胸闷气短,纳食减少,腹胀便溏,疲倦无力,舌质淡,苔白腻,脉细滑。治宜健脾燥湿,化痰止咳。方用二陈平胃汤加减,常选用法半夏、橘红、苍术、茯苓、厚朴、前胡、杏仁、紫菀、甘草等药。若气少明显者,加党参、白术;气促不能平卧者,加葶苈子、紫苏子。⑧阴虚痰滞证:症见久咳不止,痰少而黏,不易咯出,口干咽燥,胸闷气促,舌质红,苔少或苔薄白,脉细滑。治宜养阴润燥,化痰止咳。方用紫菀散加减,常选用紫菀、川贝母、丝瓜络、瓜蒌皮、橘红、沙参、百合、薏苡仁、甘草等药。若气促不能平卧者,加葶苈子。⑨肺肾阴虚证:症见久咳不止,痰少,活动后气促,难以平卧,口干咽燥,舌质红,苔少,脉细数。治宜滋肾养肺,纳气平喘。方用七味都气丸加味,常选用熟地黄、山茱萸、山药、丹皮、茯苓、泽泻、五味子、桑椹、核桃肉等药。若痰少者,加川贝母、炙紫菀;气促不能平卧者,加葶苈子;阴损及阳,尿清足冷者,加补骨脂、菟丝子。

3. 热咳(肺炎)

热咳相当于各种肺炎,乃因风热犯肺、壅积伤络所致,是一种以高热寒战、胸痛咳喘、或痰中带血为主要表现的肺系疾病。欧阳锜认为其治疗重在清肺解毒,热退则肺安。

案1. 风热郁肺案

袁某,男,76岁。1992年5月4日因发热咳嗽反复7天而初诊。在单位医院经胸片诊断为肺炎。刻诊:低热,微汗出,喉痒咳嗽,痰黄稠,咳则胸痛,纳食稍减,大便干结,舌尖红,苔黄,脉浮滑数。证属风热郁肺。治宜疏风清热,宣肺化痰。方用银翘散加减。药用:金银花15g,连翘12g,薄荷10g,前胡12g,瓜蒌皮12g,杏仁10g,蜜枇杷叶10g,桔梗10g,佛手3g,竹茹12g,甘草1.5g。服药7剂后,低热未作,咳嗽明显减轻,胸痛缓解,改用紫菀散加减。药用:紫菀 12g,川贝母 5g,桔梗 10g,杏仁 10g,瓜蒌皮 12g,蜜枇杷叶 10g,菊花 10g,蒺藜 12g,山楂 10g,甘草 1.5g。续服 7 剂以善后。

按:此案乃因风热郁肺所致,风热外袭于肺卫,卫气失于宣通,故发热;肺气失于宣肃,则喉痰咳嗽;热灼肺津而生痰,故痰黄稠;热伤肺络,故咳则胸痛;热邪伤津,故大便干结;舌尖红、苔黄、脉浮滑数乃风热致病之象。其治用金银花、连翘、薄荷疏风散热,解表透邪;前胡、瓜蒌皮、杏仁、桔梗化痰止咳;蜜枇杷叶肃肺化痰;佛手、竹茹理气和胃;甘草调和诸药。

案 2. 痰热伤络案

高某,男,78 岁。1994 年 3 月 3 日因咳嗽痰中带血反复 3 个月而就诊。患者 1993 年 12 月上旬感冒后出现咳嗽咯痰,痰中带血,曾在某医科大学附属医院就诊,经胸部 X 片诊断为肺右中叶炎症并肺不张,曾应用多种抗生素治疗,咳嗽减轻,但仍痰中带血。咳嗽时作,咯痰,痰中带小血块,其色鲜红,咽痒口干,颜面潮红,纳食尚可,大小便正常,舌质紫,苔黄,脉细数。右胸中部叩诊呈实音,右中肺可闻及湿啰音。胸部 X 片示肺右中叶炎症并肺不张。辨证为痰热蕴肺证。治宜清热化痰,肃肺宁络。方用清肺解毒汤加减。药用:瓜蒌皮 12g,炙紫菀 10g,臭牡丹 15g,鱼腥草 1.5g,沙参 12g,煅牡蛎 15g,薏苡仁 15g,佛手 3g,丝瓜络 3g,甘草 1.5g。于 1994 年 4 月 7 日二诊。患者服上方共 30 剂,咳嗽明显减轻,痰中带血减少,仍口咽干燥,舌质光红无苔,脉细数。考虑痰热伤阴,治以养阴润燥,化痰清热。方用一贯煎加减。药用:生地黄 12g,沙参 12g,麦冬 12g,百合 15g,鱼腥草 15g,炙紫菀 10g,仙鹤草 15g,薏苡仁 15g,麦芽 12g,竹茹 12g,甘草 1.5g。于 1994 年 5 月 19 日三诊。患者共服上方 40 剂,咳嗽已不明显,晨起咯痰,痰中已不带血,时胸闷不适,口不干,大便偏干,舌质红,苔薄,脉细。复查胸部 X 线片,与 2 月 27 日胸片对比,右中叶病灶明显吸收好转,但仍有小片状阴影。仍辨证为痰热蕴肺,守化痰清热法。药用:桑白皮 12g,桔梗 10g,杏仁 10g,炙紫菀 12g,前胡 12g,蒲公英 15g,川贝母 5g,瓜蒌皮 12g,瓜蒌子 12g,甘草 1.5g。1994 年 7 月 4 日患者写信致谢,讲服上方 45 剂,一直病情稳定,无明显症状。

按:肺炎并肺不张属于中医风温、热咳、肺痈等病症范畴,《医门法律·肺痿肺痈门》提出"凡治肺痈病,以清肺热,救肺气,俾其肺叶不致焦腐,其生乃全。"此案即乃痰热蕴结于肺,灼伤肺络所致,其中热为无形之邪,痰为有形之邪。《金匮要略·脏腑经络先后病脉证》言:"诸病在藏,欲攻之,当随其所得而攻之。"《金匮要略心典》注之曰:"无形之邪入结于脏,必有所据,水、血、痰、食,皆邪数也。"就此案而言,就是说无邪之热邪蕴积于肺,与有形之痰邪相互蕴结在一起,更加难以清除。欧阳锜认为其治疗宜以清热化痰贯穿始终,清热以祛致病之因,化痰以祛为病之薮,邪清薮散,其病自愈。

案 3. 痰瘀阻络案

邓某,女,42 岁。1989 年 3 月 22 日初诊。感冒后咳嗽胸痛反复 2 个月,曾在某医院住院,经胸片诊断为肺炎并肺不张。刻诊:咳嗽,咯少量白黄痰,咳则胸痛,平时胸闷,口苦,纳食尚可,大小便正常,舌质偏黯,舌尖有瘀点,苔黄,脉滑数。证属痰瘀阻络证。治宜化痰活血,清热通络。方用旋覆花汤合瓜蒌薤白半夏汤加减。药用:旋覆花 10g(布包),茜草 12g,瓜蒌皮 15g,薤白 10g,炙紫菀 10g,丹参 12g,生蒲黄 10g(布包),葶苈子 7g,丝瓜络 3g,地龙 10g,桔梗 10g,甘草 1.5g。服药 14 剂,咳嗽减轻,胸痛基本消失,用上方去地龙、茜草,加沙参、枇杷叶,续服 28 剂,症状基本消失。

按:此案乃因痰热蕴积于肺,阻滞肺络所致,痰热犯肺,肺气失于宣降,则咳嗽、咯少量白黄痰;痰热阻络,胸络不畅则胸闷胸痛;痰热伤津则口苦;舌质偏黯、舌尖有瘀点、苔黄、脉滑数乃痰热与瘀血相夹为患之象。其治用旋覆花、茜草、丹参、蒲黄、丝瓜络活血化瘀,通络止痛;瓜蒌皮、葶苈子、地龙化痰清热;薤白宽胸止痛;紫菀、桔梗、甘草化痰止咳。服药后痰热得清,瘀络得通,咳嗽胸痛渐止。

案 4. 痰热伤阴案

赵某,男,19 岁。1993 年 4 月 1 日初诊。咳嗽痰中带血丝反复 3 个月,多次胸片检查为左下肺炎症。现仍咳嗽,痰中带血丝,咳则胸痛,活动后易于汗出,无盗汗、消瘦,纳食尚可,大便偏干,小便可,舌质红,苔薄,脉细。辨证为痰热伤阴证。治宜养阴凉血,化痰宽胸。方用紫菀散加减。药用:紫菀 12g,生地黄 12g,沙参 12g,百合 15g,瓜蒌皮 12g,桔梗 10g,枳壳 10g,蜜枇杷叶 10g,甘草 1.5g。服药 7 剂后,痰中已无血丝,胸痛明显减轻,仍活动后汗出,舌质偏黯,脉细,血热稍清,改用清热化痰之剂。药用:瓜蒌皮 12g,鱼腥草 15g,紫菀 10g,薤白 10g,沙参 12g,薏苡仁 15g,枳壳 10g,葛根 12g,橘红 1.5g,甘草 1.5g。续服 7 剂以巩固疗效。

按:此案乃痰热伤阴所致,其痰邪内郁于肺,其热邪已入血分,且伤及阴分,故见痰中带血丝等症。其治疗用生地黄凉血清热止血;沙参、百合清阴润肺;瓜蒌皮化痰通络;枳壳理气宽胸;紫菀、枇杷叶、桔梗、甘草化痰止咳。

【小结】

欧阳锜认为此病的基本病机是因风热犯肺、壅积伤络所致,其治疗主要分以下 4 型,重在清肺解毒,热退则肺安。①风热郁肺证:症见发热咳嗽,咯痰黄稠,咳则胸痛,舌尖红,苔黄,脉浮滑数。治宜疏风清热,宣肺化痰。方用银翘散加减,常选用金银花、连翘、薄荷、前胡、瓜蒌皮、蜜枇杷叶、旋覆花、桔梗、甘草等药。若痰黄稠而量多者,加鱼腥草、浙贝母;喘促不能平卧者,加葶苈子。②痰热伤络证:症见咳嗽痰中带血,其色鲜红,口干苦,舌质红,苔黄厚,脉滑数。治宜清热化痰,肃肺宁络。方用清肺解毒汤加减,常选用瓜蒌皮、炙紫菀、臭牡丹、鱼腥草、沙参、薏苡仁、丝瓜络、甘草等药。若痰黄稠者,加蚤休、冬瓜子;咳则胸痛者,加旋覆花、枇杷叶。③痰瘀阻络证:症见咳嗽痰少,咳则胸痛,平时胸闷、口苦,舌质偏黯,苔黄,脉滑数。治宜化痰活血,清热通络。方用旋覆花汤合瓜蒌薤白半夏汤加减,常选用旋覆花、茜草、瓜蒌皮、薤白、炙紫菀、丹参、丝瓜络、地龙、桔梗、甘草等药。若舌质红者,加鱼腥草、臭牡丹。④痰热伤阴证:症见咳嗽痰中带血丝,咳则胸痛,口干,大便偏干,小便可,舌质红,苔薄,脉细。治宜养阴凉血,化痰宽胸。方用紫菀散加减,常选用紫菀、生地黄、沙参、百合、瓜蒌皮、桔梗、蜜枇杷叶、甘草等药。若咳嗽痰黄明显者,加鱼腥草;手足心热者,加地骨皮。

附　清肺解毒汤

[组成]瓜蒌皮 10g,紫菀 12g,臭牡丹 15g,鱼腥草 15g,葶苈子 10g,薏苡仁 15g,甘草 1.5g。

[用法]每日 1 剂,水煎,分 2 次服。

[功效]清肺化痰,肃肺解毒。

[主治]各型肺炎、肺脓疡、肺癌等,证属痰热蕴肺,症见咳痰色黄黏稠,严重时气促不能平卧,甚至痰中带血,伴胸闷、口苦,大便偏干,舌质红,苔黄腻,脉滑数。

[方解]方中用瓜蒌皮、葶苈子化痰降肺;鱼腥草、臭牡丹清热解毒;紫菀宣肺止咳;薏苡仁利湿排脓;甘草调和诸药。共奏清肺化痰、肃肺解毒之效,痰热得清、肺气得降则诸症可除。

[加减]痰中带血者,加仙鹤草、侧柏叶;胸痛者,加丝瓜络、郁金;口干咽燥者,加沙参、百合。

4. 哮病(支气管哮喘)

哮病相当于西医的支气管哮喘,乃因痰阻气道,肺失宣降所致,是一种以反复发作的喘息、呼吸困难、胸闷、咳嗽为主要表现的肺系疾病。欧阳锜认为其治疗宜从痰、虚论治,发作期治在寒痰、热痰、痰浊,缓解期治在气虚、阴虚。

案 1. 寒痰壅肺案

袁某,男,69 岁。因喘促痰鸣反复发作 24 年,复发 7 天而于 1989 年 3 月 25 日初诊。曾多次住院诊断为支气管哮喘,经用多种西药和中药治疗,仍间断发作。7 天前因天气变冷即诱发喘促,刻诊:喘促,喉中痰鸣,胸膈满闷,咳嗽痰少,不能安卧,纳食可,大小便正常,舌质淡紫,苔白厚,脉浮滑。证属寒痰壅肺。治宜温肺散寒,化痰止哮。方用射干麻黄汤加减。药用:射干 6g,蜜炙麻黄 6g,细辛 1.5g,款冬花 6g,炙紫菀 10g,法半夏 10g,五味子 3g,瓜蒌皮 10g,桔梗 10g,甘草 1.5g。服药 10 剂后复诊,喘促明显减轻,已能安卧,但喉中仍有轻微痰鸣音,用上方加地龙、葶苈子,续服 20 剂,喘促痰鸣完全缓解。

按:此案乃因风寒袭肺,触动内伏之痰所致。风寒袭肺,肺气失于宣肃则喘促、咳嗽、痰少;痰邪内伏,因邪触动而阻碍气机出入,故喉中痰鸣,不能安卧;寒痰壅伏,胸络痹阻,故胸膈满闷;舌质淡紫、苔白厚、脉浮滑乃风寒痰壅之象。其治用射干麻黄汤疏风散寒,温肺化痰,止咳平喘;加瓜蒌皮、桔梗、甘草化痰止咳。风寒得散,痰邪得化,则肺气自降而喘哮自平。

案 2. 热痰蕴肺案

杨某,男,63 岁。1991 年 4 月 9 日初诊。发作性咳喘痰鸣 12 年,复作 3 个月。患者曾多次在各家医院住院,诊断为支气管哮喘。现喘促,喉中痰鸣,咳嗽,咯痰黄稠,口干苦,纳食减少,大便偏干结,小便黄,舌质红,苔白黄相兼,脉浮滑数。肺部听诊双肺满布哮鸣音。辨证为热痰蕴肺证。治宜清热涤痰,降气止哮。方用定喘汤加减。药用:蜜炙麻黄 6g,白果 10g,炙款冬花 6g,法半夏 10g,桑白皮 12g,紫苏子 10g,黄芩 10g,葶苈子 10g,炙枇杷叶 3g,瓜蒌子 6g,甘草 1.5g。服药 7 剂后复诊,喘促、痰鸣均明显减轻,用上方加地龙,续服 10 剂,喘促、痰鸣完全缓解。

按:此案乃热痰蕴肺所致。肺热炼津为痰,热痰壅盛,阻碍肺气肃降,故喘促、痰鸣、咳嗽、痰黄;邪热灼津,故口干口苦、大便干结、小便黄;舌质红、苔白黄、脉浮滑数乃痰热之象。其治用蜜炙麻黄宣肺散寒,止哮平喘;白果敛肺平喘;桑白皮、紫苏子、葶苈子、瓜蒌子肃肺化痰;炙款冬花、法半夏、枇杷叶化痰止咳;黄芩清热解毒;甘草和胃化痰。肺热得清,痰浊得化,肺气得降,喘促自止。

案 3. 痰浊阻肺案

陈某,女,38 岁。1993 年 4 月 20 日初诊。喘促痰鸣反复 34 年,复作 4 天。患者从 4 岁开始反复出现咳喘痰鸣,每因闻及异常气味而诱发,曾多次住院,诊断为支气管哮喘。4 天前喘促复作,喉中痰鸣,咯吐白色黏痰,难以咯出,咯出则舒,胸闷,时胸背牵痛,纳食尚可,大便溏,多唾,舌质红,苔黄,脉滑数。肺部听诊双肺满布哮鸣音。辨证为痰浊阻肺。治宜燥湿化痰,降气止哮。方用二陈汤加减。药用:法半夏 10g,橘络 3g,山药 15g,茯苓 12g,竹茹 12g,炙紫菀 10g,紫苏子 6g,瓜蒌皮 12g,甘草 1.5g。服药 5 剂,喘促逐渐减轻,续服 10 剂,喘促基本缓解。

按:此案乃痰浊阻肺所致。痰浊内停于肺,阻碍肺气肃降,故喘促、痰鸣、咯白黏痰;痰浊内阻,胸络不畅,故胸闷时痛;痰浊中阻,阻碍于脾,脾失健运,清气不升,故便溏、多唾;舌质红、苔黄、脉滑数乃痰浊化热之征。其治用法半夏、竹茹、瓜蒌皮化痰清热;紫苏子降气平喘;紫菀化痰止咳;橘络理气通络;山药、茯苓、甘草健脾燥湿,以杜生痰之源。痰化气降则喘促自止。

案4. 脾肺气虚案

谭某,男,47岁。1989年11月27日初诊。喘促痰鸣反复21年,复作并加重半个月。曾多次住院诊断为支气管哮喘。现喘促气短,呼多吸少,动则更甚,疲倦无力,易于汗出,胸闷纳少,腹胀便溏,舌质淡,苔白腻,脉沉细。辨证为脾肺气虚。治宜健脾益气,补肺止哮。方用六君子汤加减。药用:党参12g,炒白术10g,茯苓15g,法半夏10g,陈皮6g,杏仁10g,五味子3g,炙紫菀10g,瓜蒌皮10g,薤白10g,紫苏子10g,甘草1.5g。服药5剂,喘促明显减轻,续服5剂,喘促缓解,汗出不明显,嗣后间断服用上方以巩固疗效。

按:此案乃脾肺气虚所致。肺虚不能主气,肺气失于肃降,则喘促气短,呼多吸少,动则更甚;肺气亏虚,失于固摄,则易于汗出;脾胃亏虚,失于健运,故纳少腹胀,大便偏溏,疲倦无力;气虚痰滞,阻碍气机,则胸闷不适;舌质淡、苔白腻、脉沉细乃气虚痰蕴之征。其治用六君子汤健脾益肺,燥湿化痰;加五味子固摄肺气;杏仁、紫菀、瓜蒌皮、薤白化痰止哮,理气宽胸;紫苏子降气止哮。

案5. 肺肾阴虚案

彭某,男,30岁。1993年3月2日初诊。喘促痰鸣反复10年,多次住院诊断为支气管哮喘。现喘促痰鸣,多于夜间发作,发作时不能平卧,平时胸闷、咳嗽,口干,大便结,舌质淡黯,苔白,脉细数。证属肺肾阴虚。治宜滋肾养肺,纳气止哮。方用七味都气丸加减。药用:熟地黄12g,山药12g,丹皮10g,茯苓12g,泽泻10g,五味子3g,炙紫菀10g,瓜蒌皮12g,核桃肉12g。服药10剂,喘促发作减少,程度亦减轻,续服20剂,喘促基本缓解。后间断服用上方以巩固疗效。

按:此案乃肺肾阴虚,肾不纳气所致。肾阴亏虚不能上濡于肺,使呼吸吐纳失常,故喘促不能平卧;肾虚于下,痰逆于上,故痰鸣、胸闷、咳嗽;阴虚失于润泽,故口干、便结;舌质红,苔白,脉细数乃阴虚夹痰之征。其治用七味都气丸滋肾纳气,去山茱萸之温,加紫菀、瓜蒌皮化痰宽胸,核桃肉补肾润肠。

案6. 发作期治肺,缓解期补肾案

苏某,男,32岁。1989年11月5日因咳喘痰鸣反复25年,复发并加重8天而初诊。患者从7岁开始反复出现咳嗽气促,严重时不能平卧,喉中有痰鸣声,曾在多家医院就诊,诊断为支气管哮喘,曾应用多种中西药物,但只能暂时缓解,不能根治,仍于冬春及天气变化时发作。8天前因天气骤然变冷而上症复发,现咳嗽频作,咯白色泡沫痰,量较多,气促,活动后及夜间尤为明显,难以平卧,胸闷,喉中有痰鸣音,咽痒,畏寒,身痛,口不渴,纳食减少,大小便正常,舌质淡红,苔白厚腻,脉浮弦滑。双肺可闻及哮鸣音。胸片检查示支气管疾患。此为支气管哮喘(发作期),辨证为寒痰壅肺证。治宜温肺散寒,化饮止哮。方用小青龙汤合葶苈大枣泻肺汤加减。药用:蜜炙麻黄6g,桂枝6g,白芍

10g,细辛 1.5g,五味子 3g,法半夏 10g,炙紫菀 6g,葶苈子 10g,紫苏子 6g,地龙 10g,矮地茶 15g,甘草 1.5g。于 1989 年 11 月 30 日二诊。患者服药 2 剂,咳喘减轻,服完 7 剂,气促明显减轻,已能平卧。患者又自己续服 7 剂,气促不明显,但仍稍有咳嗽,痰量仍多,胸闷,夜卧时喉中有痰鸣音,咽不痒,纳食减少,大小便均可,舌质淡红,苔白厚,脉弦滑。辨证为痰浊阻肺,治以燥湿化痰,降气止哮。方用二陈汤加味。药用:法半夏 10g,陈皮 6g,茯苓 12g,山药 15g,百部 10g,炙紫菀 10g,紫苏子 4.5g,瓜蒌皮 10g,甘草 1.5g。于 1991 年 3 月 13 日三诊。患者一直间断服用上方,咳喘未大发作。但近 1 个月,在凌晨 3～5 点钟有胸闷气促感,用喷雾剂(不详)后才能缓解,不咳,白天只在上楼时有轻微气促,休息后立即减轻,纳食可,大小便正常,舌质淡红,苔薄腻,脉细数。辨证为肺肾气虚,肾不纳气,治以补肾益肺,纳气平喘。方用七味都气丸加减。药用:熟地黄 15g,山茱萸 10g,山药 15g,丹皮 10g,茯苓 15g,五味子 3g,葶苈子 3g,炙紫菀 10g,瓜蒌皮 12g,丹参 10g,桑白皮 10g。于 1991 年 5 月 22 日四诊。患者先后服上方 40 余剂,夜间发作性胸闷气促已不明显,咳喘亦未大发,平时稍感胸闷,无明显咳喘,纳食亦可,大小便正常,舌质淡红,苔薄腻,脉细滑。欧阳锜认为此时支气管哮喘已基本得到控制,后续治疗的重点是用中药预防复发。此时辨证为痰浊阻肺,治以燥湿化痰,降气宽胸,方用二陈汤合瓜蒌薤白半夏汤加减。药用:法半夏 10g,陈皮 5g,茯苓 12g,炙远志 3g,瓜蒌皮 12g,薤白 10g,炙紫菀 10g,桔梗 10g,蒺藜 12g,五味子 3g,甘草 3g。15 剂。于 1991 年 6 月 17 日五诊。患者病情稳定,咳喘未发作,仅偶感胸闷,纳食及大小便均正常,舌质淡红,苔薄白,脉细滑。效不更方,嘱用 5 月 22 日方 60 剂,共研为细末。每次 3g,每日 2 次,用温开水送服。并要求患者长期服用,同时禁忌辛辣、海味。2005 年 7 月 19 日患者专程来诊,要求笔者续用 1991 年 5 月 22 日方,并讲自服此方的散剂以来,支气管哮喘一直未发作。

按:《丹溪心法·哮喘》认为此病"专主于痰"。《症因脉治·哮病》则进一步指出:"哮病之因,痰饮留伏,结成窠臼,潜伏于内,偶有七情之犯,饮食之伤,或外有时令之风寒,束其肌表,则哮喘之症作矣。"此案即因内有痰饮内伏,外有风寒引发,而致哮喘急性发作。其治先用小青龙汤合葶苈大枣泻肺汤加减,既散外束之风寒,又蠲内伏之痰饮,寒散饮除,哮喘自然平复。但风寒一散,则痰饮见症渐渐明显,故在二诊改用二陈汤加味,燥湿化痰以除哮病之根。值得注意的是在三诊时,出现哮喘在夜间发作,夜间属阴,此时要警惕哮喘病位有由肺脾向肾发展的趋势,故当即改用七味都气丸补肾益肺,纳气平喘,以期阻断其发展。由于阻断及时,在四诊时又恢复到痰浊阻肺证候,此为哮病发作的根本原因,故用二陈汤合瓜蒌薤白半夏汤守方久服,终获良好疗效。一病而四变其法,可见欧阳锜辨证论治根底之深厚。

【小结】

欧阳锜认为此病的基本病机是因痰阻气道,肺失宣降所致,其治疗主张从痰、虚论治,发作期治在肺,从寒痰、热痰、痰浊论治,缓解期治在肺脾肾,从气虚、阴虚论治,通常多分以下 5 型进行治疗。①寒痰壅肺证:症见哮喘发作,胸膈满闷,咳痰清稀,或恶寒发热,口不渴,舌苔薄白而润,脉浮紧。治宜温肺散寒,化痰止哮。方用射干麻黄汤加减,常选用射干、蜜炙麻黄、细辛、款冬花、炙紫菀、法半夏、五味子、瓜蒌皮、桔梗、甘草。若恶寒发热者,加桂枝、紫苏叶;咳痰呈泡沫样者,加矮地茶;气促不能平卧者,加葶苈子、紫苏子。②热痰蕴肺证:症见哮喘发作,痰黄稠难出,胸闷心烦,咽干口渴,舌质红,苔黄腻,脉滑数。治宜清热涤痰,降气止哮。方用定喘汤加减,常选用蜜炙麻黄、白果、炙款冬花、法半夏、桑白皮、紫苏子、黄芩、葶苈子、炙枇杷叶、瓜蒌子、甘草等药。若烦热汗出者,加金银花、蝉蜕;胸闷明显者,加桔梗、枳壳;纳食减少者,加鸡内金、麦芽。③痰浊阻肺证:症见喘促,喉中痰声漉漉,咳嗽胸闷,食少恶心,舌质淡红,苔白腻,脉弦滑。治宜燥湿化痰,降气止哮。方用二陈汤加减,常选用法半夏、陈皮、茯苓、竹茹、炙紫菀、紫苏子、瓜蒌皮、甘草等药。若口苦痰稠者,加鱼腥草、黄芩;胸闷明显者,加薤白、桔梗;喘促不能平卧者,加葶苈子、紫苏子;大便溏者,加山药、白术。④脾肺气虚证:症见哮喘气短,动则更甚,食少便溏,疲倦无力,舌质淡,苔白腻,脉沉细无力。治宜健脾益气,补肺止哮。方用六君子汤加减,常选用党参、炒白术、茯苓、法半夏、陈皮、杏仁、紫菀、紫苏子、甘草等药。若气少明显者,加黄芪;活动后汗出者,加五味子;胸闷者加瓜蒌皮、薤白;气促不能平卧者,加葶苈子、地龙。⑤肺肾阴虚证:症见哮喘每于夜间发作,气短,呼多吸少,痰少而喘,咽干口燥,烦热盗汗,舌质红,苔少,脉细数。治宜滋肾养肺,纳气止哮。方用七味都气丸加味,常选用熟地黄、山茱萸、山药、丹皮、茯苓、泽泻、五味子、炙紫菀等药。若胸闷者,加瓜蒌皮、陈皮;不能平卧者,加紫苏子、葶苈子;大便干结者,加核桃肉、瓜蒌子;五心烦热者,加地骨皮、桑白皮;阴损及阳而形寒肢冷者,加肉桂、制附片。

5. 喘证

喘证乃因风热痰饮等因素,使肺失宣降、肾失摄纳所致,是一种以呼吸迫促为主要表现的肺系疾病。欧阳锜认为其治疗宜分虚、实论治,实喘治肺,虚喘治脾、肾。

案 1. 风寒动饮案

王某,男,54 岁。1989 年 1 月 26 日初诊。咳喘不能平卧反复 12 年,复作并加重 4 天。刻诊:咳嗽痰多,痰色白而稀薄,呈泡沫状,有痰鸣音,喘促,不能平卧,咽痒,口不苦,胸闷,纳食呆滞,大便偏溏,舌质淡红,苔白厚,脉浮弦滑。证属外感风寒,引动内饮。治宜疏风散寒,温肺蠲饮。方用小青龙汤加减。药用:蜜炙麻黄 6g,桂枝 6g,白芍 6g,细辛 3g,五味子 6g,法半夏 10g,炙紫菀 10g,葶苈子 10g,紫苏子 6g,神曲 12g,矮地茶 15g,甘草 3g。服药 2 剂,咳嗽明显减轻,喘促减轻,续服 5 剂,咳嗽不明显,已能平卧,用上方去葶苈子、白芍、桂枝,加桔梗、桑白皮,续服 7 剂,咳喘均基本缓解。

按:此案乃因风寒动饮所致,风寒袭肺,肺气失于宣肃则咳痰咽痒;饮邪内停,因外邪相引而动,阻碍气机,故痰稀呈泡沫状,有痰鸣音,喘促不能平卧,胸闷;饮邪中阻,影响脾胃运化,故纳食减少;饮邪趋下,故大便溏;舌苔白厚、脉浮弦而滑乃风寒动饮之征。其治用麻黄疏风散寒,宣肺平喘;桂枝、白芍调和营卫;细辛配桂枝温肺化饮;法半夏、葶苈子、紫苏子、矮地茶蠲饮化痰,止咳平喘;五味子、紫菀、甘草化痰止咳;神曲和胃助运。

案 2. 风热壅肺案

张某,男,47 岁。1992 年 9 月 27 日因痰多气促反复半年而初诊。刻诊:气促明显,不能平卧,活动后更甚,稍咳,痰中带血丝,咳时胸痛,背胀,声嘶,纳食可,大小便正常,舌质红,舌苔黄,中心无苔,脉浮滑数。证属风热壅肺。治宜疏风散热,宣肺平喘。方用银翘散加减。药用:金银花 10g,连翘 10g,黄芩 12g,蒲公英 12g,杏仁 12g,紫苏子 10g,瓜蒌皮 10g,法半夏 10g,竹茹 12g,蜜炙枇杷叶 8g,沙参 12g,百合 12g,煅龙骨 15g,煅牡蛎 12g。服药 10 剂,气促明显减轻,咳嗽减少,但仍痰中带血丝,舌质淡红,苔黄,脉滑数。改用化痰清热之剂,药用旋覆花 10g(布包),黄芩 10g,瓜蒌皮 12g,法半夏 10g,炙紫菀 10g,茯苓 12g,薏苡仁 15g,橘红 3g,百部 12g,丝瓜络 3g,甘草 1.5g。续服 7 剂,痰中无明显血丝,嘱再服 7 剂以巩固疗效。

按:此案乃因风热之邪蕴积于肺,炼津为痰,痰阻气机而发病,风热犯肺,肺气失于宣降,则咳嗽咽痒、喘促不能平卧;风热郁肺,灼伤肺络,故痰中带血丝;邪郁肺胃,胸络不畅则胸痛背胀;舌质红、苔黄、脉浮滑数乃风热夹痰之征;舌中心无苔,乃伤阴之候。其治用金银花、连翘疏散风热;黄芩、蒲公英清热解毒;杏仁、紫苏子、瓜蒌皮、法半夏、竹茹、枇杷叶化痰降气;沙参、百合养阴润肺;龙骨、牡蛎潜镇肺气。服药后风热得散,痰热得清,则喘促自平。

案 3. 痰热蕴肺案

楚某,男,53 岁。1989 年 5 月 11 日初诊。有肺间质纤维化并肺部感染病史。咳嗽气促复作 12 天,正在某医院住院,已经西药抗感染治疗,现仍咳嗽,咯黄稠痰,量较多,活动后气促,不能平卧,口干口苦,纳食减少,大便偏干,舌质红,苔黄厚腻,脉滑数。辨证为痰热蕴肺证。治宜清热化痰,清肺平喘。方用千金苇茎汤加减。药用:石韦 15g,桃仁 10g,冬瓜子 12g,牡丹皮 10g,鱼腥草 15g,瓜蒌皮 12g,丝瓜络 3g,葶苈子 5g,蒲公英 15g。服药 21 剂后,咳嗽明显减轻,痰量减少,气促不明显,续服 30 剂以巩固疗效。

按:此案乃痰热蕴肺所致,痰热壅积于肺,阻碍肺气,肺气失于宣降,故咳嗽气促,咯痰黄稠;痰热伤津,故口干口苦,大便偏干;舌质红、苔黄厚、脉滑数乃痰热为患之象。其治用石韦、鱼腥草、蒲公英清肺解毒;桃仁、冬瓜子、牡丹皮凉血排脓;瓜蒌皮、丝瓜络化痰通络;葶苈子豁痰平喘。服药后,痰热清则肺气宁而喘促平。

案 4. 肺肾阴虚案

董某,男,71岁。1992年12月3日初诊。咳嗽气促反复发作12年,复作1个月。现咳嗽仍存,痰黄量少,喘促于活动后尤甚,胸闷,口干,腰膝酸软,双下肢无力,舌质红,苔白黄而厚腻,脉细弦数。证属肺肾阴虚。治宜滋肾养肺,纳气平喘。方用七味都气丸加味。药用:熟地黄12g,山茱萸3g,山药15g,丹皮10g,茯苓12g,泽泻12g,五味子3g,沙参10g,紫菀10g,百合15g,炙远志3g。服药14剂,喘促减轻,咳痰减少,仍用上方加薏苡仁15g,续服15剂以巩固疗效。

按:此案乃肺肾阴虚,肾不纳气所致。肾虚失于摄纳,气逆于上,故喘促于活动后尤甚;阴虚不能上承,故口干;腰为肾之外府,肾虚不能固腰,故腰膝酸软;肾虚则水泛为痰,痰蕴化热,郁阻于肺,故咳痰胸闷;舌质红,苔白黄而厚腻,脉细弦数乃阴虚痰郁之征。其治用七味都气丸加味滋肾养肺,纳气平喘,只佐用远志、泽泻、茯苓化痰止咳,肾液充盈则痰自平抑,此即所谓"见痰休治痰"之意。

【小结】

欧阳锜认为此病的治疗宜实者治肺,虚者治脾、肾,主要分以下4型治疗。①风寒动饮证:症见咳嗽喘促,不能平卧,痰多而其质稀薄如泡沫状,有痰鸣音,咽痒胸闷,纳食呆滞,大便偏溏,舌质淡红,苔白厚,脉浮弦滑。治宜疏风散寒,温肺蠲饮。方用小青龙汤加减,常选用蜜炙麻黄、桂枝、白芍、细辛、五味子、法半夏、炙紫菀、葶苈子、紫苏子、矮地茶、甘草等药。若痰黄难出者,加瓜蒌仁、鱼腥草;口苦者,加地龙、桑白皮。②风热壅肺证:症见气促明显,不能平卧,活动后更甚,稍咳,咳时胸痛,舌质红,舌苔黄,脉浮滑数。治宜疏风散热,宣肺平喘。方用银翘散加减,常选用金银花、连翘、黄芩、蒲公英、杏仁、紫苏子、瓜蒌皮、法半夏、竹茹、蜜炙枇杷叶等药。若咳痰黄稠者,加鱼腥草、蚤休;口干咽燥者,加沙参、百合。③痰热蕴肺证:症见咳嗽,咯大量黄稠痰,活动后气促,甚至不能平卧,口干苦,舌质红,苔黄厚腻,脉滑数。治宜清热化痰,清肺平喘。方用千金苇茎汤加减,常选用石韦、桃仁、冬瓜子、薏苡仁、牡丹皮、鱼腥草、金荞麦、瓜蒌皮、丝瓜络、葶苈子、蒲公英、芦根等药。若大便干结者,加瓜蒌仁、火麻仁。④肺肾阴虚证:症见咳嗽痰少,喘促于活动后尤甚,胸闷,口干,舌质红,苔少,脉细滑数。治宜滋肾养肺,纳气平喘。方用七味都气丸加味,常选用熟地黄、山茱萸、山药、丹皮、茯苓、泽泻、五味子、沙参、紫菀、百合、核桃肉等药。若喘促不能平卧者,加葶苈子;舌质紫黯者,加丹参。

6. 肺癌

肺癌乃因痰血热毒积结于肺,逐渐恶变所致,是一种以持续刺激性咳嗽、顽固性胸痛、气喘、持续性痰内带血、四肢疼痛及杵状指等为主要表现的肺系疾病。欧阳锜认为此病以"癌毒"为病因之本,以"毒热伤阴"为基本病机和中心证候,主要病因病机为癌毒与痰热互结,积久伤阴,肺失宣降。其治疗以解毒抗癌、养阴润肺,兼以清热除痰、宣降肺气为法。

案 1. 痰热瘀结案

周某,男,工人。久咳胸痛不愈,胸闷,胸中隐隐作痛,痰稠难出,痰中带血气促,动则喘促更甚,逐渐消瘦,乏力,纳少,大便不爽,舌红苔黄,脉弦数。诊断为晚期肺癌、阻塞性肺炎、肺不张。某医因其消瘦久咳,动则气喘,主张扶正,治以补肾纳气,予都气汤加枸杞子、肉苁蓉、沙参、炙甘草。服十余剂。喘促更甚,胸闷、胸痛增剧,咯血紫黑,并见低热口渴。改用千金苇茎汤去桃仁,加白茅根、旱莲草、葶苈子、橘络、鱼腥草、苦参、瓜蒌壳等解毒清肺、降肺通络之品,咳喘胸痛等症逐渐减轻,精神、食欲亦随之转佳,坚持用上法,获得一年多的缓解。

按:此案消瘦久咳,动则气喘,与"肾不纳气"之证相同,惟胸中隐隐痛,痰稠带血,脉弦数,与肾不纳气之证有异。《难经》谓"肺之积,名曰息贲。"说明呼吸喘促之证,有因肺中有积,阻塞气道而致者。补肾纳气,则肺中痰热郁积,更有碍于肺之清降,故喘促胸痛愈甚。此所谓"大实有羸象"的假虚证,治当祛邪安正,改用清肺降气,邪去而正自安,终于使难治之晚期肺癌患者获得较长时间的缓解。

案 2. 痰热伤络案

陈某某,男,64 岁,教育局干部。患者反复少量咯血伴发热 4 年,加重 4 个月,抗炎治疗无效,经某院支气管镜检查发现:"右上支气管开口处有 3cm×3cm 菜花样新生物,血管怒张,易出血,完全阻塞上叶气管",活检为"鳞癌Ⅱ～Ⅲ级"。就诊时咳嗽,气急,胸闷,胸痰,痰中带血,颈项胀,舌红,苔黄,脉弦数。胸片"右肺门上方可见半圆形密度增高之肿块影,右上肺密度增高,下缘向内凹,气管及纵隔向左移。"报告为"右中央型肺癌并阻塞性肺炎、肺不张。"外敷抑癌散(前后共敷药 7 次),并配合石韦、鱼腥草、龙葵、苦参、大蓟、臭牡丹、葶苈子、丝瓜络、瓜蒌壳等解毒清肺、降气通络之品内服。历 298 天,症状基本消失,照片复查:"肺不张消失,肿块缩小、气管及右支气管腔已不狭窄,移位亦基本纠正。

按:此案乃因痰热瘀结,损伤肺络所致,故见痰中带血。其治疗在清肺解毒的基础上,加用大蓟、石韦凉血止血,同时配合用抑癌散(含砷)外敷,以毒攻毒,坚持治疗,渐取其效。

案3.痰热伤阴案

袁某某,男,68岁,建材公司退休工人。患者2年前起感左胸部隐痛不适,咳嗽,动则气喘,痰中带血丝,并头晕腰痛,面黯消瘦。用抗炎治疗无效。经某医院胸透发现"左肺门区有肿块阴影,边缘模糊。"支气管镜检查:"左上支管鳞状细胞癌Ⅲ级。"病情日趋加重,4个月后胸片显示:"左肺门处可见5cm×4cm大小之肿块,肿块上缘模糊,呈分叶状,密度均匀,左上肺大片阴影。"意见:"左中央型肺癌,左上肺不张。"外贴抑癌膏,内服石韦、紫菀、臭牡丹、白花蛇舌草、龙葵、鱼腥草、大蓟根、麦芽、百合、女贞子、制首乌等解毒清肺、通络养阴之品,治疗约10个月,咳嗽、胸痛、气促消失,只偶然痰中带血,面色红润,体重增加。照片复查:"左肺门处外上方肿块阴影响密度较前略有减低,边缘较前清晰,肿块阴影大小致同前。"意见:左中央型肺癌"肺不张有改善,继发感染有吸收。"

按:此案乃因痰热瘀结,损伤肺络,灼伤阴液所致。故既有痰中带血,又见头晕消瘦。其治疗在清肺解毒基础上,配用凉血止血之石韦、大蓟,滋养阴液之女贞子、百合、制首乌,亦敷贴抑癌膏,加强以毒攻毒、抗癌消瘤作用。

【小结】

欧阳锜认为此病以"癌毒"为病因之本,以"毒热伤阴"为基本病机和中心证候,主要病因病机为癌毒与痰热互结,积久伤阴,肺失宣降。其治疗以解毒抗癌、养阴润肺,兼以清热除痰、宣降肺气为法。临床酌情辨证或对症加减。若癌症转移,则宜加以兼顾;如若出现某些急重之症如咯血、剧烈胸痛、胸腔积液等,则着重于对症处理,以迅速缓解症状为急务。欧阳锜常选用瓜蒌皮、紫菀、臭牡丹、鱼腥草、葶苈子、薏苡仁、甘草等药组成基本方清肺解毒汤。若肺癌患者或术后无明显不适,常径用上方;如症见发热、苔黄者,加黄芩、金银花、苦参、石韦;伤阴而口干咽燥、舌红少苔者,加沙参、百合、生地黄、牡丹皮;潮热盗汗者,加煅牡蛎、白薇、地骨皮;胸腔积液者,加茯苓、车前子;咳嗽较重者,加枇杷叶(蜜炙)、川贝母;咯吐黄痰者,加浙贝母、天竺黄;咯吐泡沫痰者,加前胡、杏仁;邪伤肺络而痰中带血者,加大蓟根、石韦或仙鹤草、侧柏叶;胸痛者,加丝瓜络、留行子,甚者加八棱麻;胸背闷胀者,加枳壳、葛根;大便干结者,加瓜蒌子。并淋巴结转移者,加天葵子、天花粉、留行子;结块大及坚硬者,加礞石;并骨转移者,加骨碎补、全蝎、蝉蜕;肺癌术后伤口痛者,加丝瓜络、丹参;术后周围神经损伤,症见患侧上肢麻木者,加桑枝、秦艽、络石藤;术后放疗并发放射性肺炎者,加蒲公英、白花蛇舌草。

（三）心系病类

1. 胸痹

胸痹乃因上焦阳虚阴乘，痹着不行所致，是一种以胸背痛、喘息咳唾为主要表现的胸痛类疾病。欧阳锜认为其治疗宜从郁、痰、瘀、虚入手，痰化瘀通则阳气自复而胸痛自止。

案1. 阳虚饮聚案

陈某，男，62岁。1989年12月4日因咳喘胸痛反复7年，复作半个月而初诊。患者有慢性支气管炎、冠心病、糖尿病等病史。现咳嗽喘促，胸闷胸痛，活动后气促，口不干苦，纳食减少，大便溏，足肿，舌质淡胖，舌苔白厚，脉弦迟。证属阳虚饮聚。治宜通阳化饮，宽胸蠲痹。方用苓桂术甘汤合瓜蒌薤白半夏汤加减。药用：茯苓15g，桂枝6g，葶苈子10g，瓜蒌皮12g，薤白10g，薏苡仁15g，郁金10g，丝瓜络3g，紫菀10g，桔梗10g，杏仁10g，法半夏10g，甘草1.5g。服药7剂，咳嗽减少，胸闷胸痛及足肿均基本消失，仍用上方去茯苓、桂枝、薏苡仁，加山楂，续服7剂以巩固疗效。

按：此案乃因阳虚饮聚所致。阳虚失于气化，水饮内停，阻碍气机，故喘促足肿；寒饮上乘于胸，胸络痹阻则胸闷胸痛；饮邪中阻，影响脾胃运化，故纳减便溏；舌质淡胖、舌苔白厚、脉弦迟乃阳虚饮聚之象。其治用桂枝温阳化气；茯苓、薏苡仁、葶苈子利水蠲饮；瓜蒌皮、薤白、丝瓜络、郁金宽胸通络；紫菀、桔梗、杏仁、法半夏、甘草化痰止咳。阳气通则饮邪散，胸络通则胸痹止。

案2. 肝郁血瘀案

雷某，女，49岁。1993年5月27日因胸闷气促反复5年而就诊。患者曾在多家医院就诊，均诊断为冠心病，但按冠心病治疗症状无明显缓解。现胸闷或胀，时作胸痛气促，活动后加重，心烦口干，睡眠欠佳，舌质红，苔薄，脉弦缓。证属肝郁血瘀。治宜疏肝解郁，行气活血。方用四逆散合丹参饮加减。药用：柴胡10g，制香附7g，郁金10g，白芍12g，丹参12g，紫菀10g，枳壳10g，茜草12g，佛手3g，甘草1.5g。服药10剂，胸闷气促减轻，胸痛明显减少，仍用上方加柏子仁、旋覆花，续服10剂以善后。

按：此案有明显的冠心病症状，但经中西医按冠心病治疗均无明显疗效，结合患者心烦、睡眠欠佳、脉弦缓等表现，显然乃因肝郁血瘀所致。故用柴胡、白芍、郁金、香附、枳壳、佛手疏肝解郁，理气止痛；丹参、茜草活血化瘀，通络止痛；紫菀化痰理肺；甘草调和诸药。全方以疏肝为主，兼以活血，气机一旦舒通，胸痹自然缓解。

【小结】

欧阳锜认为此病的基本病机是上焦阳虚阴乘，痹着不行所致，其治疗宜从郁、痰、瘀、虚入手,主要分以下 2 型治疗。①阳虚饮聚证:症见咳嗽喘促,胸闷胸痛,活动后气促,便溏足肿,舌质淡胖,舌苔白厚,脉弦迟。治宜通阳化饮,宽胸蠲痹。方用苓桂术甘汤合瓜蒌薤白半夏汤加减,常选用茯苓、桂枝、葶苈子、瓜蒌皮、薤白、薏苡仁、郁金、丝瓜络、紫菀、桔梗、杏仁、法半夏、甘草等药。若形寒肢冷者,加红参、附子;气少懒言者,加黄芪、党参、白术;胸闷明显者,加旋覆花;胸前冷痛者,加荜茇、细辛;咳嗽痰多者,加浙贝母、矮地茶。②肝郁血瘀证:症见胸闷或胀,时作胸痛气促,心烦口干,睡眠欠佳,舌质红,苔薄,脉弦缓。治宜疏肝解郁,行气活血。方用四逆散合丹参饮加减,常选用柴胡、制香附、郁金、白芍、丹参、紫菀、枳壳、茜草、甘草等药。若心悸不宁者,加柏子仁;失眠多梦者,加酸枣仁、龙齿;大便干结者,加决明子、桃仁;口干明显者,加桑椹、制首乌。

2. 厥心痛(冠心病心绞痛)

厥心痛相当于西医的冠心病心绞痛,乃因痰、瘀痹阻心络所致,是一种以发作性胸闷胸痛、汗出肢冷、晕厥为主要表现的心系疾病。欧阳锜认为其治疗宜从痰、瘀入手,痰化瘀通则胸痛自止。

案 1. 气郁痰阻案

宋某,男,59 岁。1993 年 2 月 16 日初诊。胸部胀闷疼痛反复发作 12 年,加重 5 天。患者有高血压、糖尿病、动脉粥样硬化、脂肪肝等病史。现胸部胀闷,时作隐痛,牵及左侧肩背,口干少饮,纳食可,大便溏,睡眠可,足冷,舌苔白滑,脉细滑。心电图显示 $V_{1\sim3}$ ST 段下移,提示心肌缺血。证属气郁痰阻。治宜理气化痰,宽胸蠲痹。方用半夏厚朴汤合瓜蒌薤白半夏汤加减。药用:法半夏 10g,厚朴 10g,瓜蒌皮 10g,薤白 10g,茯苓 12g,石菖蒲 10g,葛根 15g,陈皮 5g,豨莶草 15g,甘草 1.5g。服药 14 剂,胸部胀闷明显减轻,胸痛未出现,复查心电图已大致正常。

按:此案乃因气郁痰阻所致。气郁痰阻,胸络不畅则胸部胀闷,时作隐痛,牵及肩背;痰阻于中,津液不能上承,则口干少饮;痰浊阻遏于脾,脾失健运,不能充养四肢,故便溏足冷;苔白滑、脉细滑乃痰浊为患之征。其治用半夏厚朴汤合瓜蒌薤白半夏汤去苏叶,加石菖蒲、陈皮理气解郁,化痰宽胸;茯苓、甘草健脾渗湿;葛根升提津气;豨莶草通经活络。郁气得舒,痰浊得化,则胸络通而诸症自然缓解。

案 2. 瘀阻心络案

易某,女,51 岁。1995 年 8 月 7 日初诊。胸闷刺痛反复发作 5 年,加重 3 天。曾在某医院经心电图诊断为冠心病。现胸闷,频作短暂刺痛,活动后及夜间均明显,心悸烦躁,口干,大便偏干,睡眠差,舌质黯,苔薄,脉细涩。证属瘀阻心络。治宜行气活血,宽胸蠲痹。方用旋覆花汤加减。药用:旋覆花 10g,

茜草 12g,丹参 12g,制香附 7g,川楝子 12g,炒柏子仁 7g,瓜蒌壳 12g,决明子 12g,甘草 1.5g。服药 10 剂,胸部刺痛明显减少,胸闷减轻,用上方加降香,续服 10 剂,胸痛完全缓解,复查心电图 ST 段下移已不明显。

按:此案乃因瘀阻心络所致。气机郁滞,血行不畅,阻滞于胸络则胸闷刺痛;气郁不舒则烦躁;病及于心,心神受扰则心悸、失眠;气血运行受阻,津液不能正常输布,则口干、便结;舌质黯、脉细涩乃瘀阻为患之征。其治用旋覆花、香附、川楝子解郁行气;茜草、丹参活血化瘀;柏子仁宁心安神;瓜蒌壳宽胸散结;决明子润肠通便;甘草调和诸药。诸药配合,共奏理气活血之效,气畅瘀消则胸痛自止。

案 3. 瘀痰痹阻案

苏某,男,64 岁。1995 年 3 月 21 日初诊。胸部板闷、刺痛反复发作 11 年,加重半个月。有高血压病史。多次住院经心电图、超声心动图等诊断为冠心病。现胸部板闷,刺痛频作,夜间为甚,时作头痛烦躁,心悸口苦,大便干结,舌质黯红,苔白腻,脉弦滑。血压 145/90mmHg。证属瘀痰痹阻,兼肝阳上亢。治宜活血化痰,平肝蠲痹。方用丹参饮合瓜蒌薤白半夏汤加减。药用:丹参 15g,降香 3g,茜草 7g,瓜蒌皮 12g,薤白 10g,法半夏 10g,柏子仁 7g,炙远志 3g,地龙 10g,苦丁茶 10g,决明子 12g,甘草 1.5g。服药 14 剂,胸痛不明显,胸闷减轻,血压 135/90mmHg,用上方加旋覆花,续服 14 剂,胸闷胸痛完全缓解,后用上方研为细末,每次 3g,每日 2 次,温开水送服,以巩固疗效。

按:此案乃因瘀痰痹阻,兼肝阳上亢所致。瘀血内阻,胸络不畅则胸部刺痛,夜间为甚;痰浊痹阻,经气失舒则胸部板闷;病及于心,心神受扰则心悸;肝阳偏亢,动扰于上则头痛、烦躁、口苦;气血运行受阻,津液不能正常输布,肠道失润,则大便干结;舌质黯红、苔白腻、脉弦滑乃瘀痰、阳亢为患之征。其治用丹参、降香、茜草行气活血;瓜蒌皮、薤白、法半夏理气化痰;柏子仁、远志宁心安神;地龙、苦丁茶平肝潜阳;决明子润肠通便;甘草调和诸药。诸药配合,共奏活血、化痰、平肝之效。

案 4. 瘀阻饮停案

杨某,女,73 岁。1994 年 11 月 8 日初诊。胸闷痛、刺痛反复发作 17 年,加重并下肢浮肿 13 天。有高血压病史。现胸闷心悸,时作刺痛,双下肢浮肿,午后为甚,背冷,口干不苦,纳食减少,大小便正常,睡眠可,舌质淡紫而胖,苔白滑,脉弦滑。血压 140/85mmHg。心电图显示 $V_{II、III、avF}$ ST 段下移,提示下壁心肌缺血。超声心动图显示左心房、左心室扩大,左室舒张功能减退。西医诊断冠心病并心力衰竭。证属瘀阻饮停。治宜活血利水,宽胸蠲痹。方用丹参饮合苓桂术甘汤加减。药用:丹参 15g,降香 3g,茯苓皮 30g,车前子 12g,桂枝 3g,瓜蒌皮 10g,薤白 10g,炙远志 6g,白术 10g,甘草 1.5g。服药 10 剂,胸闷减轻,胸部刺痛及下肢足肿消失,用上方加前胡,续服 20 剂,胸闷已不明显,后间断服用上方以巩固疗效。

按:此案乃因瘀阻饮停,痹阻胸络所致。瘀血阻滞胸络则胸部刺痛;心络瘀阻,经隧不利,日渐影响水液代谢,饮自内生,痹阻胸阳,故胸闷心悸,下肢浮肿,背冷;瘀饮阻滞,津液不能上承,则口干;舌质淡紫而胖、苔白滑、脉弦滑乃瘀血、痰饮为患之征。其治用丹参、降香行气活血;瓜蒌皮、薤白理气化痰;苓桂术甘汤加加车前子温阳利水;远志化痰宁心。诸药配合,共奏活血利水之效,瘀血得行,痰饮得利,则胸痛、足肿自然缓解。

案 5. 瘀扰心神案

王某,男,47 岁。1993 年 3 月 14 日初诊。胸痛、心悸反复 2 年,加重 9 天。多次住院经心电图、超声心动图等诊断为冠心病并室性期前收缩。现胸闷刺痛,心悸不宁,发作时坐卧不安,口干渴,大小便正常,睡眠尚可,舌质紫黯,苔薄白,脉促代。心电图显示心肌缺血、多发性室性期前收缩。证属瘀扰心神。治宜活血化瘀,宁心安神。方用丹参饮加减。药用:丹参 15g,降香 3g,炒酸枣仁 10g,炒柏子仁 7g,茯神 10g,炙远志 3g,生地黄 12g,煅牡蛎 15g,山楂 10g,甘草 3g。服药 10 剂,胸痛减轻,心悸偶有发作,用上方去生地黄,加百合,续服 10 剂,胸闷、心悸均已不明显。

按:此案乃因瘀血阻滞,动扰心神所致。瘀血阻滞于胸络则胸部刺痛;瘀阻心络,动扰心神,心神不安,故心悸不宁,坐卧不安;瘀饮阻滞,津液不能上承,则口干渴;舌质紫黯、脉促代及瘀扰心神之征。其治用丹参、降香行气活血;酸枣仁、柏子仁、茯神、远志宁心安神;牡蛎重镇安神;生地黄养血宁心;山楂、甘草和胃助运。诸药配合,共奏活血宁心之效。

【小结】

欧阳锜认为此病的基本病机是因痰、瘀痹阻心络所致,其治疗主张从痰、瘀论治,主要分以下 5 型治疗。①气郁痰阻证:症见心胸满闷、隐痛阵作,痛无定处,每因情志不遂而诱发或加重,时欲太息,两胁不舒,得嗳气或矢气后稍舒,纳少,舌质淡红、苔白厚,脉弦滑。治宜理气化痰,宽胸蠲痹。方用半夏厚朴汤合瓜蒌薤白半夏汤加减,常选用法半夏、厚朴、瓜蒌皮、薤白、茯苓、石菖蒲、葛根、陈皮、甘草等药。若胸痛牵及胁肋者,加柴胡、旋覆花;牵及肩背、左上肢者,加姜黄、豨莶草;心悸不宁者,加远志、酸枣仁。②瘀阻心络证:症见心胸闷痛或刺痛,痛处固定,甚则心痛彻背,背痛彻心,或痛引肩背,伴胸闷,舌质紫黯或有瘀斑,脉弦涩或促代。治宜行气活血,宽胸蠲痹。方用旋覆花汤加减,常选用旋覆花、茜草、丹参、制香附、川楝子、柏子仁、甘草等药。若瘀阻较重,胸痛剧烈者,加降香、郁金;气滞较重,胀闷明显者,加瓜蒌壳、枳壳;兼寒而畏寒肢冷者,加细辛、桂枝;兼气虚而气短自汗者,加人参、黄芪;心悸不宁者,加苦参、酸枣仁。③瘀痰痹阻证：症见心胸部板闷不适，时作刺痛，历时短暂，痛处固定，或痛引肩背，或伴心悸，舌质紫黯或有瘀斑，苔白腻，脉弦滑或促代。治宜活血化痰，宽胸蠲痹。方用丹参饮合瓜蒌薤白半夏汤加减，常选用丹参、降香、茜草、瓜蒌皮、薤白、法半夏、炙远志、甘草等药。若瘀阻较重，胸痛夜间为甚者，加蒲黄、郁金；胸闷如窒者，加旋覆花、桔梗；咽中有异物感者，加厚朴、紫苏叶；心悸不宁者，加柏子仁、茯神；大便溏者，加茯苓；大便干结者，加瓜蒌子、决明子；伴血压增高者，加地龙、苦丁茶。④瘀阻饮停证：症见胸闷不适，频作刺痛，痛处固定，下肢浮肿，或伴心悸，舌质紫黯，苔白滑，脉弦滑或促代。治宜活血利水，宽胸蠲痹。方用丹参饮合苓桂术甘汤加减，常选用丹参、降香、茯苓、桂枝、瓜蒌皮、薤白、白术、甘草等药。若胸痛夜间为甚者，加蒲黄、茜草；心悸不宁者，加柏子仁、炙远志；胸部板闷者，加旋覆花、前胡；夜间阵作不能平卧者，加葶苈子；足肿明显者，加车前子、猪苓。⑤瘀扰心神证：症见胸部刺痛，痛处固定，阵作心悸不宁，烦躁口干，舌质紫黯，苔薄白，脉促代。治宜活血化瘀，宁心安神。方用丹参饮加减，常选用丹参、降香、炒酸枣仁、炒柏子仁、茯神、炙远志、龙骨、牡蛎、山楂、甘草等药。若胸闷不适者，加瓜蒌皮、旋覆花；夜间阵作不能安宁者，加蒲黄、合欢皮；兼阴虚而口干渴明显者，加生地黄、百合；兼气虚而疲乏无力者，加党参、山药；兼阳虚而形寒肢冷者，加桂枝。

3. 心痹（风湿性心瓣膜病）

心痹相当于西医的风湿性心瓣膜病，乃因痹病日久不愈，病邪内舍于心所致，是一种以悸、咳、喘、肿进行性加重为主要表现的心系疾病。欧阳锜认为其治疗宜从虚、瘀、饮入手。

案 1. 气虚血瘀案

陈某，女，41 岁。1988 年 5 月 19 日因胸痛心悸反复 20 年，加重 4 个月而就诊。患者于 20 岁前因胸痛心悸在当地医院诊断为风湿性心脏病，二尖瓣狭窄并关闭不全，一直没有经过系统治疗，近 4 个月逐渐加重。现胸闷胸痛，在劳累后尤为明显，平时气少、易于疲乏，活动后心悸、多汗，有时干咳，口不干苦，纳食尚可，大便偏溏，睡眠可，舌质淡黯，苔薄白，脉细滑。证属气虚血瘀。治宜益气活血，宽胸蠲痹。方用生脉散合丹参饮加减。药用：炙黄芪 12g，白参 6g，麦冬 10g，五味子 3g，丹参 12g，瓜蒌皮 10g，当归 10g，茜草 10g，桔梗 10g，甘草 1.5g。服药 30 剂，胸痛基本缓解，胸闷明显减轻，但仍活动后心悸，用上方加郁金、柏子仁，续服 30 剂以巩固疗效。患者病情一直稳定，后于 1994 年上半年行心脏瓣膜手术。

按：此案乃因气虚血瘀所致。气虚不能运血，血行瘀滞，胸络不畅则胸闷胸痛，其劳累后明显者，乃因"劳则气耗"（《素问·举痛论》），使气虚更虚之故；气的固摄作用能控制着津液的排泄，当气因劳累而消耗过多时，影响到气的摄津作用,从而出现多汗;心肺同居于上焦,心气虚必将影响及肺,出现心肺同病,故见心悸、干咳;气的生成依赖于脾的运化,气的消耗过多也将影响脾的运化,故见大便偏溏;舌质淡黯、脉细滑乃气虚血瘀之象。其治宜生脉散加黄芪益气养阴;丹参、当归、茜草活血化瘀;瓜蒌皮化痰宽胸;桔梗、甘草化痰止咳。全方补气为主,兼顾活血,故宜于气虚血瘀之证。

案2. 阳虚水泛案

魏某,女,47岁。1989年4月29日因活动后气促反复25年,加重伴足肿半年而初诊。患者于1963年下半年因活动后气促在某医学院附一院住院,经各种检查诊断为心脏瓣膜病,二尖瓣狭窄并关闭不全,因不愿手术而保守治疗,症状逐渐加重,半年前出现足肿。现胸闷,活动后气促,纳食减少,大便偏溏,双下肢凹陷性水肿,舌质淡胖,苔白,脉细促不齐。证属阳虚水泛。治宜温阳利水,活血宽胸。方用苓桂术甘汤加减。药用:茯苓15g,桂枝6g,白术10g,丹参12g,郁金10g,薏苡仁15g,瓜蒌皮12g,柏子仁10g,甘草1.5g。服药10剂,足肿及胸闷均稍有减轻,用上方加葶苈子,续服10剂,足肿消退,仅偶作胸闷,仍活动后气少,间断服用上方以巩固疗效。并嘱患者早日行心脏瓣膜手术。

按:此案乃因阳虚水泛所致。阳气亏虚,气化不及,水湿内停,故足肿不退;水气上乘于胸部,故胸闷;水气上泛,影响脾胃运化,故纳食减少、大便偏溏;舌质淡胖、苔白、脉细促不齐乃阳虚水泛之象。其治用苓桂术甘汤加薏苡仁温阳利水,丹参、郁金活血化瘀,瓜蒌皮化痰宽胸,柏子仁宁心安神。诸药配合,共奏温阳利水、活血宽胸之效。

【小结】

欧阳锜认为此病乃因痹病日久不愈,病邪内舍于心所致,其治疗宜从虚、瘀、饮入手,主要分以下2型论治。①气虚血瘀证:胸闷胸痛,劳累后尤甚,平时气少,易于疲乏,活动后心悸,舌质淡黯,脉细滑。治宜益气活血,宽胸蠲痹。方用生脉散合丹参饮加减,常选用炙黄芪、白参、丹参、瓜蒌皮、茜草、桔梗、甘草等药。若自汗多者,加麦冬、五味子、浮小麦、煅牡蛎;胸部刺痛明显者,加当归、旋覆花。②阳虚水泛证:症见双下肢凹陷性水肿,胸闷,活动后气促,舌质淡胖,苔白,脉细促不齐。治宜温阳利水,活血宽胸。方用苓桂术甘汤加减,常选用茯苓、桂枝、白术、丹参、郁金、薏苡仁、瓜蒌皮、柏子仁、甘草等药。若喘促不能平卧者,加葶苈子;咳嗽者,加杏仁、桑白皮。

4. 心瘅(病毒性心肌炎)

心瘅相当于西医的病毒性心肌炎,乃因六淫病邪耗气伤阴,内舍于心所致,是一种以心悸、气促、心前区不适或隐痛、剧痛为主要表现的心系疾病。欧阳锜认为其治疗宜从邪、瘀、虚入手。

案 1. 风热淫心案

刘某,男,23 岁。1992 年 9 月 3 日因低热、关节痛、心悸反复发作 2 个月而就诊。患者于今年 6 月下旬因低热、小关节痛、心悸不宁在上海某医院住院,经各种检查诊断为病毒性心肌炎,至今症状不能完全缓解。现低热无汗,体温 37.2~38℃,无明显咳嗽、胸痛、盗汗,伴心悸,自觉全身血管跳动,平卧时减轻(心率每分钟 60~70 次),站立时加重(心率每分钟 100 次以上),四肢小关节及肌肉酸痛,左手背肿胀,头晕,乏力,多梦,手心热,舌质红,苔黄,脉细数。证属风热淫心。治宜疏风散热,解毒安神。方用银翘散加减。药用:金银花 15g,连翘 12g,葛根 12g,青蒿 5g,牡丹皮 10g,地骨皮 12g,豨莶草 12g,秦艽 7g,丹参 10g,柏子仁 6g,甘草 1g。服药 10 剂,低热已不明显,心悸及关节痛减轻,用上方去金银花、青蒿,加忍冬藤、木瓜、牡蛎。续服 30 剂,症状基本消除。

按:此案乃因风热淫心所致。风热外袭于肌表,经气不利,故低热、关节痛;邪毒内淫于心,心被邪扰而动荡不安,故心悸不宁;壮火食气,气被邪火消耗而不足以上荣于头与四肢,故头晕、多梦、乏力;舌质红、苔黄、脉细数乃热邪为患之象。其治用金银花、连翘、葛根、青蒿疏风散热,解表透邪;牡丹皮、地骨皮凉血清热;豨莶草、秦艽祛湿通络;丹参、柏子仁宁心安神;甘草调和诸药。服药后邪解则热退,心宁则悸安。

案 2. 气阴两虚案

陈某,女,41 岁。1993 年 5 月 13 日因心悸反复发作 4 年而就诊。患者于 1989 年上半年出现心悸,当时到学校医院经心电图检查发现多发性室性期前收缩,在某医科大学附二院诊断为病毒性心肌炎,经治疗后仍经常发作。现阵发性心悸,活动后多发,时作胸闷,口干喜饮,夜口苦,大便偏溏,舌质紫黯,苔少,脉细促不齐。证属气阴两虚,兼夹瘀阻。治宜养阴益气,活血定悸。药用:干地黄 12g,山药 15g,茯苓 12g,丹参 12g,生蒲黄 7g(布包),炙远志 3g,炒柏子仁 10g,炙甘草 3g。服药 15 剂,于 6 月 1 日复诊,心悸已明显减轻,但在劳累后仍时有发作,口干口苦,大便仍溏,用上方加煅牡蛎,续服 15 剂,心悸已不明显,仍间断服用上方以巩固疗效。

按:此案乃因气阴两虚所致。气虚不能养心,故心悸活动后多发,大便偏溏;阴虚不能上承,故口干喜饮,夜间口苦;气虚则运血无力,血行不畅,故胸闷;舌质紫黯、苔少、脉细促不齐乃气阴两虚、脉络瘀滞之象。其治用干地黄、山药、茯苓、炙甘草养阴益气;丹参、蒲黄活血化瘀;远志、柏子仁宁心安神。诸药配合,共奏益气养阴、活血安神之效。

【小结】

欧阳锜认为此病的基本病机是六淫病邪耗气伤阴,内舍于心,其治疗宜从邪、瘀、虚入手,分以下 2 型治疗。①风热淫心证:症见低热心悸,关节、肌肉酸痛,手心热,舌质红,苔黄,脉细数。治宜疏风散热,解毒安神。方用银翘散加减,常选用金银花、连翘、葛根、青蒿、牡丹皮、地骨皮、豨莶草、秦艽、丹参、柏子仁、甘草等药。若汗出多者,加浮小麦、牡蛎;气少神疲者,加白参、麦冬、五味子、黄芪。②气阴两虚证:症见心悸于活动后多见,时作胸闷,口干口苦,大便偏溏,舌质紫黯,苔少,脉细促不齐。治宜养阴益气,活血定悸。常选用地黄、山药、茯苓、丹参、生蒲黄、炙远志、炒柏子仁、炙甘草等药。若自汗多者,加煅牡蛎。

5. 心悸

心悸乃因情志失调或劳累过度,损伤心脉所致,是一种以阵发性心悸动不宁为主要表现的心系疾病。欧阳锜认为其治疗宜从祛邪宁心入手。

案 1. 痰瘀阻络案

苏某,女,32 岁。1993 年 6 月 3 日因活动后心悸反复发作 1 年而就诊。患者曾于 1992 年 7 月在某医学院附一院,经动态心电图检查发现多发性室性期前收缩呈二联律,诊断为病毒性心肌炎,住院 72 天用多种药物治疗,心悸仍经常发作。现心悸不宁,在活动后尤为明显,伴活动后胸闷憋气,头昏,纳少,时腹胀,大便可,睡眠多梦,舌质淡红,苔白,脉细滑不齐。证属痰瘀阻络。治宜化痰活血,宁心安神。方用丹参饮合二陈汤加减。药用:丹参 12g,法半夏 10g,茯苓 12g,陈皮 3g,炒酸枣仁 12g,紫菀 10g,炒柏子仁 7g,炙远志 3g,沙参 12g,甘草 1.5g。服药 10 剂,于 6 月 17 日二诊,患者心悸减轻,头昏缓解,但仍胸闷明显,纳食仍少,舌苔薄,脉细。改用解郁活血之法,药用:丹参 12g,郁金 10g,旋覆花 10g(布包),茜草 12g,白芍 12g,茯苓 12g,柏子仁 8g,煅石决明 15g(布包先煎),煅牡蛎 15g(布包先煎),麦芽 12g,甘草 1.5g。续服 14 剂,于 8 月 17 日三诊,无明显心悸,胸闷亦消失,唯易于劳累,仍用上方去石决明、白芍、茯苓、麦芽,加酸枣仁,续服 14 剂以巩固疗效。1994 年 3 月复查动态心电图偶见室性期前收缩。

按:此案乃因痰瘀阻络所致。痰瘀痹阻,心络不通,故心悸胸闷;痰浊中阻,清气不能上升,故头昏、纳少、腹胀;苔白、脉细滑乃痰瘀为患之象。其治用丹参活血化瘀;二陈汤加紫菀理气化痰;酸枣仁、柏子仁、远志养心安神;沙参养阴生津。全方以化痰活血、养心安神为主,痰化瘀祛则邪却,心静神安则悸止。

案 2. 心血亏虚案

杨某,男,47 岁。1993 年 3 月 2 日因心悸反复发作 2 年而就诊。患者于 1991 年初发现用脑后心悸不宁,当时在某医学院附一院经心电图检查发现多发性室性期前收缩,经用多种药物治疗,心悸仍经常发作。现心悸不宁,在用脑后尤为明显,时伴心前区隐痛,纳食正常,大便不爽,睡眠差,舌质红,苔薄白,脉细弦不齐。证属心血亏虚。治宜益阴养血,宁心安神。方用安神定志丸加减。药用:丹参 12g,干地黄 12g,炒酸枣仁 10g,茯神 10g,炒柏子仁 7g,炙远志 3g,山楂 10g,炙甘草 3g。服药 10 剂,心悸明显减轻,胸痛减少,用上方加瓜蒌皮。续服 20 剂,症状基本消除,后复查心电图大致正常。

按:此案乃因心血亏虚所致。血虚不能养心,心神失养,故心悸不宁,并且因用脑后耗神太过而加重,即《灵枢·本神》所谓"怵惕思虑者则伤神"之故;血虚则胸络失养,故时作胸痛;舌质红、脉细弦乃阴血亏虚之象。其治用丹参、干地黄滋补阴血;酸枣仁、茯神、柏子仁、远志养心安神;山楂和胃助运;甘草调和诸药。阴血得充,心神得安,则心悸自止。

【小结】

欧阳锜认为此病的基本病机乃因邪阻心络或心失所养所致,其治疗宜从祛邪、宁心入手,可分以下 2 型进行治疗。①痰瘀阻络证:症见活动后心悸不宁,伴胸闷憋气,头昏,腹胀,舌质淡红,苔白,脉细滑不齐。治宜化痰活血,宁心安神。方用丹参饮合二陈汤加减,常选用丹参、法半夏、茯苓、陈皮、炒酸枣仁、炒柏子仁、炙远志、瓜蒌皮、枳壳、甘草等药。若咳痰者,加紫菀、杏仁;神情抑郁者,加柴胡、郁金、石菖蒲;时作刺痛者,加郁金、茜草;血压高者,加石决明、牡蛎、白芍;纳食减少者,加山楂、麦芽。②心血亏虚证:症见心悸不宁,用脑后尤甚,伴心前区隐痛,睡眠差,舌质红,苔薄白,脉细弦不齐。治宜益阴养血,宁心安神。方用安神定志丸加减,常选用丹参、干地黄、炒酸枣仁、茯神、炒柏子仁、炙远志、山楂、炙甘草等药。若胸闷明显者,加瓜蒌皮、前胡;头晕者,加蒺藜、天麻。

6. 风眩(高血压病)

风眩相当于西医的高血压病,乃因情志抑郁、恼怒或过度紧张、肥甘厚味所致,是一种以头部昏眩、收缩压≥140mmHg(1mmHg=0.1333kPa)和(或)舒张压≥90mmHg 为主要表现的心系疾病。欧阳锜认为其治疗宜以平肝息风、养阴柔肝为主。

案 1. 阴虚阳亢案

冯某,男,53 岁。1993 年 3 月 11 日就诊。患者体胖,素嗜肥甘,因头晕头痛、血压持续在 160/(100~120)mmHg 已诊断为原发性高血压 10 年,曾用复方降压胶囊、硝苯地平片、尼群地平片治疗,服药时血压稍降、但停药即上升。就诊时头胀面红,颈项僵硬而痛,耳鸣,烦躁易怒,口苦,不寐多梦,舌质绛,脉弦。血压 160/90mmHg。治宜平肝息风,养阴安神。方用降压基本方加减。药用:煅石决明 15g,蒺藜 12g,苦丁茶 15g,钩藤 12g,白芍 12g,女贞子 15g,郁金 10g,葛根 12g,炒酸枣仁 12g,甘草 1.5g。服药 14 剂,头胀项痛减轻,耳鸣消失,时作呃逆,诉服药期间已停用降压药,血压上午正常,午后偏高,舌质红,脉弦。用上方加陈皮、竹茹。续服 14 剂,诸症消失,血压恢复正常。后间断服用上方以巩固疗效。

按:此案乃因肝肾阴虚,阳亢风动所致。肝肾亏虚于下,肝阳亢奋于上,风阳动扰则头胀面红、耳鸣失眠、烦躁口苦;肝气出于颈项,肝阳上亢则颈项僵硬而痛;舌质绛、脉弦乃肝阳为患之征。其治用石决明镇肝潜阳;白芍、苦丁茶、蒺藜、钩藤潜阳息风;女贞子滋补肝肾;郁金、葛根疏肝通络;酸枣仁养心安神;甘草调和诸药。诸药配合,共奏平肝息风、养阴安神之效。

案 2. 肝风痰浊案

王某,男,40 岁,贵州人。1993 年 12 月 6 日因头昏反复 1 年,体检发现血压增高 4 个月而就诊。患者于去年底经常出现头昏不适,未予重视,今年 8 月在单位医院检查发现血压高达 180/120mmHg,已服用降压灵、硝苯地平等药,血压仍在 135~180/95~120mmHg 之间波动。现头昏不适,两太阳穴及后颈项胀,有时舌根及左小指麻木,心烦心悸,口苦,纳食可,进甜食后反酸,腹胀,大便不爽,失眠多梦,舌质红,苔黄厚腻,脉沉弦。血压 145/95mmHg。证属肝风痰浊。治宜平肝息风,化痰清热。方用黄连温胆汤加减。药用:黄连 6g,法半夏 10g,茯苓 12g,陈皮 3g,枳实 10g,竹茹 12g,郁金 10g,钩藤 12g,蒺藜 12g,苦丁茶 15g,甘草 1.5g。嘱低盐低脂饮食。服药 20 剂,症状减轻,血压稳定在 130~140/85~90mmHg 之间,已停用降压药,用上方去黄连,加玉米须。续服 20 剂,症状基本消除,血压亦稳定在正常范围。

按:此案乃因肝风痰浊所致。肝风挟痰浊动扰于上,故头昏颈胀,舌指麻木;肝阳化风,阳热灼津,故心烦口苦;痰热中阻,影响脾胃运化,故反酸腹胀,大便不爽;风痰上扰,心神不宁,故失眠多梦;舌质红、苔黄厚腻、脉沉弦乃风痰为患之象。其治疗用黄连温胆汤化痰清热,加郁金解郁通络,钩藤、蒺藜、苦丁茶平肝息风。全方化痰与息风并重,风痰息则血压自然平稳。

【小结】

欧阳锜曾指导研究生对 56 例 Ⅱ、Ⅲ期高血压病患者采用病证结合、一病一结的临床研究方法系统观察总结,认为此病的原发病因为情志抑郁、恼怒或过度紧张;病位主要在肝,日久累及心肾;其发生发展的基本过程为肝气郁结,郁火伤阴,阳亢化风,肝肾阴虚等,故其主要证候为肝气郁结、肝火上炎、肝阳上亢、肝风上扰、肝肾阴虚,其中后三证比例占就诊病人的 70% 以上。临床上出现夹痰、夹湿、夹瘀,或肺脾气虚、心肾阳虚、阴阳两虚,多因患者合并高脂血症、脑动脉硬化、慢性支气管疾患、冠心病,以及因患者年老体虚、禀赋不足,或疾病后期、阴损及阳所致。其治疗主张以平肝息风、养阴柔肝为主,并酌情辨证加减及对症处理,主要分以下 2 型治疗。①阴虚阳亢证:症见头胀面红、颈项僵硬而痛,耳鸣,烦躁易怒,口苦,不寐多梦,舌质绛,脉弦。治宜平肝息风,养阴安神。方用降压基本方加减,常选用煅石决明、蒺藜、苦丁茶、钩藤、白芍、桑椹、郁金、葛根、甘草等药。若患者症见血压偏高,伴轻度头晕、颈项不适者,一般直接用上方;早期高血压,其血压多随情志变化而波动,证候偏于肝郁气逆,合四逆散;肝阳上亢证,症见目胀烘热,烦躁易怒,脉弦有力者,加珍珠母、夏枯草、茺蔚子等;肝风上扰证,症见肢麻体颤,眩晕耳鸣者,加僵蚕、蝉蜕、地龙等;肝肾阴虚证,症见手足心热,腰酸目涩,舌红少苔者,加制首乌、旱莲草、干地黄等;肝火上炎证,症见口苦口干,尿黄便结,舌红苔黄,脉弦数者,加龙胆草、黄芩、山栀等。兼失眠者,加酸枣仁;视物模糊者,加密蒙花、菊花;肢体麻木者,加豨莶草;兼头痛者,加地龙、蔓荆子;便结者,加决明子;目胀痛者,加茺蔚子、谷精草。合并高脂血症,素嗜肥甘,兼体胖、苔腻者,加橘红、竹茹、山楂等;合并冠心病,兼胸闷胸痛、心悸者,加丹参、远志、蒲黄;合并慢性支气管疾患,兼咳嗽、气促者,加紫菀、百合、远志。②肝风痰浊证:症见头昏颈胀,舌指麻木,心烦心悸,口苦,腹胀,大便不爽,失眠多梦,舌质红,苔黄厚腻,脉沉弦。治宜平肝息风,化痰清热。方用黄连温胆汤加减,常选用黄连、法半夏、茯苓、陈皮、枳实、竹茹、郁金、钩藤、蒺藜、苦丁茶、甘草等药。若手指麻木明显者,加桑枝、白芥子;胸闷胸痛者,加丹参、葛根;心悸不宁者,加柏子仁、酸枣仁;失眠多梦者,加石决明、龙齿;腹胀明显者,加莱菔子、大腹皮;肥胖者,加白芥子、山楂。

(四) 脾系病类

1. 呕吐

呕吐多因外感、饮食、情志等使胃失和降,气反上逆所致,是一种以呕吐出胃内容物为主要表现的脾系疾病。欧阳锜认为其治疗宜从理气和胃入手,胃气和则呕吐自止。

案1. 肝胃寒逆案

戴某,女,12岁。1988年7月12日因呕吐反复发作1天而初诊。患者昨天过度饮冷后于下午出现呕吐,呕吐物为胃内容物,胸部满闷而痛,胃部畏冷,口不干苦,大便偏溏,舌质淡,舌苔白,脉弦缓。证属肝胃寒逆。治宜理气散寒,和胃降逆。方用藿香正气散加减。药用:藿香梗10g,紫苏梗10g,陈皮3g,澄茄3g,法半夏7g,神曲10g,甘草1.5g。服药1剂,觉胸脘舒服,呕吐未发作,服完2剂后,无明显不适。

按:此案乃因肝胃寒逆所致。寒邪内犯于胃,胃失和降,气逆于上,故呕吐;胃被邪扰,经络不通,故胸闷满闷而痛,此即《素问·举痛论》所谓:"寒气客于肠胃,厥逆上出,故痛而呕也。"其治疗用藿香梗、紫苏梗、澄茄温胃散寒,和胃止呕；陈皮、法半夏和胃降逆；神曲、甘草和胃助运。全方散寒以祛其邪，理气以和其胃，故可治寒呕之疾。

案2. 肝胃气逆案

李某，女，32岁。1991年5月27日因胸闷呕吐反复发作3年而就诊。患者曾在多家医院就诊，经各种检查均未发现明显器质性疾病，诊断为神经性呕吐，经治疗呕吐仍经常发作。现呕吐每于晨起刷牙时出现，以干呕为主，有时也在进食中出现，呕吐后可以再进食，伴胸闷不适，心烦，口稍干，纳食可，大小便正常，睡眠欠佳，舌质淡红，苔薄白，脉弦滑。证属肝胃气逆。治宜疏肝解郁，理气和胃。方用四逆散合旋覆代赭石汤加减。药用：柴胡10g，白芍12g，郁金10g，旋覆花12g（布包），代赭石15g（布包先煎），煅石决明12g（布包先煎），竹茹15g，石斛12g，陈皮5g，麦芽12g，甘草3g。服药7剂后于6月5日复诊，诉胸闷已缓解，呕吐未出现，用上方去石决明、代赭石，续服7剂以巩固疗效。

按：此案乃因肝胃气逆所致。肝郁气滞，气机不舒，故胸闷心烦；肝气犯胃，胃失和降，故呕吐；口稍干，以其有因吐伤津之象。其治用柴胡、郁金、陈皮疏肝解郁，理气和胃；旋覆花、代赭石、石决明、竹茹镇肝降逆，和胃止呕；白芍、石斛养阴益胃；麦芽和胃助运；甘草调和诸药。诸药共奏疏肝解郁、理气和胃之剂。

案3. 肝胃痰逆案

彭某，女，37岁。1993年6月15日因胃痛呕吐反复发作15年而就诊。患者1978年曾有颈椎外伤及脑震荡史，嗣后经常出现胃痛呕吐，曾在多家医院就诊，经各种检查均未得以确诊。现呕吐每于闻及异常气味或胃痛时出现，呕吐物以痰涎为主，口时苦，纳食呆滞，大便时干时溏，有时颈项不适，头昏，舌质淡红，苔黄厚，脉细滑。证属肝胃痰逆。治宜疏肝解郁，化痰和胃。方用四逆二陈汤加减。药用：柴胡10g，白芍12g，枳壳10g，法半夏10g，茯苓12g，陈皮3g，麦芽12g，扁豆12g，葛根12g，甘草1.5g。服药10剂，症状明显减轻，呕吐未作，颈项已舒服，用上方加神曲，续服10剂以巩固疗效。

按：此案乃因肝胃痰逆所致。肝气郁结，横逆犯胃，胃失和降，故胃痛、呕吐、纳呆；痰浊中阻，随气逆泛于上，故呕吐痰涎；肝气犯脾，脾失健运，故大便时干时溏；《素问·金匮真言论》云："东风生于春，病在肝，俞在颈项。"，肝气郁结，故颈项不适；苔黄厚、脉细滑为痰郁为患之象。其治疗用柴胡、白芍、枳壳、陈皮疏肝解郁，理气和胃；法半夏化痰和胃；茯苓健脾渗湿；扁豆、甘草健脾和胃；葛根升津活络；麦芽和胃助运。诸药配合，共为疏肝理气、化痰和胃之剂。

【小结】

欧阳锜认为此病乃因胃失和降，气反上逆所致，其治疗宜从理气和胃入手,主要分以下 3 型进行治疗。①肝胃寒逆证:症见呕吐在过度饮冷后出现,呕吐物为胃内容物,胸满而痛,胃部畏冷,口不干苦,舌质淡,舌苔白,脉弦缓。治宜理气散寒,和胃降逆。方用藿香正气散加减,常选用藿香梗、紫苏梗、陈皮、澄茄、法半夏、神曲、生姜、甘草等药。若脘胀明显者,加乌药、香附;口苦者,加竹茹。②肝胃气逆证:症见呕吐在晨起刷牙或进食中出现,呕吐后可以再进食,伴胸闷不适,心烦口干,睡眠欠佳,苔薄白,脉弦滑。治宜疏肝解郁,理气和胃。方用四逆散合旋覆代赭石汤加减,常选用柴胡、白芍、郁金、旋覆花、代赭石、竹茹、法半夏、陈皮、甘草等药。若烦躁易怒者,加石决明;大便稀溏者,加白术、茯苓。③肝胃痰逆证:症见呕吐每于闻及异常气味时出现,呕吐物以痰涎为主,口时苦,舌质淡红,苔黄厚,脉细滑。治宜疏肝解郁,化痰和胃。方用四逆二陈汤加减,常选用柴胡、白芍、枳壳、旋覆花、法半夏、茯苓、陈皮、甘草等药。若纳食呆滞者,加扁豆、麦芽;便溏疲乏者,加党参、白术。

附 四逆二陈汤

[组成] 柴胡 12g,枳实 12g,白芍 12g,法半夏 12g,陈皮 12g,茯苓 12g,炙甘草 12g。

[用法] 共研为粗末。每日 12g,水煎,分 2 次服。

[功效] 疏肝和胃,清湿化浊。

[主治] 慢性胃炎、消化性溃疡、十二指肠炎等,证属肝胃不和,症见胸胁满,脘腹胀痛,饱嗳吞酸,呕恶不欲食,脉弦。

[方解] 肝主疏泄,胃主熟腐,因长期郁怒不释,肝气郁结失于疏泄,致影响胃的腐熟功能而湿浊郁滞,食饮不化。此时治胃固然可以和胃降浊,但兼有胁腹满痛、脉弦等肝证,肝对胃的影响不消失,胃的腐熟功能也难以恢复正常,故宜以疏肝和胃为主,清湿化浊为辅。方中用柴胡、白芍疏肝解郁;法半夏、茯苓清湿化浊;枳实、陈皮理气导滞;甘草协调诸药。此方即四逆散、二陈汤两方合用,故兼有疏肝降浊之功。

[加减] 胃脘攻撑胀痛者,加制香附、川楝子;胃脘刺痛者,加蒲黄、五灵脂;呕吐酸水者,加竹茹、乌贼骨;孕妇呕吐者,加紫苏叶、黄连;经行呕吐者,加茜草、郁金。

2. 食噎(反流性食管炎)

食噎相当于西医的反流性食管炎,乃因痰气交阻、郁而化热所致,是一种以剑突下烧灼感、烧灼样疼痛、吞咽困难、泛酸或呕吐为主要表现的脾系疾病。欧阳锜认为其治疗宜从解郁化痰、清热降逆入手。

案 1. 肝胃郁热案

唐某,女,64 岁。1993 年 5 月 6 日就诊。胸骨后及剑突下灼热疼痛反复 6 个月,胃镜检查诊断为反流性食管炎、浅表性胃炎。刻诊:胸骨后及剑突下灼热疼痛,连及背部,进食时无明显梗阻感,但稍多则感脘胀嗳气,平时口干苦,小便黄,舌质红,苔薄黄,脉弦细数。证属肝胃郁热。治宜疏肝和胃,清热降逆。方用四逆散合金铃子散加减。药用:酒白芍15g,黄芩10g,酒川楝子12g,延胡索10g,炒枳壳10g,制香附7g,佛手3g,神曲12g,甘草1.5g。服药7剂后于5月13日复诊,胸骨后灼痛明显减轻,时作脘胀、头晕,用上方去黄芩,加桑椹、蒺藜,续服10剂后于5月27日三诊,症状完全缓解,要求服药以巩固疗效,仍用上方加减以善后。

按:此案乃肝气郁结,化热犯胃,胃气上逆所致,肝气郁结,化热伤胃则胸骨后及剑突下灼热疼痛,连及背部;胃气上逆则嗳气、口苦;气滞于中则进食后脘胀;热流于下则小便黄;舌质红、苔薄黄、脉弦细数为郁热之征。其治用四逆金铃汤疏肝和胃,清热降逆,因胃气上逆,故去柴胡之升;气滞于中,故加香附、神曲之散。药仅7剂,症状明显减轻,以其证药相符之故。

案2. 肝胃痰热案

杨某,男,49岁。1993年3月4日就诊。进食后梗阻感反复2年,加重3个月,胃镜检查诊断为慢性食管贲门口炎、浅表性胃炎。刻诊:进食后胸骨后梗阻感,胸脘痞胀,时有灼热,嗳气,大便有时色黑,舌质红,苔黄腻,脉滑数。证属肝郁气滞,痰热中阻。治宜疏肝理气,化痰清热。方用小陷胸汤加味。药用:瓜蒌壳120g,法半夏10g,黄连6g,旋覆花10g,臭牡丹15g,银花藤15g,茜草12g,神曲12g,甘草1.5g。服药10剂于3月17日复诊,进食后梗阻感已不明显,痞胀减轻,大便转黄,用上方去茜草,加大腹皮,服至10剂于4月1日三诊,无明显不适,用上方化裁间断服用以巩固疗效。

按:此案乃肝郁与痰热相兼为病。肝郁气滞则胸脘痞胀、嗳气,痰热中阻则胸骨后梗阻、灼热,痰热内结,灼伤胃络则大便时黑,舌质红、苔黄腻、脉滑数为痰热之征。其治用小陷胸汤化痰清热,加旋覆花理气化痰;臭牡丹、银花藤清解郁热;茜草止血;神曲和胃助运;甘草调和诸药。

案3. 肝胃湿热案

祖某,男,50岁。1989年7月21日就诊。胸骨后梗阻疼痛反复2年,加重半个月,胃镜检查诊断为反流性食管炎、浅表性胃炎。刻诊:胸骨后梗阻疼痛,进食后明显,脘腹胀闷,有时剑突下灼热,纳食减少,大便稀溏不爽,便前腹痛,舌质红,苔黄腻,脉滑数。前医曾用参苓白术散加减,症状无明显改善。证属肝胃湿热。治宜疏肝理气,清化湿热。方用清湿和中汤加减。药用:厚朴10g,酒白芍12g,旋覆花10g,竹茹10g,地榆15g,佛手5g,臭牡丹12g,神曲12g,蒺藜12g,甘草1.5g。服药10剂于8月4日复诊,胸部舒适,梗阻感消失,疼痛不明显,大便基本成形,仍用上方加麦芽以巩固疗效。

按:此案乃肝胃不和,湿热中阻所致,肝气犯胃则脘腹胀闷,湿热中阻则梗阻疼痛、灼热食少、大便稀溏不爽,苔黄腻、脉滑数为湿热之征。此案出现大便稀溏,欧阳锜认为宜与脾虚相鉴别,脾虚者大便稀溏而不应有不爽快之感,并且已服参苓白术散无明显疗效也不支持脾虚的诊断。其治用清湿和中汤加菝葜,解郁和胃,化湿清热。

【小结】

欧阳锜认为此病多因痰气交阻、郁而化热所致,其治疗主张从解郁化痰、清热降逆入手,主要分以下 3 种证型进行治疗。①肝胃郁热证:症见胸骨后及剑突下灼热疼痛,进食后更甚,嘈杂口苦,大便干结,舌质红,苔薄黄,脉弦数。治宜疏肝和胃,清热降逆。方用四逆散合金铃子散加减,常选用柴胡、酒白芍、黄芩、酒川楝子、延胡索、炒枳壳、白及、佛手、甘草等药。若嗳气明显者,去柴胡,加制香附;进食后脘腹作胀者,加神曲、莱菔子;泛吐酸水者,加乌贼骨;胸骨后灼热明显者,加栀子、蒲公英。②肝胃痰热证:症见胸骨后及剑突下痞胀疼痛,进食时有梗阻感,时作灼热,嗳气口苦,舌质红,苔黄腻,脉滑数。治宜解郁和胃,清热化痰。方用小陷胸汤加味,常选用瓜蒌壳、法半夏、黄连、旋覆花、臭牡丹、神曲、甘草等药。若胃痛明显者,加川楝子、延胡索;泛吐酸水者,加乌贼骨、瓦楞子;胸骨后灼热明显者,加银花藤、蒲公英;大便黑溏者,加三七粉、茜草。③肝胃湿热证:症见胸骨后或剑突下痞胀疼痛,进食时梗阻感,时伴呕吐反食,时作灼热,纳食减少,大便不爽,舌质淡红,苔白厚腻,脉滑数。治宜解郁和胃,化湿清热。方用清湿和中汤加减,常选用厚朴、酒白芍、旋覆花、竹茹、地榆、佛手、臭牡丹、神曲、甘草等药。若胃痛甚者,加酒川楝子、蒲黄;大便稀溏者,加薏苡仁、菝葜;纳食减少者,加麦芽、鸡内金。

3. 食管癌

食管癌乃因瘀毒内结、化热伤阴所致,是一种以进行性吞咽困难和体重下降为主要表现的脾系疾病。欧阳锜认为其治疗宜以化瘀解毒为主。

案 1. 瘀毒内结案

陆某,男,50 岁,干部。患者上腹痛、呃逆、梗阻逐渐加剧 1 年多,经某医院胃镜活检为"食管下段鳞癌"。另一家医院钡餐照片"食管下段有长约 4cm 黏膜皱襞增粗稍弯曲,边缘欠整齐",剖腹探查:"发现胃小弯处有一鸭蛋大小之肿块,质中等,膈肌、纵隔有明显散在淋巴结转移",认为手术意义不大。患者前来就诊要求中药治疗,当时进食梗阻,嗳气,右胸胁拒按,大便黑,舌质红、苔黄,脉弦数。经用外敷抑癌散(前后共敷药 9 次),并配合龙葵、急性子、臭牡丹、壁虎、蜣螂、藤梨根、紫参、旋覆花、生代赭石、麦芽、大蓟根等解毒活血、降逆止呕之品内服,历 260 天,梗阻等症状逐渐消失,体重增加。钡餐复查:"扩张较前好转,管壁较前光滑,黏膜较前规则"。再坚持每 1~2 个月敷药 1 次及守方加减服药,1 年多后再次钡餐复查:"未见阻塞扩张征,黏膜呈条状无明显中断征,幽门机能正常"。接近临床治愈。

按:日本汉方医学家丹波元坚在汇集前人治疗噎膈反胃的经验时曾经提到:余平生于此征,无能治愈,未审何能何方能中其綮(《杂病广要》),这就是只看到食道癌所见证候,没有认识到食道癌的病变实质,在治疗上只停滞在辨证施治,没有着重摸索有效的抗癌药物,所以终为"无能治愈。"治病求本,只有选用治疗食道癌有苗头的中草药,通过辨证与辨病相结合,内外兼治,临床上才能取得良好疗效,此案就是一个明证。

案2. 瘀毒化热案

涂某,男,44岁,工人。患食道癌已半年,目前饮食难下,胸痛,便结,烦躁异常,舌质红、苔黄厚。用开关散(由乌梅炒炭、硇砂醋制、硼砂、青黛、火硝、礞石、冰片、沉香等组成)数次后,癌组织坏死脱落,食管渐通,稍能进牛奶、稀粥之类,但维持时间不长。渐见舌苔花剥,并觉胸部灼热疼痛,时欲饮冷,再用开关散,则剧痛难忍,痛不欲生。改用冷涎丹开关,取蜓蚰洗净,用冰片包在荔枝核肉之内,以线扎紧,待水流出后,即缓缓含下。患者胸部有凉爽感,即能开关进食,胸部热痛亦有明显减轻,自后处方用生地黄、大黄、蒲黄、旋覆花、代赭石、白及、冰片,诸药浓煎成汁,再入冰片溶化,每日嚼6~8次。半个月后,舌苔渐生,较稀软食物能缓缓吞咽。生命延长至1年以上。

按:治食道癌急症,急则治标,用开关散,本为中医传统疗法。但如何开关,亦当辨证用药。本例初用强碱性药物有效,继用则灼热疼痛难忍,从灼热、欲冷饮症出发,而改用冷涎丹开关,继续获得疗效。病缓解后,根据舌苔花剥情况采用生地黄、大黄等凉血养阴清热之品制成嚼服剂,以缓缓图之,让药物以较长时间作用于患处,终于使患者减轻痛苦,生命得以延长。

【小结】

欧阳锜认为此病相当于中医食道癌、噎膈、膈中、关格、反胃等病症范畴,乃因瘀毒内结、化热伤阴所致,主张以化瘀解毒为主,分以下2种证型进行治疗。①瘀毒内结证:症见胸膈疼痛,食不得下而复吐出,甚至水饮难下,大便坚如羊屎,或吐出物如赤豆汁,面色晦滞,口唇青紫,形体消瘦,肌肤枯燥,舌红少津,或带青紫,脉细涩。治宜化瘀解毒,和胃降逆。方用旋覆代赭石汤加减,常选用旋覆花、代赭石、龙葵、臭牡丹、壁虎、藤梨根、紫参、麦芽等药。若进食梗阻明显者,加急性子、蜣螂;大便色黑者,加大蓟根、三七粉。②瘀毒化热证:症见吞咽梗涩疼痛,食物难下,汤水可下,形体逐渐消瘦,口干咽燥,大便干结,五心烦热,舌质红干,或有裂纹,脉弦细数。治宜化瘀解毒,生津降逆。方用三黄汤加味,常选用生地黄、大黄、蒲黄、旋覆花、代赭石、白及、冰片等药。若口干咽燥明显者,加梨汁;大便黑溏者,加大蓟根、三七粉。

4. 呃逆

呃逆多因胃气上逆动膈，冲击作声所致，是一种以喉间呃声连连、声短而频、令人不能自止为主要表现的脾系疾病。欧阳锜认为其治疗宜从理气降逆入手，胃气降则呃逆自止。

案1. 肝胃气逆案

李某，女，69 岁。1987 年 11 月 8 日因呃逆反复发作 3 个月，加重 1 天而就诊。患者近 3 个月经常出现呃逆，昨天情绪激动后加重。现呃逆频作，连连不已，胸部满闷，善太息，口不干苦，大小便正常，舌质淡红，苔薄白，脉弦。证属肝胃气逆。治宜疏肝理气，和胃降逆。方用四逆二陈汤加减。药用：柴胡 10g，白芍 12g，枳壳 7g，刀豆壳 15g，法半夏 10g，陈皮 3g，甘草 1.5g。服药 1 剂，呃逆即止，胸脘亦觉舒服，服完 7 剂后，无明显不适。

按：此案乃因肝胃气逆所致。肝气犯胃，胃失和降，胃气上逆动膈，故呃逆频作；肝胃不和，气机不利，故胸闷、善太息；脉弦乃气郁之象。其治疗用柴胡、白芍、枳壳、刀豆壳、陈皮疏肝解郁，理气降逆；法半夏和胃降逆；甘草益气和胃。全方理气和胃为主，故适宜于气逆作呃之症。

案2. 肝胃寒逆案

苏某，女，31 岁。1990 年 3 月 14 日因受寒后呃逆反复发作半个月而就诊。现呃逆频作，其声低沉，伴胸闷不适，脘腹时痛，温按后减轻，纳食可，大便偏溏，舌质淡，苔白，脉细缓。证属肝胃寒逆。治宜解郁散寒，理气和胃。方用丁蔻理中汤加减。药用：公丁香 2g，草豆蔻 3g，党参 10g，干姜 3g，吴茱萸 2g，炒白术 10g，陈皮 3g，刀豆壳 15g，甘草 1.5g。服药 1 剂后呃逆明显减少，服完 5 剂后呃逆未出现。

按：此案乃因肝胃寒逆所致。寒邪内犯于胃，胃失和降，气逆动膈于上，故呃逆频作；寒郁于中，阻碍气机运行，故胸闷脘痛，喜得温按；寒邪内犯，困遏脾气，健运失职，故大便偏溏；舌质淡、脉细缓乃寒郁之象。其治用公丁香、草豆蔻、干姜、吴茱萸温中散寒，和胃降逆；党参、白术、甘草健脾和胃；陈皮、刀豆壳理气降逆。

案3. 肝胃痰热案

陈某，女，56 岁。1985 年 5 月 15 日因呃逆反复发作 3 年而就诊。曾在多家医院就诊，呃逆难以缓解。现呃逆频作，其声响亮，伴口干口苦，腹胀，大便不爽，舌质偏红，苔白厚腻，脉弦滑有力。证属肝胃痰热。治宜疏肝解郁，化痰清热，和胃降逆。方用旋覆代赭石汤合温胆汤加减。药用：旋覆花 12g（布包），代赭石 15g（布包先煎），黄芩 10g，竹茹 12g，枳实 7g，法半夏 7g，茯苓 12g，陈皮 5g，甘草 1.5g。服药 10 剂，呃逆减少，用上方加柿蒂、刀豆壳，续服

30剂,呃逆基本消除。

按:此案乃因肝胃痰热所致。肝气郁结,横逆犯脾,影响脾之运化,脾失健运,痰湿内生,郁久而化热,随肝气上逆于胃,胃失和降,动逆于上,故呃逆频作;肝胃不和,痰热中阻,故口干苦、脘腹胀;舌质偏红、苔白厚腻、脉弦滑有力乃肝郁痰热为患之象。其治疗用旋覆花、代赭石镇肝降逆;黄芩、竹茹清热化痰;法半夏化痰和胃;茯苓健脾渗湿;枳实、陈皮理气和胃;甘草调和诸药。诸药配合,共为理气化痰、清热和胃之剂。

【小结】

欧阳锜认为此病多因胃气上逆动膈,冲击作声所致,其治疗宜从理气降逆入手,主要分以下3型进行治疗。①肝胃气逆证:症见呃逆频作,连连不已,胸部满闷,善太息,口不干苦,舌质淡红,苔薄白,脉弦。治宜疏肝理气,和胃降逆。方用四逆二陈汤加减,常选用柴胡、白芍、枳壳、刀豆壳、法半夏、陈皮、甘草等药。若口干苦者,加竹茹、柿蒂;口中淡者,加丁香。②肝胃寒逆证:症见呃逆频作,其声低沉,伴胸脘满闷时痛,温按后减轻,大便偏溏,舌质淡,苔白,脉细缓。治宜解郁散寒,理气和胃。方用丁蔻理中汤加减,常选用公丁香、草豆蔻、党参、干姜、吴茱萸、炒白术、陈皮、刀豆壳、甘草等药。若嗳气明显者,加法半夏、莱菔子。③肝胃痰热证:症见呃逆频作,其声响亮,伴口干口苦,腹胀,大便不爽,舌质偏红,苔白厚腻,脉弦滑有力。治宜疏肝解郁,化痰清热,和胃降逆。方用旋覆代赭石汤合温胆汤加减,常选用旋覆花、代赭石、黄芩、竹茹、枳实、法半夏、茯苓、陈皮、甘草等药。若呃逆不止者,加柿蒂、刀豆壳。

5. 胃气痛(胃神经症)

胃气痛相当于西医的胃神经症,乃因肝郁犯胃,气机阻滞所致,是一种以胃脘攻冲作痛、其痛随情志变化增减为主要表现的脾系疾病。欧阳锜认为其治疗宜从疏肝和胃入手。

案1. 肝胃气逆案

黄某,男,50岁。1993年12月7日就诊。胃脘痛反复3年,多次胃镜检查未发现器质性疾病。刻诊:胃脘灼痛不适,甚则有气上冲,胸闷,失眠,纳食正常,舌苔白,脉细,发作时脉数疾。证属肝气郁结,气逆于上。治宜疏肝解郁,理气降逆。方用解郁降逆汤加减。药用:柴胡5g,白芍12g,郁金10g,旋覆花10g,代赭石15g,茜草12g,煅牡蛎15g,茯苓12g,丹参12g,山楂10g,炙甘草3g。服药7剂,胃痛减轻,气逆冲上仅发作1次,守方以巩固疗效。

按:此案为奔豚气病,乃肝郁气逆所致,故用解郁降逆汤去川楝子、竹茹,加牡蛎制酸安神,茯苓、山楂和胃助运。

案 2. 肝胃热逆案

赵某,女,34 岁。1991 年 5 月 21 日就诊。胃痛烧心反复 6 年,加重 7 天,曾在多家医院就诊,经多次胃镜检查无发现明显器质性疾病。刻诊:胃脘胀痛,因恼怒而加重,烧心,口苦,纳食减少,大便干结,舌质红,苔薄黄,脉弦数。证属肝胃热逆。治宜疏肝解郁,清热和胃。方用四逆散合化肝煎加减。药用:柴胡 10g,酒白芍 15g,枳壳 10g,陈皮 3g,青皮 3g,炒栀子 6g,茵陈 12g,决明子 15g,浙贝母 10g,甘草 1.5g。服药 14 剂,胃痛基本缓解,用上方去浙贝母、茵陈,加麦芽,续服 14 剂以巩固疗效。

按:此案乃肝郁化热,横逆犯胃所致。肝气郁结,横逆犯胃,胃失和降,故胃脘胀痛,因恼怒而加重,且纳食减少;气郁化热,灼伤津液,故烧心、口苦、便结;舌质红、苔薄黄、脉弦数为肝郁化热之征。其治用柴胡、白芍、枳壳、陈皮、青皮疏肝解郁,理气和胃;栀子、茵陈清解郁热;决明子润肠通便;浙贝母化痰散结;甘草调和诸药。证药相符,缓图取效。

案 3. 肝郁脾虚案

钱某,男,35 岁。1989 年 2 月 27 日就诊。胃痛反复发作 3 年,曾在多家医院就诊,经多种检查未发现明显器质性疾病。刻诊:胃脘胀痛,嗳气频作,进食后为甚,平时纳少,大便溏,易于疲乏,睡眠差,舌质淡,苔薄白,脉弦缓。证属肝郁脾虚。治宜疏肝解郁,健脾和胃。方用柴芍六君汤加减。药用:柴胡 10g,酒白芍 12g,条参 10g,白术 10g,茯苓 12g,川楝子 10g,陈皮 3g,法半夏 7g,麦芽 12g,甘草 1.5g。服药 10 剂后于 3 月 11 日再诊,胃脘胀痛明显减轻,纳食增加,用上方加百合,续服 10 剂,胃痛已不明显,仍间断服用上方以巩固疗效。

按:此案乃因肝郁脾虚所致。肝郁气滞,横逆犯胃,胃失和降,则胃痛、嗳气;脾虚失于健运,则纳少、便溏;脾虚则气血化生不足,气血不能充养,则易于疲乏,睡眠差;舌质淡、脉弦缓为肝郁脾虚之征。其治用柴芍六君汤疏肝健脾,和胃降逆;加麦芽和胃助运,川楝子理气止痛。

【小结】

欧阳锜认为此病乃因肝郁犯胃,气机阻滞所致,其治疗宜从疏肝和胃入手,主要分以下 3 型进行论治。①肝胃气逆证:症见胃脘胀痛,胸闷嗳气,舌苔白,脉弦。治宜疏肝解郁,理气降逆。方用解郁降逆汤加减,常选用柴胡、白芍、郁金、旋覆花、代赭石、茜草、煅牡蛎、茯苓、丹参、山楂、甘草等药。若纳食减少者,加麦芽;失眠多梦者,加合欢花、柏子仁。②肝胃热逆证:症见胃脘胀痛,因恼怒而加重,烧心口苦,大便干结,舌质红,苔薄黄,脉弦数。治宜疏肝解郁,清热和胃。方用四逆散合化肝煎加减,常选用柴胡、酒白芍、枳壳、陈皮、青皮、栀子、茵陈、浙贝母、甘草等药。若大便干结者,加柏子仁、决明子;泛吐酸水者,加乌贼骨。③肝郁脾虚证:症见胃脘胀痛,嗳气频作,纳少便溏,易于疲乏,舌质淡,苔薄白,脉弦缓。治宜疏肝解郁,健脾和胃。方用柴芍六君汤加减,常选用柴胡、酒白芍、条参、白术、茯苓、川楝子、陈皮、法半夏、麦芽、甘草等药。若失眠多梦者,加百合、合欢花;脘胀明显者,加大腹皮。

附 解郁降逆汤

[组成] 柴胡 10g,酒白芍 15g,郁金 10g,竹茹 10g,旋覆花 10g,代赭石 30g,茜草 10g,丹参 15g,酒川楝子 10g,甘草 3g。

[用法] 水煎,分 2 次服。

[功效] 疏肝解郁,理气降逆。

[主治] 胃神经症、慢性胃炎及奔豚气等,证属肝胃气逆证,症见胃脘胀痛、灼痛,嗳气呃逆,甚则自觉有气上冲,胸闷烦躁,纳食减少,大便不爽,舌质淡红,苔薄白,脉弦。

[方解] 此方适宜于肝胃气逆证。肝郁气滞,横逆犯胃,胃失和降,故胃脘胀痛、灼痛,嗳气呃逆,气上冲感;肝胃不和,气机不畅,故胸闷烦躁;肝郁侮犯脾胃,脾失健运,胃失受纳,故纳食减少,大便不爽;舌质淡红、苔薄白、脉弦乃肝胃不和之象。其治用柴胡、白芍、郁金疏肝解郁,理气和胃;旋覆花、代赭石、竹茹镇肝降逆,和胃止呕;丹参、茜草活血通络;川楝子理气止痛;甘草调和诸药。诸药共奏疏肝理气、和胃降逆之剂。

[加减] 呃逆时作者,加刀豆壳、枇杷叶;泛吐酸水者,加乌贼骨或瓦楞子;失眠者,加酸枣仁、牡蛎。

6. 胃痞痛(慢性胃炎)

胃痞痛相当于西医的慢性胃炎,乃因肝胃不和、脾失健运所致,是一种以胃脘部疼痛、痞胀为主要表现的脾系疾病。欧阳锜认为其治疗宜从疏肝解郁入手,体现治肝以安胃的学术思想。

案 1. 肝气犯胃案

王某,女,44 岁。1993 年 9 月 16 日初诊。胃脘胀痛反复发作 6 年,加重半年,胃镜检查诊断为出血糜烂型胃炎。刻诊:胃脘胀痛,嗳气,每因情绪不好时加重,时常反酸、恶心,嘈杂,纳食减少,进食则饱胀,大便可,苔薄,脉弦。证属肝郁气滞。治宜疏肝解郁,理气止痛。方用柴胡疏肝散加减。药用:柴胡 10g,酒白芍 12g,枳壳 7g,郁金 10g,酒川楝子 12g,煅瓦楞子 10g,薏苡仁 15g,佛手 3g,神曲 10g,麦芽 12g,甘草 1.5g。服药 14 剂后于 10 月 4 日再诊,胃痛明显减轻,纳食增加,进食后腹部仍胀,不恶心,稍感疲乏,舌苔增厚,脉弦细。肝郁已舒,但湿邪渐生,仍用上法,稍增理气化湿之药。药用:柴胡 10g,酒白芍 15g,郁金 10g,厚朴 10g,扁豆 15g,煅瓦楞子 7g,薏苡仁 15g,佛手 3g,神曲 12g,麦芽 12g,甘草 1.5g。再服 15 剂后于 11 月 9 日第三诊,胃脘胀痛已不明显,但纳食减少,大便溏,活动后心悸气短,舌质淡,脉细。复查胃镜,结果为浅表性胃窦胃炎。已转变为肝郁脾虚之证,改用疏肝健脾之法。药用:柴胡10g,酒白芍12g,郁金10g,白人参3g,黄芪10g,山药15g,煅瓦楞子7g,薏苡仁15g,陈皮3g,麦芽12g,甘草1.5g。再服10剂以善后。

按:此案为肝郁气滞为病,肝气郁结则胃痛而因情志不好而加重,肝气犯胃,肝胃不和则恶心、反酸、纳食减少,脉弦为肝郁之征。其治用柴胡疏肝散加减以疏肝和胃。服药后肝郁已舒,但湿邪渐生,用上法而增理气化湿之药。三诊时已转变为肝郁脾虚之证,改用疏肝健脾之法以善后。一病而三易其法,但仍以疏肝解郁为其治疗的中心环节。

案2. 肝郁湿热案

陈某,女,60岁。1992年11月26日就诊。胃痛反复2个月,胃镜检查诊断为慢性浅表性胃炎、十二指肠球部溃疡。刻诊:胃脘隐痛,恶心欲呕,口苦纳差,尿黄便结,苔黄腻,脉细滑。证属肝郁气滞,湿热中阻。治宜疏肝理气,清化湿热。方用茵陈四逆散加味。药用:柴胡10g,酒白芍12g,枳实10g,决明子12g,茵陈15g,郁金10g,紫苏叶10g,连翘12g,鸡内金3g,甘草1.5g。服药7剂,胃痛明显减轻,服至14剂,胃痛消除。

按:此案乃肝郁与湿热相兼为病,肝郁气滞则胃痛、便结,湿热中阻则口苦、恶心欲呕、纳差便溏,苔黄腻、脉细滑为湿热之征。其治用茵陈四逆散加郁金、紫苏叶、连翘解郁清湿;加决明子润肠通便;鸡内金化食助运。

案3. 肝郁痰热案

王某,男,42岁。1992年9月15日就诊。胃脘痛反复20年,胃镜检查诊断为慢性浅表性胃炎、十二指肠球炎。刻诊:胃脘隐痛不适,劳累时加重,背胀,口干苦,大便溏,便前腹痛,苔黄厚,脉弦滑。证属肝郁气滞,痰热中阻。治宜疏肝理气,化痰清热。方用四逆二陈汤加减。药用:柴胡10g,酒白芍15g,法半夏10g,陈皮3g,葛根15g,黄芩10g,神曲15g,茯苓12g,甘草1.5g。服药3剂,则胃痛减轻,服至14剂,胃痛消除,大便亦成形,用上方化裁间断服用以巩固疗效。

按:此案乃肝郁与痰热相兼为病,肝郁气滞则胃痛、背胀,痰热中阻则口干苦、便溏、腹痛,肝为罢极之本,肝郁不舒则劳累时加重,苔黄厚、脉弦滑为肝郁痰热之征。其治用四逆散去枳实以疏肝解郁,合二陈汤加黄芩、神曲以清化痰热,加葛根以升阳止泻。

案4. 肝郁脾虚案

张某,女,54岁。1992年11月10日就诊。胃痛反复3年,胃镜检查诊断为浅表性胃炎,B超检查有胆结石。刻诊:胃脘隐痛,背胀,纳少,大便溏,日三四次,舌质淡红,苔薄,脉细弦。证属肝郁脾虚。治宜疏肝理气,健脾和胃。方用柴芍六君汤加减。药用:柴胡 10g,酒白芍 10g,法半夏 10g,陈皮 5g,郁金 10g,厚朴 10g,党参 12g,薏苡仁 15g,鸡内金 3g,甘草 1.5g。服药 5 剂,胃痛、背胀减轻,再服 5 剂,胃痛消除,背胀仍存,嘱用上方加减长期服用。

按:此案乃肝郁与脾虚相兼为病,肝郁气滞则胃痛、背胀,脾虚湿盛则纳少、便溏。其治用柴芍六君汤去白术、茯苓,加郁金、厚朴、薏苡仁、鸡内金以加强疏肝宽胀、健脾渗湿作用。

案 5. 肝郁阴虚案

陈某,女,43 岁。1993 年 4 月 1 日就诊。胃脘痛反复 10 余年,胃镜检查诊断为浅表—萎缩性胃炎。刻诊:胃脘隐痛不适,时有呃逆,口干咽燥,大便干,月经量少,舌质干绛无苔,脉细。证属肝郁气滞,胃阴亏虚。治宜疏肝理气,养阴和胃。方用四逆散合一贯煎加减。药用:柴胡 5g,白芍 12g,生地黄 15g,石斛 12g,麦冬 12g,忍冬藤 12g,决明子 12g,旋覆花 10g,佛手 3g,竹茹 12g,麦芽 10g,甘草 1.5g。服药 7 剂,胃痛减轻,大便通畅,上方去柴胡、生地黄、忍冬藤、决明子,加延胡索、川楝子,再服 7 剂,胃痛消除,嘱病者间断服用上方以巩固疗效。

按:此案乃肝郁与阴虚相兼为病,肝郁气滞则胃痛、呃逆,阴虚不能濡养则口干咽燥、大便干、月经量少,舌绛无苔、脉细均为阴虚之象。其治用四逆散合一贯煎解郁养阴汤,并加忍冬藤以清热通络,旋覆花、竹茹以和胃降逆。

【小结】

欧阳锜认为此病多因肝胃不和、脾失健运所致,其治疗主张从疏肝解郁入手,体现治肝以安胃的学术思想,主要分以下 5 种证型进行论治。①肝气犯胃证:症见胃脘胀满疼痛,两胁胀闷,嗳气反酸,心烦易怒,纳食减少,舌质淡红,苔薄白,脉弦。治宜疏肝理气,制酸止痛。方用柴胡疏肝散加减,常选用柴胡、酒白芍、枳壳、郁金、云木香、酒川楝子、大腹皮、甘草等药。若泛酸明显者,加乌贼骨或瓦楞子;大便干结者,加决明子、火麻仁;口苦苔腻者,加藿香、茵陈。②肝郁湿热证:症见胃脘痞满疼痛,恶心欲呕,口苦纳差,尿黄,大便不爽,舌质红,苔黄腻,脉滑数。治宜解郁清湿,行气止痛。方用茵陈四逆散加味,常选用柴胡、酒白芍、郁金、茵陈、连翘、薏苡仁、藿香梗、紫苏梗、甘草等药。若胃痛甚者,加酒川楝子、延胡索;泛酸明显者,加乌贼骨或瓦楞子;大便结者,加决明子、火麻仁。③肝郁痰热证:症见胃脘隐痛或灼痛,痞满嗳气,口干苦,泛酸,大便溏,舌质红,苔黄腻,脉弦滑。治宜解郁清痰,行气止痛。方用四逆二陈汤加减,常选用柴胡、酒白芍、枳壳、法半夏、陈皮、黄芩、神曲、茯苓、甘草等药。若胃痛较甚者,加川楝子、延胡索;痞满灼热者,加瓜蒌壳、黄连。④肝郁脾虚证:

症见胃脘隐痛或胀痛,腹胀,纳少,大便溏,舌质淡红,苔薄,脉弦缓。治宜疏肝解郁,健脾和胃。方选用柴芍六君汤加减,常选用柴胡、酒白芍、法半夏、陈皮、郁金、白术、党参、薏苡仁、鸡内金、甘草等药。若胃痛甚者,加延胡索、川楝子;痞胀明显者,加厚朴、大腹皮;纳食减少者,加麦芽、谷芽。⑤肝郁阴虚证:症见胃脘隐痛、胀痛或灼痛,口干咽燥,大便干,舌质红,苔少或无苔,脉细数。治宜疏肝解郁,养阴止痛。方用四逆散合一贯煎加减,常选用柴胡、白芍、生地黄、石斛、麦冬、决明子、佛手、酒川楝子、麦芽、甘草等药。若胃痛甚者,加延胡索、五灵脂;纳食减少者,加生谷芽、生山楂。

7. 胃疡痛(消化性溃疡)

胃疡痛相当于西医的消化性溃疡,乃因肝气郁甚化酸,熏蒸湿土,损伤胃络所致,是一种以胃脘部疼痛及消化不良为主要表现的脾系疾病。欧阳锜认为其治疗宜从疏肝、制酸入手。

案1. 肝胃气滞案

彭某,女,37岁。1993年6月15日初诊。胃脘胀痛反复发作3年,加重半个月,胃镜检查诊断为胃窦部溃疡。有颈椎外伤史。刻诊:胃脘胀痛,痛时恶心吐酸,嗳气,口中时苦,纳食减少,大便时干时溏,颈项拘急,时作头昏,苔薄黄,脉弦细。证属肝胃气滞。治宜疏肝理气,制酸止痛。方用四逆散合乌贝散加减。药用:柴胡10g,酒白芍12g,炒枳壳10g,法半夏10g,扁豆12g,乌贼骨10g,茯苓12g,陈皮3g,葛根12g,甘草1.5g。服药10剂后胃痛明显减轻,纳食增加,仍用上方加浙贝母,续服15剂,胃痛基本缓解。

按:此案乃肝胃气滞为病,肝气犯胃则胃痛而胀,嗳气口苦,纳食减少;肝曲化酸,熏蒸于胃,胃气上逆则恶心吐酸;肝气犯脾则大便时干时溏;颈项为肝络所主,肝络不舒故颈项拘急,时作头昏;脉弦为肝郁之征。其治用四逆散合乌贝散去浙贝母、川楝子,加法半夏、陈皮和胃降逆,扁豆、茯苓、葛根健脾升阳止泻。

案2. 肝胃郁热案

陈某,女,46岁。1993年3月25日就诊。胃痛泛酸反复3年,加重2个月,胃镜检查诊断为十二指肠球部溃疡,浅表性胃炎。刻诊:胃脘胀痛,连及两胁,痛时泛吐酸水,时有脘中灼热,口不干苦,大便干结,舌质红,苔薄,脉弦数。证属肝胃郁热。治宜疏肝解郁清热,制酸止痛。方用小柴胡汤合乌贝散加减。药用:柴胡10g,酒白芍15g,黄芩10g,乌贼骨10g,浙贝母15g,酒川楝子12g,厚朴10g,决明子15g,神曲12g,甘草1.5g。服药10剂,胃痛即已缓解,又自续服20剂以巩固疗效。于11月24日因感冒来诊,言胃痛未发作。

按：此案乃肝郁气滞，化热化酸，损及胃络所致，肝气郁结则胃痛而胀，连及两胁；气郁化热则脘中灼热，大便干结；肝郁化酸则泛吐酸水；舌质红、脉弦数为肝郁化热之征。其治用柴胡、厚朴疏肝理气；黄芩、川楝子清热止痛；乌贼骨、浙贝母制酸止痛；白芍、甘草缓急止痛；决明子平肝通便；神曲和胃助运。证药相符，故见效颇速。

案3. 肝胃湿热案

周某，男，50岁。1993年5月25日就诊。胃痛反复发作2年，复发并加重1个月，胃镜检查诊断为胃窦溃疡，慢性浅表性胃炎。刻诊：胃脘隐痛，时作灼热感，脘胀嗳气，泛吐酸水，口苦口臭，纳食减少，小便黄，苔黄腻，脉细滑。证属肝胃湿热。治宜理气清湿，制酸止痛。方用小陷胸汤合乌贝散加减。药用：瓜蒌皮12g，酒黄连5g，法半夏10g，乌贼骨15g，浙贝母10g，酒白芍15g，酒川楝子12g，枳壳10g，神曲12g，麦芽12g，甘草1.5g。服药14剂后于6月10日复诊，胃痛已完全缓解，仍口苦口臭，苔白滑，脉弦滑，药已见效，仍用上方去瓜蒌壳，加炒地榆。续服14剂后于6月24日三诊，胃痛未出现，仍口苦口臭，仍用上方去瓜蒌壳、枳壳、川楝子，加石斛、金银花、白茅根以巩固疗效。

按：此案乃肝郁与湿热相兼，化酸损胃所致。肝郁气滞则胃痛、脘胀、嗳气，湿热中阻则脘中灼热、口苦口臭、小便黄，肝热化酸则泛吐酸水，苔黄腻、脉细滑为湿热之征。其治用小陷胸汤清化湿热；乌贝散制酸止痛；白芍、甘草缓急止痛；川楝子、枳壳理气清热；神曲、麦芽和胃助运。

案4. 肝郁脾虚案

朱某，男，44岁。1995年7月13日就诊。胃痛反复发作3年，复发并伴黑便3天，胃镜检查诊断为十二指肠球部溃疡，大便隐血强阳性。刻诊：胃脘隐痛，嗳气反酸，纳少，大便溏，色黑，疲乏无力，心悸不宁，舌质淡，苔薄，脉细弦。证属肝郁脾虚。治宜疏肝制酸，健脾止血。方用柴芍六君汤合乌贝散加减。药用：柴胡10g，酒白芍12g，党参10g，白术10g，炙黄芪15g，乌贼骨15g，浙贝母10g，龙眼肉12g，酸枣仁10g，仙鹤草15g，甘草3g。服药5剂于7月19日再诊，黑便转黄，胃痛减轻，用上方去仙鹤草，加川楝子。再服10剂于8月4日三诊，胃痛已不明显，无明显反酸，纳食与大便均正常，效不更方，仍守上方以巩固疗效。

按：此案乃消化性溃疡并上消化道出血，是因肝郁与脾虚相兼，化酸，损伤胃络所致。肝郁气滞则胃痛、嗳气，化酸损伤胃络则反酸、黑便，脾虚不能养心则疲乏、心悸，舌质淡、脉细弦为肝郁脾虚之征。其治用柴芍六君汤去茯苓、法半夏、陈皮，加黄芪、酸枣仁、龙眼肉健脾益气，养心安神；乌贝散加仙鹤草制酸止血。

【小结】

欧阳锜认为此病多因肝气郁甚化酸,熏蒸湿土,损伤胃络所致,其治疗主张从疏肝、制酸入手,主要分以下 4 种证型进行论治。①肝胃气滞证:症见胃脘胀满疼痛,泛酸,进食后加重,嗳气后减轻,纳食减少,大便不爽,舌质淡红,苔薄白,脉弦。治宜疏肝理气,制酸止痛。方用四逆散合乌贝散加减,常选用柴胡、酒白芍、枳壳、乌贼骨、浙贝母、酒川楝子、甘草等药。若恶心吐酸者,加法半夏、陈皮;脘中灼热者,加蒲公英;大便溏者,加茯苓、葛根;大便结者,加决明子、火麻仁。②肝胃郁热证:症见胃脘灼热疼痛,进食更甚,吞酸嘈杂,心烦口苦,大便干结,舌质红,苔薄黄,脉弦数。治宜疏肝清热,制酸止痛。方用小柴胡汤合乌贝散加减,常选用柴胡、酒白芍、黄芩、乌贼骨、浙贝母、酒川楝子、决明子、甘草等药。若腹胀明显者,加厚朴、大腹皮;纳食减少者,加神曲、鸡内金;兼湿而苔腻者,加石菖蒲、法半夏;大便色黑者,加三七、地榆炭。③肝胃湿热证:症见胃脘痞胀疼痛,脘中灼热,嗳气反酸,恶心口苦,尿黄,大便不爽,舌质红,苔黄腻,脉滑数。治宜理气清湿,制酸止痛。方用小陷胸汤合乌贝散加减,常选用瓜蒌皮、酒黄连、法半夏、乌贼骨、浙贝母、酒白芍、酒川楝子、甘草等药。若胃痛甚者,加生蒲黄、醋制五灵脂;腹胀明显者,加枳壳、大腹皮;纳食减少者,加鸡内金、神曲。④肝郁脾虚证:症见胃脘隐痛或胀痛,腹胀嗳气,时吐酸水,纳食减少,大便偏溏,时见黑便,舌质淡红,苔薄,脉弦缓。治宜疏肝健脾,制酸止痛。方用柴芍六君汤合乌贝散加减,常选用柴胡、酒白芍、党参、白术、法半夏、陈皮、乌贼骨、浙贝母、甘草等药。若胃痛甚者,加延胡索、川楝子;黑便者,加仙鹤草、地榆炭;疲乏无力者,加炙黄芪;心悸不宁者,加龙眼肉、酸枣仁。

8. 胃癌

胃癌乃因癌毒积聚于胃所致,是一种以上腹部闷胀不适、疼痛、肿块、厌食、恶心、呕吐、腹泻、呕血、黑便,伴消瘦、乏力、贫血、恶病质等为主要表现的脾系疾病。欧阳锜认为其治疗宜从和胃解毒入手。

癌毒聚胃案

叶某,男,55 岁,司机。患者 10 余年来常感到剑突下隐痛,伴有反酸、呕逆,服胃痛药可缓解。近年痛发作不规则,有时难忍,服胃痛药亦不能缓解。近 1 个月来痛又发作,纳少,反酸,日渐消瘦,呕吐物为咖啡色,有时排柏油样大便,左锁骨上出现枣大之淋巴结活动,质硬。当时在某医院做胃镜检查,"胃底小弯侧可见环周糜烂溃疡约 3cm×3cm,边缘充血水肿,不规则",组织切片为"腺癌"。因手术意义不大,前来求医。经用抑癌膏两个疗程,前后贴药 9 次,并配合法半夏、陈皮、丹参、臭牡丹、龙葵、五灵脂、海蛤粉、白英、薏苡仁、大蓟根、蒲黄、白芍、麦芽、甘草等解毒和胃、制酸止痛之品内服,治疗 8 个多月,症状逐渐消退,剑突下偶然隐痛,进软食完全不痛,右颈淋巴结亦消失。钡餐照片复查:"食管下端(贲门口附近)约有 1.5cm 长狭窄区黏膜部分中断,但钡剂能有少许通过,其上食管明显充盈,似贲门痉挛表现。胃底于贲门附近黏膜紊乱,并有约 1.8cm×1.5cm 凹陷龛影。"意见:"贲门癌病变稳定。"至 1993 年时已存活 8 年。

按:贲门癌属于噎膈反胃范畴,早期吞咽困难;胃底部癌,局部病变进展才出现梗阻出血和穿孔。此例病变涉及贲门和胃底,病情较重,乃因癌毒积聚于胃所致,其治应内外兼治。除外敷以毒攻毒药,内服解毒活血,和胃降逆,制酸止痛药外,为防止穿孔大出血,随方配用大蓟根、蒲黄、白芍等收敛止血之品,方可取得病变稳定的效果,已生存 8 年之久。案中所用抑癌膏,乃用砒霜、巴豆霜制成,有剧毒,不能入口,在手心敷药时间不能超过 3 个小时,并宜注意复查肝功能。

【小结】

欧阳锜认为此病乃因癌毒积聚于胃所致,其治疗宜从和胃解毒入手。常用自拟胃癌基本方,以法半夏、陈皮、郁金、白芍、藤梨根、臭牡丹、半边莲、蒲黄、五灵脂、瓦楞子、甘草等药物组成。若剑突下肿块坚硬者,加海蛤粉;伴黑便者,加大蓟、三七粉。

9. 腹痛

腹痛乃因寒温不调,胃肠传导失职,气血壅滞不通所致,是一种以胃脘下、耻骨毛际上疼痛为主要表现的脾系疾病。欧阳锜认为其治疗宜从理气祛邪入手。

案 1. 寒滞肠胃案

欧阳某,男,70 岁。1993 年 11 月 15 日因进冷食后腹痛呕吐反复 6 小时而就诊。刻诊:腹部冷痛,呕吐胃内容物,恶寒不适,大便未解,舌苔白,脉沉紧。证属寒滞肠胃。治宜散寒理气,和胃止痛。方用藿香正气散加减。药用:藿香 10g,紫苏叶 10g,厚朴 10g,扁豆 12g,连翘 12g,桔梗 10g,麦芽 12g,甘草 1.5g。服药 1 剂,腹痛明显减轻,呕吐停止,服完第 2 剂,症状全部消除。

按:此案乃因寒滞肠胃所致。寒邪内犯,阻遏肠胃气机,故见腹痛、呕吐、恶寒。其治用藿香、苏叶疏风散寒;厚朴、扁豆理气和胃;连翘清解郁热,监制诸邪热化;桔梗化痰利咽;麦芽、甘草和胃助运。

案 2. 热结肠胃案

杨某,女,60 岁。1994 年 3 月 5 日就诊。腹痛反复 3 天。刻诊:腹部胀痛较甚,无恶心呕吐,大便干结,已三日未解,舌质红,苔黄,脉弦实。证属热结肠胃。治宜理气清热,通便散结。方用小承气汤合大黄牡丹皮汤加减。药用:大黄 5g(后下),厚朴 10g,桃仁 10g,冬瓜子 12g,薏苡仁 15g,白芍 12g,川楝子 12g,延胡索 10g,决明子 12g,甘草 1.5g。服药 1 剂,大便通则腹痛立时缓解,服完第 2 剂,腹痛未发作。

按:此案乃热结肠胃所致。热邪内结,影响肠胃气机,腑气不通,故腹痛便结;舌质红、苔黄、脉弦实乃邪热为患之征。其治用大黄、决明子通腑祛邪;厚朴理气宽胀;桃仁、冬瓜子活血散结;薏苡仁、白芍、甘草缓急止痛;川楝子、延胡索解郁清热,理气止痛。

【小结】

欧阳锜认为此病乃因寒温不调,胃肠传导失职,气血壅滞不通所致,其治疗宜从理气祛邪入手,通常分以下 2 型治疗。①寒滞肠胃证:症见腹部冷痛,呕吐胃内容物,恶寒不适,舌苔白,脉沉紧。治宜散寒理气,和胃止痛。方用藿香正气散加减,常选用藿香、紫苏叶、厚朴、扁豆、连翘、桔梗、甘草等药。若冷痛明显者,加澄茄、吴茱萸、乌药;纳食减少者,加麦芽、神曲。②热结肠胃证:腹部胀痛,大便干结,舌质红,苔黄,脉弦实。治宜理气清热,通便散结。方用小承气汤合大黄牡丹皮汤加减,常选用大黄、厚朴、桃仁、冬瓜子、薏苡仁、白芍、川楝子、延胡索、决明子、甘草等药。若口苦明显者,加红藤、蒲公英、金银花。

10. 白痢(溃疡性结肠炎)

白痢相当于西医的溃疡性结肠炎,乃因湿热蕴积大肠,损伤肠络,伤及气阴所致,是一种以左下腹痉挛性疼痛伴血性腹泻、里急后重为主要表现的脾系疾病。欧阳锜认为其治疗宜从湿热入手。

案 1. 大肠湿热案

胡某,女,58 岁。1985 年 5 月 15 日初诊。腹痛腹泻反复发作 10 年,加重 2 个月,肠镜检查诊断为溃疡性结肠炎。刻诊:大便黏液样,稀溏,有时夹脓血,里急后重,腹痛,口黏口苦,苔白厚腻,脉细滑。证属大肠湿热。治宜清热利湿,宽肠化湿。方用化湿清肠汤加减。药用:败酱草 15g,白芍 12g,厚朴 10g,炒地榆 10g,黄连 5g,黄芩 12g,藿香 5g,石菖蒲 3g,甘草 1.5g。同时用中药灌肠,药用:生蒲黄 15g,地榆炭 30g,秦皮 15g,兰香草 10g。服药并用中药灌肠 10 剂后,大便成形,腹痛明显减轻,纳食增加,仍用上法,灌肠方不变,内服方中加薏苡仁,续用 15 剂,大便正常,腹痛基本缓解。

按:此案乃湿热蕴积大肠,损伤肠络所致,湿热下注则大便溏滞不爽;湿热阻滞气机,则腹痛,里急后重;湿热损伤肠络,则时夹脓血;湿热中阻,浊气不降,清气不升,则口黏口苦;苔白厚腻,脉细滑为湿热之征。其治用清肠汤去苦参,加石菖蒲、藿香;灌肠方加兰香草芳香化浊。

案 2. 湿热伤阴案

唐某,女,53岁。1994年1月17日就诊。便溏与便秘交替发作7年,肠镜检查诊断为溃疡性结肠炎。刻诊:大便黏溏不爽,每日2次,腹胀腹痛,口干苦,苔花剥,脉细滑数。证属湿热伤阴。治宜清热利湿,养阴生津。方用化湿清肠汤加减。药用:败酱草12g,白芍15g,厚朴10g,炒地榆15g,苦参10g,薏苡仁15g,川楝子12g,延胡索7g,生地黄12g,甘草3g。服药10剂后,大便已成形,腹不痛,稍感腹胀,纳食增加,苔转薄白,用上方加山药,续用10剂,大便成形,无明显腹胀、腹痛,守方续服10剂以巩固疗效。

按:此案乃湿热伤阴所致,湿热下注则大便黏溏不爽,口苦;湿热阻遏气机,则腹胀腹痛;阴液受损,则口干;舌苔花剥、脉细滑数为湿热伤阴之征。其治用败酱草、地榆、苦参清利湿热;薏苡仁淡渗利湿;厚朴理气宽胀;川楝子、延胡索理气止痛;生地黄、白芍益气生津;甘草调和诸药。服用10剂后,湿热渐清,阴液渐充,病有向愈之势,故加山药健脾益肾以善后。

案3. 湿热伤气案

陈某,男,57岁。1993年3月18日就诊。大便稀溏反复2年,加重半个月,肠镜检查诊断为溃疡性结肠炎。刻诊:大便稀溏,黏滞不爽,每日2次,肛门坠胀,口苦,纳食减少,疲乏无力,苔白厚腻,脉细弱。证属湿热伤气。治宜清热利湿,益气升清。方用化湿清肠汤加减。药用:人参12g,薏苡仁15g,葛根12g,扁豆12g,败酱草12g,厚朴10g,炒地榆15g,芡实12g,麦芽12g,甘草3g。服药10剂后,大便已成形,每日2次,纳食增加,苔转黄,仍用上方去芡实、人参、扁豆,加槐角、忍冬藤、制香附、香连丸,续用10剂,大便成形,日1～2次,有时口苦,苔白滑,脉弦,用二诊方去忍冬藤、葛根、香附,加乌梅、僵蚕,续服10剂以巩固疗效。

按:此案乃湿热伤气所致,湿热下注则大便稀溏,黏滞不爽,口苦;脾气受损,失于运化,则纳食减少;脾气因虚而不能升清,浊气不降,则肛门坠胀;脾气不能主四肢,则疲乏无力;舌苔白厚腻、脉细弱为湿热伤气之征。其治用人参、扁豆、芡实、甘草健脾益气;薏苡仁健脾渗湿;葛根升清生津;败酱草、地榆清利湿热;厚朴理气宽胀;麦芽和胃助运。服用10剂后,脾气渐充,但湿热有转甚的趋势,故减少健脾益气药,增加清利湿热药,续服20剂后,病情基本缓解。

【小结】

欧阳锜认为此病乃因湿热蕴积大肠,损伤肠络,伤及气阴所致,其治疗主张从湿热入手,主要分以下3种证型进行论治。①大肠湿热证:症见腹痛腹泻,泻下脓血,或溏滞不爽,里急后重,泻后痛减,或大便秘结,小便短黄,舌质红、苔黄燥或黄腻,脉滑数。治宜清热利湿,宽肠止痛。方用化湿清肠汤加减,常选用败酱草、白芍、厚朴、炒地榆、苦参、黄连、黄芩、甘草等药。若口中黏腻不适者,加石菖蒲、藿香;腹痛明显者,加冬瓜子、蒲黄;大便干结者,加决明子、火麻仁。可配合应用中药灌肠,药用:生蒲黄15g,地榆炭30g,秦皮15g。②湿热伤阴证:症见便溏与便结交替出现,腹部隐痛,腹胀,口干口苦,舌质红,苔花剥,脉细滑数。治宜清热利湿,养阴生津。方用化湿清肠汤加减,常选用败酱草、白芍、厚朴、炒地榆、苦参、薏苡仁、川楝子、生地黄、甘草等药。若腹痛明显者,加延胡索;纳食减少者,加麦芽;以大便稀溏为主者,加山药;便秘为主者,加冬瓜子。③湿热伤气证:症见大便稀溏不爽,肛门坠胀,腹部隐痛,口苦,纳食减少,疲乏无力,舌质淡红,苔白厚,脉细滑数。治宜清热利湿,益气升清。方用化湿清肠汤加减,常选用人参、薏苡仁、葛根、扁豆、败酱草、厚朴、炒地榆、甘草等药。若腹胀明显者,加制香附、大腹皮;纳食减少者,加神曲、麦芽;肛门疼痛者,加槐角、忍冬藤;大便滑脱者,加炒乌梅、芡实。

附　化湿清肠汤

〔组成〕　厚朴10g,薏苡仁15g,扁豆15g,炒地榆15g,败酱草15g,白芍12g,甘草1.5g。

〔用法〕　每日1剂,水煎,分2次服。

〔功效〕　理气化湿,清肠解毒。

〔主治〕　慢性结肠炎、结肠息肉等,证属大肠湿热,症见泄泻与便秘交替,大便不爽,腹痛,肛门灼热,舌质红,苔黄腻,脉滑数。

〔方解〕　结肠炎、结肠息肉古称滞下、泄泻,其因多为湿热壅滞于肠道,气机不畅所致,亦有因脾虚失运、湿自内生而下趋者。此证由湿热所致,以其无食少神疲、舌淡脉弱之故。其治重在清化肠道湿热,不宜独用健脾渗湿之药。方中用厚朴、薏苡仁、扁豆,理气和中以化其湿;地榆、败酱草,清热解毒以清其肠;白芍、甘草,柔肝缓急以止其痛,共奏清肠燥湿、理气和胃之效,内湿得化、肠热得清则诸症可除。

〔加减〕　便下脓血者,加黄连、臭牡丹;纳食少者,加神曲、麦芽;腹痛明显者,加延胡索、川楝子。

11. 大肠息肉

大肠息肉乃因湿热下迫大肠,经络瘀阻所致,是一种以早期无任何症状,日渐腹痛、腹泻、便血、里急后重为主要表现的脾系疾病。欧阳锜认为其治疗宜从湿毒瘀结入手。

案1. 湿热瘀结案

戴某,女,53岁。1993年3月16日初诊。腹痛腹泻反复发作5年,复发6个月,曾先后于1991年、1993年2月两次经肠镜检查诊断为直肠及结肠多发息肉,并在肠镜下行电切术,病理诊断为炎性息肉,部分腺上皮呈不典型增生,未见癌细胞。刻诊:大便黏液样,日行2次,有时夹鲜血,腹不痛,口中苦,纳食减少,疲乏,苔薄腻,脉细滑。证属湿热瘀结于肠道。治宜清热利湿,消瘀散结。方用化湿清肠汤加减。药用:败酱草15g,白芍12g,厚朴10g,苦参10g,丹参12g,仙鹤草15g,僵蚕10g,薏苡仁15g,扁豆12g,麦芽12g,甘草1.5g。服药14剂后,大便成形,日行1次,纳食增加,效不更方,上方续用14剂以巩固疗效。嗣后间断服用上方,曾于1995年、1999年2次进行肠镜复查,均只有慢性炎症。至今仍在笔者处因心脑血管病而就诊,言大便正常,未闻息肉复发。

按:此案乃湿热瘀结于大肠所致,湿热下注则大便黏液样,口中苦;湿热瘀积,结聚于大肠,则直肠、结肠多发息肉;湿热损伤肠络,则时夹鲜血;湿热伤脾,脾失健运,则纳食减少;湿热阻遏气机,清气不能外达四肢,则疲乏;苔薄腻,脉细滑为湿热之征。其治用败酱草、苦参清利湿热;薏苡仁、扁豆健脾化湿;厚朴理气宽肠;白芍、甘草缓急止痛;丹参、僵蚕消瘀散结;仙鹤草宁血止血;麦芽和胃助运。守方久服,终见其效。

案2. 寒湿瘀结案

周某,男,41岁。1985年5月15日就诊。大便稀溏反复8年,肠镜检查诊断为结肠多发息肉。刻诊:大便稀溏,每日3次,便前腹部冷痛,便后痛减,纳食减少,面色萎黄,舌质淡,苔薄白,脉细弦。证属寒湿瘀结。治宜散寒化湿,消瘀散结。方用平胃散加味。药用:苍术12g,白术12g,厚朴10g,陈皮5g,吴茱萸5g,薏苡仁12g,菝葜15g,僵蚕10g,甘草3g。服药10剂后,大便成形,腹痛已不明显,稍感腹冷,纳食增加,用上方加乌药,续用10剂,腹部已温暖,守方续服10剂以巩固疗效。

按:此案乃寒湿瘀结于大肠所致,寒湿下注则大便稀溏;寒湿瘀积,结聚于大肠,则结肠多发息肉;寒湿遏阻,阳气不伸,则腹部冷痛或腹部冷感;寒湿伤脾,脾失健运,则纳食减少;寒湿阻遏气机,清气不能上荣于面,则面色萎黄;舌质淡,脉细弦为寒湿阻遏气机之征。其治用平胃散加吴茱萸温散寒湿;白术、薏苡仁健脾渗湿;菝葜、僵蚕消瘀散结。

【小结】

欧阳锜认为此病乃因湿热下迫大肠,经络瘀阻所致,其治疗主张从湿毒瘀结入手,主要分以下2种证型进行论治。①湿热瘀结证:症见腹痛腹泻,溏滞不爽,里急后重,时夹鲜血,口苦,小便黄,舌质红、苔黄腻,脉滑数。治宜清热利湿,消瘀散结。方用化湿清肠汤加减,常选用败酱草、白芍、厚朴、苦参、丹参、僵蚕、甘草等药。若大便中夹有鲜血者,加仙鹤草;大便稀溏者,加薏苡仁;纳食减少者,加扁豆、麦芽。②寒湿瘀结证:症见大便稀溏,腹部冷痛,腹胀,纳食减少,面色萎黄,舌质淡,苔白腻,脉沉细。治宜散寒化湿,消瘀散结。方用平胃散加味,常选用苍术、白术、厚朴、陈皮、吴茱萸、薏苡仁、菝葜、僵蚕、甘草等药。若腹痛明显者,加蒲黄、延胡索;气少乏力者,加黄芪、党参;大便稀溏次数较多者,加炒乌梅。

12. 结肠癌

结肠癌乃因湿热邪毒蕴结肠中不解,渐以成积,逐渐恶变所致,是一种以腹胀痛、消瘦、便秘或泻或便血、腹部有肿块为主要表现的脾系疾病。欧阳锜认为其治疗宜从湿热瘀结入手。

案 1. 湿热瘀结案

王某,女,47 岁。患直肠腺癌(中医称翻花痔),行根治术后,腹胀痛拒按,消瘦,神疲纳差,便后有黏液,后重不爽,口苦、苔黄厚,舌紫绛,脉细涩,此证外虽有"虚象"而积滞未去,治以清利湿热,活血利气。处方用地榆、败酱草、苦参、厚朴、泽兰、白芍、甘草等。服药 3 个月后,诸症渐减。再用原方加扁豆、怀山药之属,苔渐退、精神食欲增佳。复查吻合口光滑,直肠黏液未见异常。自后左乳又出现枣大肿块,质硬,与胸肌有粘连,劝其手术切除,病检为乳腺单纯癌。术后有时仍腹痛,大便不爽,乳部亦感胀痛。改用疏肝解郁,养血理肠,方用柴胡、郁金、漏芦、浙贝母、厚朴、扁豆、薏苡仁、白芍、茜草等,乳胀痛消失,舌质转淡,腹虽不痛而仍胀满之苦,食后更甚,午后尤为明显,加用神曲、麦芽、山楂肉等消导药无效,改用五味异功散补脾理气,自后面色红润,体重恢复,生活起居趋于正常。

按:此案乃因湿热瘀结所致。患者虽有消瘦、神疲、纳差等虚象,但从以下几方面分析,一是腹痛而拒按,不是虚证的喜按;二是大便虽然稀溏不成形,但便意不尽,次数多,最为患者所苦;三是患者腹胀、且有不同程度的里急;四是患者的纳差乃因乏味而不思食,不思食与舌苔厚浊同时出现;五是舌质紫黯,舌苔黄厚。提示其本质是湿热瘀结所致的阻碍气血输布,其虚象仅为大实有赢状之假象。

案 2. 瘀阻湿聚案

刘某,女,42 岁。乙状结肠癌及直肠癌,行切除吻合术后,腹胀痛不喜按,气坠,大便稀溏,食少乏力,曾用温补升提之剂而胀坠更甚,下肢冷、汗出,苔黄白厚腻,脉细涩,证属血气瘀阻,湿热尤滞,因升补后,上下阴阳失调而反觉下肢冷。治以清利活血,宽肠理气。方用牛膝、泽兰、香附、白芍、厚朴、地榆、败酱草、扁豆、薏苡仁、甘草。服药 2 个月,大便成形,腹胀痛大减,食欲增进。但行动久立仍感胀坠,经原手术单位复查,腹部未触及异常,肛查(一),吻合口光滑。原方去香附、牛膝加党参、怀山药、陈皮等,1 个月后胀坠感减,又出现肠鸣、脐周痛,上方加茯苓、水杨梅根,14 剂后余症消失。

按:此案乃因瘀阻湿聚所致。患者所见到的气坠、大便稀溏、食少乏力等虚象,皆乃瘀阻湿聚,气血不能输布所致,这在患者腹胀痛而不喜按可见一斑,在用温补升提药物后胀坠更甚更得到了证实。

案3. 湿热伤气案

周某,女,54岁。直肠癌,已肛门改道,术后腹腔转移,再次手术无法切除,大便稀而频数,小便失禁,食少、呕恶、少气乏力,腹胀痛拒按,里急后重,深以为苦,苔黄厚、脉细涩。治以利湿清热,活血散结,稍佐固涩之品,处方用僵蚕、乌梅、地榆炭、败酱草、苦参、浙贝母、牡蛎、扁豆、厚朴、薏苡仁等。用药2个月后,大便渐干,次数减少,小便自行渗出亦有改善。患者坚持服药,并配合郭林气功,再于原方加芡实、怀山药、陈皮、麦芽等药。1个月后,大便成形,胀坠明显减轻,小便已能自控。

按:此案乃因湿热伤气所致。患者所见到大便稀而频数、小便失禁、食少、呕恶、少气乏力,均乃脾虚见症,且与腹胀痛拒按、里急后重、苔黄厚等湿热见症同时并呈,从患者症状出现的先后进行因果分析,湿热见症在前,脾虚见症在后,显然乃湿热内聚,影响脾胃运化,日久脾失健运所致。其治疗只能用扁豆、薏米、地榆炭、乌梅、僵蚕,稍佐收涩于理脾渗湿之中,必待舌质退净、舌质转淡才能专于补脾。

案4. 湿热伤正案

朱某,女,64岁。直肠癌,手术并化疗后,血象下降,面色黯而虚浮,下肢肿,倦怠少气,呕恶不思食,口渴引饮,大便频数,稀溏不爽,腹胀痛拒按,人造肛门周围隐痛,舌淡、苔黄厚腻,脉细涩。此证虽浮肿倦怠,食少舌淡,与化疗耗伤气血有关,从兼见胀痛拒按,肛门痛,便溏不爽,口渴苔黄等症分析,仍属血气瘀阻,湿热尤滞之证,仍当以清利化滞为主,方用石菖蒲、地榆、败酱草、僵蚕、乌梅、臭牡丹、扁豆、薏苡仁、佛手片、麦芽等。服药2个月后,大便渐成形,次数减少,食纳增进。自后因饮食不慎,又复便溏胀坠不爽,肛门周围赤肿痒痛,深以为苦,原方加桃仁、冬瓜仁、丹皮、浙贝母,外用黄连、芙蓉花叶、青黛、硼砂、冰片、研细末,凡士林调成软膏,外擦肿痛处,1个月后肿消痛止,大便调,原方去败酱草、桃仁、丹皮、冬瓜仁加芡实、怀山药等。自后病情逐渐稳定。

按:此案亦为湿热伤正案,虽见虚象,但呕恶不思食、口渴引饮、腹胀痛拒按、人造肛门周围肿痛等湿热瘀毒症状明显,亦因实致虚所致。

【小结】

肠癌手术后,无论是切除吻合术或肛门改道术,都可引起肠道功能紊乱,导致传化失常,出现腹痛、大便稀溏不爽,胀坠里急等证。由于肠胃不能保持正常的更实更虚,在一定程度上影响胃的受纳、熟腐,并多见呕恶不思食,舌苔厚浊。日久不复,营养不继,消瘦、面黯不泽、少气乏力、脉细等,亦属常见。这些临床表现,貌似虚损或虚实夹杂之证,根据"辨真假同异"、"反面求衡"等法,对照上述 4 例所见症状与舌苔脉象逐一分析,辨明 4 例均属假虚证。①腹痛:4 例均有腹痛,但都痛而拒按,痛不喜按。②大便稀溏不爽:大便稀溏不成形,便意不尽,次数多,最为患者所苦。1 例人造肛门周围出现赤肿痒痛。③胀坠里急:4 例腹胀、气坠里急程度不同。1 例腹胀气坠乏力,用温补升提而胀坠更甚。④不思食:4 例均因乏味而不思食,不思食与舌苔厚浊同时出现。⑤呕恶:2 例有呕恶不食,其中 1 例配合放疗,呕恶更甚。⑥苔厚浊:4 例均有不同程度的苔黄厚腻,舌质多呈紫绛色,只 1 例因放疗后血象下降,舌质淡。上述诸证,痛为实痛,胀非虚胀,便稀溏不爽而非下利清水,呕恶不食多与舌苔厚浊并见,证属"湿热瘀滞"、"气血瘀阻"之象,皆由肠胃不能更实更虚,饮食营养不继,湿浊上泛所致,实属真实假虚。治疗只宜以清利湿热,活血散结为法,并以此为组方选药的依据。

欧阳锜自拟了解毒理肠方,方由菝葜、水杨梅根、羊开口、败酱草、红藤、黄柏、苦参、薏苡仁、厚朴、石菖蒲、僵蚕、地榆、槐角花、乌梅、刺猬皮、扁豆、甘草等味组成。具有解毒理肠、除湿活血、止痢止痛等综合作用,适用于肠癌。

患者所出现的腹胀痛只宜以清热解毒、消瘀理气,如苦参、败酱草、厚朴、泽兰等。大便稀溏不爽,只能用扁豆、薏米、地榆炭、乌梅、僵蚕,稍佐收涩于理脾渗湿之中。必苔退舌淡,始能用党参、白术、芡实等益气固肠,否则湿热不退,不但便溏不爽不能解决,并可增加胀坠之苦。气坠里急,肠蠕动减弱,不能转矢气,气不利,吻合口痉挛,更感气坠里急,宜厚朴、白芍、僵蚕宽肠缓痉,亦不可妄用益气升提之品。舌苔厚浊而不思食,宜藿香、佩兰等芳香开胃。呕吐影响进食,用半夏、陈皮和胃降逆,苔黄厚腻,中焦湿热瘀滞,需配合黄芩、黄连。

以上调理肠胃,芳香降逆等品运用得法,肠胃恢复更实更虚的正常功能,则脾运自复,气血生化之源亦自逐渐充实。病人虽均见消瘦、乏力、食少等症,但腹痛、胀坠里急、舌苔厚浊并见,这些临床表现,貌似虚损或虚实夹杂,实为真实假虚。治当先清理,后调养,主次分明,效果方才理想。若本末倒置,专从消瘦、乏力、食少等症着手,过早用益气养阴之剂,不仅症状不能改善,并可使病情加重或恶化。

(五)肝系病类

1. 黄疸

黄疸乃因寒湿、湿热之邪内侵,影响肝胆疏泄,胆汁外渗肌肤所致,是一种以目黄、身黄、小便黄为主要表现的肝系疾病。欧阳锜认为其治疗宜从疏肝胆、利湿热入手。

案 1. 肝郁湿热案

朱某,男,38 岁。1992 年 12 月 22 日因身目发黄 1 个月而就诊。曾在某医院住院,经各种检查诊断为急性甲型病毒性肝炎。刻诊:身目发黄,黄色鲜明,胁腹作胀,进食后尤甚,口干苦,大便偏溏,小便黄,眠差,舌质红,苔黄腻,脉弦滑数。肝功能检查:ALT113.8U/L,AST71.4U/L,总胆红素 25.9μmol/L。证属肝郁湿热。治宜疏肝理气,利湿清热。方用四逆茵陈蒿汤加减。药用:柴胡 10g,白芍 12g,枳壳 10g,郁金 10g,川楝子 12g,茵陈蒿 15g,桔梗 10g,神曲 12g,甘草 1.5g。服药 15 剂后,黄疸已消退,胁腹作胀明显减轻,纳食增加,仍用上方续服 20 剂,胁痛基本缓解,黄疸未复作。复查肝功能已正常。

按:此案乃因肝郁湿热所致。肝郁气滞则胁腹作胀;湿热上泛则身目发黄;湿热中阻则口干苦;湿热下趋则小便黄、大便溏;舌质红、苔黄腻、脉弦滑数为肝郁湿热之征。其治用柴胡、白芍、枳壳、郁金、川楝子疏肝利胆,解郁理气;茵陈清利湿热,利胆退黄;桔梗化痰利咽;神曲、甘草和胃助运。

案 2. 湿热瘀结案

毛某,女,37 岁,衡东人。1989 年 4 月 6 日因身目发黄 12 天而就诊。未进行相关检查。刻诊:身目发黄,黄色鲜明,疲倦无力,左胁胀痛,口干口苦,纳食减少,大便干结,小便黄,舌质黯红,苔黄厚,脉弦滑数。证属湿热瘀结。治宜利湿清热,化瘀散结。方用茵陈蒿汤加味。药用:茵陈 12g,栀子 6g,大黄 6g(后下),半边莲 12g,连翘 12g,赤小豆 15g,柴胡 10g,郁金 10g,甘草 1.5g。服药 15 剂后,黄疸消退明显,胁痛亦明显减轻,用上方加白芍,症状基本消除。

按:此案乃湿热瘀结所致。湿热中阻,熏蒸于外则身目发黄;湿热化火,灼伤津液,则口干苦、小便黄、大便干结;湿热阻遏,影响肝胆气机运行,气滞则血亦不畅,肝络不通,故胁痛;舌质黯红、苔黄厚、脉弦滑数为湿热瘀结之征。其治用茵陈、半边莲清热利湿,利胆退黄;栀子、连翘清热解毒,清利肝胆;大黄、赤小豆化瘀散结;柴胡、郁金疏肝理气;甘草调和诸药。

【小结】

欧阳锜认为此病乃因湿热内侵,影响肝胆疏泄,胆汁外渗肌肤所致,其治疗宜从疏肝胆、利湿热入手,主要分以下 2 型治疗。①肝郁湿热证:症见身目发黄,黄色鲜明,胁腹作胀,口干苦,大便偏溏,小便黄,舌质红,苔黄腻,脉弦滑数。治宜疏肝理气,利湿清热。方用四逆茵陈蒿汤加减,常选用柴胡、白芍、枳壳、郁金、川楝子、茵陈蒿、桔梗、神曲、甘草等药。若黄疸日久不退者,加虎杖、丹参。②湿热瘀结证:症见身目发黄,黄色鲜明,左胁胀痛,口干口苦,大便干结,小便黄,舌质黯红,苔黄厚,脉弦滑数。治宜利湿清热,化瘀散结。方用茵陈蒿汤加味,常选用茵陈、栀子、大黄、半边莲、连翘、赤小豆、柴胡、郁金、甘草等药。若黄疸日久不退者,加丹参、蜈蚣。

2. 臌胀(肝硬化)

臌胀相当于西医的肝硬化,乃因肝郁气滞,瘀阻肝络,聚湿成水所致,是一种以肝脾大、易疲劳、食欲差、腹胀、腹泻、腹水为主要表现的肝系疾病。欧阳锜认为其治疗宜从疏肝软坚入手。

案 1. 肝郁瘀结案

戴某,女,40 岁。1993 年 3 月 11 日初诊。右胁隐痛反复发作 3 年,间作鼻衄 1 个月。1993 年 3 月曾在某医院经血液、B 超检查诊断为乙型病毒性肝炎、肝硬化。刻诊:右胁隐痛,胃脘不适,时作鼻衄,易于疲乏,夜间口干口苦,小便黄,手掌赤痕,舌质黯红,苔薄白,脉细弦。证属肝郁瘀结。治宜疏肝解郁,活血软坚。方用疏肝软坚汤加减。药用:柴胡 10g,郁金 10g,厚朴 10g,鳖甲 12g,茜草 12g,川楝子 12g,延胡索 10g,神曲 12g,茵陈蒿 15g,仙鹤草 15g,旱莲草 15g,甘草 1.5g。服药 15 剂后,胁痛消失,鼻衄未发作,口干好转,舌质红,脉细,效不更方,上方续服 15 剂以巩固疗效。嗣后用上方研为细末,每次 5g,每日 2 次,温开水送服。

按:此案乃肝郁气滞,肝络瘀结所致。肝郁气滞,肝络失舒则右胁隐痛;肝郁血瘀,脉络阻滞则手掌赤痕;肝气犯胃,胃络失和则胃脘不适;肝为罢极之本,肝气郁滞则易于疲乏;郁滞化热,伤津动血则鼻衄、口干口苦、小便黄;舌质黯红、脉细弦为瘀滞化热之征。其治用柴胡、郁金、厚朴、川楝子疏肝解郁;茜草、延胡索活血化瘀;鳖甲软坚散结;茵陈蒿利湿解毒;仙鹤草、旱莲草清热止衄;神曲、甘草和胃助运。肝郁得舒,肝瘀得化,则诸症缓解。

案 2. 肝郁水停案

匡某,男,60 岁。1991 年 1 月 5 日就诊。腹部胀大反复 3 个月,有乙型病毒性肝炎病史 13 年,B 超检查诊断为肝硬化腹水。刻诊:腹部胀大,有振水音,口干喜饮,纳食减少,大便稀溏,每日 3 次,舌质红,苔黄,脉细弱。证属肝郁水停。治宜疏肝解郁,利水软坚。方用疏肝软坚汤加减。药用:柴胡 10g,郁金 10g,厚朴 10g,鳖甲 12g,地龙 10g,川楝子 12g,大腹皮 12g,赤小豆 15g,薏苡仁 15g,瓜蒌皮 12g,茵陈蒿 15g,仙鹤草 15g,甘草 1.5g。服药 10 剂后,腹胀减轻,大便成形,纳食增加,用上方加车前子,续服 20 剂,腹胀不明显,但 B 超仍发现腹部有少量腹水,守方续服 60 剂,复查 B 超腹水已不明显,后仍在当地间断服用上方以巩固疗效。

按:此案乃肝郁水停所致。肝气郁结,聚湿成水,水聚大腹则腹部胀大,有振水音;肝气犯胃,胃纳受扰则纳食减少;水湿内聚,阻碍津液上承,故口干渴;水湿下趋则大便稀溏;舌质红、苔黄、脉细弱为水湿化热之征。其治用柴胡、郁金、厚朴、川楝子疏肝解郁;地龙活血利水;鳖甲软坚散结;茵陈蒿利湿解毒;大腹皮、赤小豆、薏苡仁理气利水;瓜蒌皮理气宽胀;仙鹤草、甘草和胃益气。守方久服,终见其效。

【小结】

欧阳锜认为此病多因肝郁气滞,瘀阻肝络,聚湿成水所致,其治疗主张从疏肝软坚入手,主要分以下 2 种证型进行论治。①肝郁瘀结证:症见胸胁右侧刺痛,肝脏肿硬,按之痛甚,腹胀,面颈胸臂血痣赤缕,手掌赤痕,唇色紫褐,口渴不欲饮,舌质紫黯或有瘀斑点,脉弦涩。治宜疏肝解郁,活血软坚。方用疏肝软坚汤加减。常选用柴胡、郁金、厚朴、鳖甲、茜草、川楝子、延胡索、神曲、甘草等药。若有肝炎病史者,加茵陈蒿;腹部胀大,有腹水征者,加薏苡仁、赤小豆;有鼻衄、齿衄等出血倾向者,加仙鹤草、旱莲草。②肝郁水停证:症见胸胁右侧胀痛、刺痛,腹大坚满,脉络怒张,面颈胸臂血痣赤缕,手掌赤痕,口唇紫褐,口渴不欲饮,小便减少,舌质紫黯,脉弦涩。治宜疏肝解郁,利水软坚。方用疏肝软坚汤加减,常选用柴胡、郁金、厚朴、鳖甲、地龙、川楝子、大腹皮、赤小豆、薏苡仁、甘草等药。若有肝炎病史者,加茵陈蒿;腹部撑急不能平卧者,加葶苈子、川椒目;伴胸水者,加瓜蒌皮;有鼻衄、齿衄等出血倾向者,加仙鹤草、旱莲草。

附　疏肝软坚汤

[组成]　柴胡 10g,郁金 10g,厚朴 10g,鳖甲 12g,茜草 12g,莪术 10g,川楝子 12g,茵陈蒿 15g,甘草 1.5g。

[用法]　每日 1 剂,水煎,分 2 次服。

[功效]　疏肝解郁,活血软坚。

[主治]　各种肝硬化,证属肝郁瘀结,症见胸胁右侧刺痛,腹胀,面颈胸臂血痣赤缕,手掌赤痕,口渴不欲饮,舌质紫黯或有瘀斑点,脉弦涩。

[方解]　肝硬化属于中医臌胀范畴,因其不同病期而有气臌、血臌、水臌之分,此方针对血臌而设。方中用柴胡、郁金、厚朴、川楝子疏肝解郁;茜草活血化瘀;莪术、鳖甲软坚散结;茵陈蒿利湿解毒;甘草调和诸药。肝郁得舒,肝瘀得化,则臌胀可以逆转。

[加减]　有鼻衄、齿衄等出血倾向者,加仙鹤草、旱莲草;腹部胀大,有腹水征者,加薏苡仁、赤小豆;腹部撑急不能平卧者,加葶苈子、川椒目。

3. 胆胀(胆囊炎)

胆胀相当于西医的胆囊炎,乃因肝胆气机郁滞,湿热瘀结胆腑所致,是一种以右上腹疼痛、压痛、反跳痛及呕吐、发热、黄疸为主要表现的肝系疾病。欧阳锜认为其治疗宜从疏肝利胆入手。

案 1. 肝胆气滞案

邱某,女,31岁。1989年3月10日初诊。右胁胀痛反复发作6年,复作并加重3天,B超检查诊断为慢性胆囊炎。刻诊:右胁胀痛,因精神抑郁而加重,腹胀嗳气,善太息,纳食减少,口苦,苔薄黄,脉弦。证属肝胆气滞。治宜疏肝利胆,理气止痛。方用四逆散加减。药用:柴胡10g,酒白芍12g,枳实10g,郁金10g,酒川楝子12g,制香附10g,厚朴10g,半边莲15g,山楂10g,甘草1.5g。服药15剂后胁痛明显减轻,纳食增加,续服15剂,胁痛基本缓解,后在当地间断服用上方以巩固疗效。

按:此案乃因肝胆气滞为病。肝胆气机郁滞,胆汁排泄不畅,则胁痛每因抑郁而加重,口苦;肝气犯胃,胃失和降则腹胀嗳气,善太息,纳食减少;脉弦为肝胆气滞之征。其治用四逆散加郁金、川楝子、香附、厚朴疏肝利胆,理气止痛;半边莲利胆清湿;山楂和胃助运。诸药配合,共奏疏肝利胆之效。

案 2. 肝胆湿热案

王某,女,47岁。1991年8月21日初诊。右胁胀痛反复发作11年,加重伴恶心呕吐2天,曾因多次发作而住院,经B超等检查诊断为慢性胆囊炎急性发作。刻诊:右胁胀痛,时作绞痛,恶心呕吐,口苦,腹胀嗳气,大便偏干,小便黄,苔黄厚腻,脉弦滑数。证属肝胆湿热。治宜疏肝利胆,祛湿清热。方用四逆散合茵陈蒿汤加减。药用:柴胡10g,酒白芍12g,枳实10g,郁金10g,酒川楝子12g,茵陈蒿15g,半边莲15g,臭牡丹15g,栀子3g,大黄3g,甘草1.5g。服药7剂后大便通畅,胁痛与腹胀均减轻,用上方去大黄、栀子,加大腹皮,续服14剂,胁痛基本缓解。

按:此案乃因肝胆湿热为病。肝胆气机郁滞,胆汁排泄不畅,则胁痛、口苦;肝气犯胃,胃失和降则腹胀嗳气;湿热内生,泛逆于上,故恶心呕吐;湿热内积,腑气不通则大便干,小便黄;苔黄厚腻、脉弦为肝胆湿热之征。其治用四逆散加郁金、川楝子疏肝利胆,理气止痛;茵陈蒿汤加半边莲、臭牡丹利胆行滞,清利湿热。诸药配合,共奏疏肝利胆、祛湿清热之效。

案 3. 肝胆瘀热案

张某,女,41岁。患慢性胆囊炎已3年,发作渐频,发时胆绞痛,呕苦,尿黄,用四逆散加郁金、鸡内金、茵陈、川楝子之属,可迅速获得缓解。此次发作在久痛之后出现,脉沉细,肢冷,并感怯寒,医以其类似吴茱萸汤证,与吴茱萸汤,初腹痛稍缓,旋即剧痛难忍,呕恶不已,脘腹胀满拒按。察其证虽肢冷,脉沉细,而苔仍黄腻,小便短赤,大便秘结,仍与四逆散合大黄牡丹皮汤,加茵陈、郁金,大便得通,泄后痛减,肛门灼热,厥回汗出而脉转弦数。2剂后减大黄,尽 5 剂,病情始完全缓解。

按:此案因急性发作,未及时疏解清利,兼之久痛,络气不通,热郁于内,格拒阴气于外,故外现肢冷怯寒、脉沉细等假象。已误于温燥而证见满痛拒按,知热郁血瘀,非疏利剂中配以泄热止痛之品难获速效。

【小结】

欧阳锜认为此病乃因肝胆气机郁滞,湿热瘀结胆腑所致。其治疗主张以疏肝利胆为主,分以下 2 种证型进行论治。①肝胆气滞证:症见右胁胀痛,腹胀嗳气,情绪不畅时诱发,舌质淡红,脉弦。治宜疏肝利胆,理气止痛。方用四逆散加减,常选用柴胡、酒白芍、枳实、郁金、酒川楝子、制香附、厚朴、甘草等药。若黄疸、口苦、尿黄、苔黄腻者,加茵陈蒿、半边莲;大便秘结者,加决明子、火麻仁;胸闷胸痛者,加丹参、瓜蒌皮;伴胆结石者,加金钱草、鸡内金。②肝胆湿热证:症见右胁胀痛,进油腻食物则诱发,脘腹痞胀,口苦恶心,厌食油腻食物,嗳气,或伴黄疸,舌质红、苔黄厚腻,脉弦滑。治宜疏肝利胆,祛湿清热。方用四逆散合茵陈蒿汤加减,常选用柴胡、酒白芍、枳实、郁金、酒川楝子、茵陈蒿、半边莲、栀子、甘草等药。若腹胀明显者,加厚朴、大腹皮;大便干结者,加大黄、决明子;伴胆石症者,加金钱草、鸡内金。③肝胆瘀热证:症见右胁剧痛难忍,呕恶不已,脘腹胀满拒按,小便短赤,大便秘结,苔黄腻,脉弦数。治宜疏肝利胆,清热解毒,化瘀止痛。方用四逆散合大黄牡丹皮汤加减,常选用柴胡、白芍、枳实、大黄、牡丹皮、桃仁、冬瓜子、茵陈、郁金、臭牡丹、甘草等药。若大便燥结者,加玄明粉;伴胆石症者,加金钱草、鸡内金、冬葵子。

4. 胆石症

胆石症乃因肝胆气机郁滞,湿热瘀结胆腑所致,是一种以右上腹或胁肋部疼痛为主要表现的肝系疾病。欧阳锜认为其治疗宜从利胆排石入手。

案 1. 肝胆气滞案

刘某,女,63 岁。1992 年 6 月 17 日初诊。右胁胀痛反复发作 14 年,复作并加重 8 天,B 超检查诊断为胆囊结石,慢性胆囊炎。刻诊:右胁胀痛,腰背酸痛,腹胀嗳气,口苦,有时小便黄,苔薄黄,脉弦滑。证属肝胆气滞。治宜疏肝利胆,排石止痛。方用利胆二金散合四逆散加减。药用:郁金 10g,鸡内金 5g,茵陈蒿 15g,石韦 15g,海金沙 15g,柴胡 10g,酒白芍 12g,枳实 10g,冬葵子 12g,制乳香 3g,地龙 10g,山楂 10g,甘草 1.5g。服药 15 剂后胁痛明显减轻,用上方去石韦、海金沙,加制香附,续服 15 剂,胁痛基本缓解,再服 45 剂以巩固疗效。3 个月后因进食油脂食物胁痛复作,续服上方后症状缓解,后间断服用上方以巩固疗效。

按:此案乃因肝胆气滞为病。肝胆气机郁滞,胆石内结,胆汁排泄不畅,则胁痛、腰背酸痛,口苦,小便黄;肝气犯胃,胃失和降则腹胀嗳气;脉弦滑为肝胆气滞之征。其治用郁金、鸡内金、茵陈蒿、石韦、海金沙、冬葵子利胆排石,四逆散疏肝利胆,理气止痛;乳香、地龙解痉止痛;山楂和胃助运。诸药配合,共奏疏肝利胆、排石止痛之效。

案2. 肝胆湿热案

阳某,男,40岁。1993年10月20日初诊。右胁胀痛、黄疸反复发作20年,胆总管、胆囊结石术后3年,复发并加重2年。患者1974年曾在当地医院诊断为胆结石、胆总管阻塞,经治疗后症状减轻。2000年因症状加重,经住院诊断为胆总管结石、胆囊结石,行取石并胆囊切除术。1年后右胁痛复发,并逐渐加重,每个月发作3次,经B超诊断为肝内胆管多发结石。先后服用各种药物,其中中药800余剂,仍每个月发作3次以上。刻诊:右胁时作绞痛,恶心呕吐,口干口苦,胁腹胀满,大便偏干,小便黄,严重时高热寒战,苔黄厚腻,脉弦滑数。证属肝胆湿热。治宜清热利湿,利胆止痛。方用利胆二金散合四逆散、茵陈蒿汤加减。药用:郁金10g,鸡内金5g,柴胡10g,酒白芍15g,枳实10g,茵陈蒿15g,金钱草15g,半边莲15g,薏苡仁15g,陈皮3g,山楂10g,决明子15g,甘草1.5g。服药30剂后复诊,胁痛、腹胀均减轻,服药期间右胁绞痛未发作,用上方去山楂、陈皮、决明子,加冬葵子,续服60剂,胁痛基本缓解。

按:此案乃因肝胆湿热为病。肝胆气机郁滞,胆石内结,胆汁排泄不畅,则胁痛、口苦;肝气犯胃,胃失和降则胁腹胀满;湿热内生,泛逆于上,故恶心呕吐;湿热蕴积,熏蒸于外则高热寒战;湿热内积,腑气不通则大便干,小便黄;苔黄厚腻、脉弦滑数为肝胆湿热之征。其治用郁金、鸡内金、金钱草利胆排石;四逆散加陈皮疏肝利胆,理气止痛;茵陈蒿、半边莲、薏苡仁利湿清热;决明子润肠通便;山楂和胃助运。诸药配合,共奏清热利湿、利胆止痛之效。

【小结】

欧阳锜认为此病乃因肝胆气机郁滞,湿热瘀结胆腑所致。其治疗主张以利胆二金散为主,分以下2种证型进行论治。①肝胆气滞证:症见右胁胀痛阵作,腹胀嗳气,情绪不畅时诱发,舌质淡红,脉弦。治宜疏肝利胆,排石止痛。方用利胆二金散合四逆散加减,常选用郁金、鸡内金、半边莲、石韦、海金沙、柴胡、酒白芍、枳实、酒川楝子、甘草等药。若有黄疸、口苦、尿黄、苔黄腻者,加茵陈蒿、金钱草;胸胁绞痛者,加乳香、地龙;结石日久者,加冬葵子。②肝胆湿热证:症见右胁剧痛,疼痛放射至右肩背,口苦心烦,或伴黄疸,大便秘结,小便色黄,舌质红、苔黄腻,脉弦数。治宜清热利湿,利胆止痛。方用利胆二金散合四逆散、茵陈蒿汤加减,常选用郁金、鸡内金、半边莲、石韦、海金沙、柴胡、酒白芍、枳实、茵陈蒿、金钱草、栀子、甘草等药。若腹胀明显者,加陈皮、薏苡仁;大便干结者,加大黄、决明子。

附 利胆二金散

〔组成〕 郁金 12～30g,鸡内金 3～6g。

〔用法〕 共研为极细粉末(过细目筛,去粗渣不用),每日 2～3 次,每次用白开水送服 1～3g。

〔功效〕 利胆排石。

〔主治〕 慢性胆囊炎、胆结石反复发作,证属胆汁失疏,症见右胁下胀满作痛,痛连右背,右上腹胀痛,纳差,厌油,口苦。

〔方解〕 因湿热瘀石结聚胆腑,胆失疏泄所致。故用郁金、鸡内金疏肝利胆,排石止痛。

〔加减〕 耳目发黄、尿黄、苔黄者,加茵陈蒿、半边莲;泌尿系结石者,加石韦、海金沙、金钱草。

(六) 肾系病类

1. 急肾风(急性肾小球肾炎)

急肾风相当于西医的急性肾小球肾炎,乃因风邪、湿毒内舍于肾,开阖失职,水不下行而泛溢肌肤所致,是一种以血尿、蛋白尿、高血压、水肿、少尿及氮质血症为主要表现的肾系疾病。欧阳锜认为其治疗宜从湿毒入手。

案 1. 风热湿毒案

蒋某,男,27 岁。1993 年 4 月 6 日初诊。浮肿、身痛 1 周。患者于 1 周前因"感冒"出现浮肿、身痛、头痛,于 4 月 4 日在某医院检查小便常规:尿蛋白(＋＋),白细胞(±),隐血(＋＋),诊断为急性肾炎。刻诊:眼睑及面部浮肿,下肢轻度浮肿,头痛,身痛,恶心厌食,小便短黄,大便溏,舌质尖红,苔黄,脉细。证属风热湿毒。治宜疏风散热,利湿消肿。方用麻黄连翘赤小豆汤加减。药用:紫苏叶 10g,桔梗 10g,连翘 12g,赤小豆 15g,桑白皮 12g,薏苡仁 15g,萆薢 12g,茯苓 12g,陈皮 3g,甘草 1.5g。服药 3 剂,浮肿大减,头痛消失,纳食增加,再进 7 剂,除小便稍黄、大便微溏外,诸症消失,复查小便常规:尿蛋白(±),白细胞(一),隐血(±),原方出入,再进 10 剂,先后复查 3 次小便常规均已正常。

按:此案乃风热外袭,湿毒下注,损伤肾络所致。风热外袭于肺卫,肺失通调,水道不利则眼睑及面部浮肿,下肢轻度浮肿,小便短;风热犯表,经气失舒则头痛、身痛;湿毒内蕴,上泛则恶心厌食,下注则便溏、尿黄;舌质尖红、苔黄、脉细为风热湿毒之征。其治用麻黄连翘赤小豆汤化裁,用紫苏叶易麻黄,加桔梗,有宣肺解表之功,而无辛燥劫阴之弊;加薏苡仁、萆薢清利湿热;陈皮、茯苓行气利水。诸药配合,共奏宣肺行水、清热利湿解毒之功,药之与证,丝丝入扣,故取效甚捷。

案2. 湿热蕴毒案

王某,女,16岁。1989年6月21日初诊。右侧足大趾疮肿糜烂反复3年,眼睑及颜面浮肿9天。在某医院检查小便常规:尿蛋白(+),隐血(++),诊断为急性肾炎。刻诊:眼睑及颜面浮肿,口苦,纳食减少,小便短黄,右足大趾红肿热痛,舌质红,苔黄腻,脉滑数。证属湿热蕴毒。治宜清热解毒,利湿消肿。方用抽薪饮加减。药用:苦参10g,石菖蒲10g,萆薢12g,车前草10g,泽泻10g,益母草10g,薏苡仁15g,蝉蜕3g,臭牡丹12g,白茅根12g,甘草1.5g。服药7剂,浮肿大减,续服7剂,浮肿不明显,足趾肿痛减轻,复查小便常规正常。其足趾疮肿在当地改用外科治疗。

按:此案乃湿热蕴毒所致。湿热蕴积,泛溢下上则眼睑及颜面浮肿、口苦;毒蕴于下则足趾肿痛;注于膀胱则小便短黄;舌质红,苔黄腻,脉滑数为湿热之征。其治用苦参、萆薢、车前草利湿清热;泽泻、薏苡仁利水消肿;石菖蒲芳香化湿;臭牡丹清热解毒;白茅根凉血利水;益母草活血利水;蝉蜕祛风通络;甘草调和诸药。诸药配合,共奏清热解毒、利湿消肿之效。

【小结】

欧阳锜认为此病多因风邪、湿毒内舍于肾,开阖失职,水不下行而泛溢肌肤所致,其治疗主张从湿毒入手,分以下两种证型进行论治。①风热湿毒证:症见面目浮肿,小便短黄,咽喉肿痛,发热头痛,咳嗽,舌质尖红,苔薄黄,脉浮滑数。治宜疏风散热,利湿消肿。方用麻黄连翘赤小豆汤加减。常选用炙麻黄、连翘、赤小豆、桑白皮、薏苡仁、茯苓、陈皮、甘草等药。若咽痛明显者,加蝉蜕、桔梗;尿血者,加小蓟、白茅根;小便黄者,加萆薢。②湿热蕴毒证:症见面目浮肿,脓疮瘙痒,红肿糜烂,发热心烦,小便短黄,舌质红,苔黄腻,脉滑数。治宜清热解毒,利湿消肿。方用抽薪饮加减,常选用苦参、石菖蒲、萆薢、车前草、泽泻、益母草、薏苡仁、蝉蜕、甘草等药。若疮疡肿痛者,加臭牡丹、黄连;血尿者,加侧柏叶、白茅根。

2. 慢肾风(慢性肾小球肾炎)

慢肾风相当于西医的慢性肾小球肾炎,乃因湿热客肾、实邪伤正所致,是一种以不同程度的蛋白尿、红细胞及管型尿,伴腰酸、疲乏、水肿、高血压及肾功能损害为主要表现的肾系疾病。欧阳锜认为其治疗宜从利湿清热解毒入手。

湿热客肾案

湛某,男,17岁。1983年初,由长沙移居陕西汉中山区,因不服水土,反复感受湿热、生疮长疖。至冬感受寒邪,寒热身痛,腰痛,全身水肿,小便不利。住院诊断为急性肾炎,经中西医结合治疗,寒热解后,水肿随之消退。此后时肿时消,曾多次住院,采用青霉素、链霉素、肾上腺皮质激素、环磷酰胺等多种治疗措施,并迭进六君子汤、肾气丸之类数百剂,均稍愈即发,尿蛋白常在(＋＋)～(＋＋＋＋)之间。就诊时轻度浮肿,小便短少,浓如茶汁,面虚胖、面色不泽,经常鼻衄,口干咽痛,口舌反复生疮,舌红苔少,脉弦细。检验尿蛋白(＋＋＋)。此乃风热湿毒客肾,肾关不利,水溢肌肤所致。治以疏风解毒,清热利湿,佐以养阴。选用慢性肾炎基本方。药用:石菖蒲10g,萆薢12g,蒺藜10g,薏苡仁12g,蝉蜕3g,益母草10g,金银花12g,连翘12g,白茅根12g,生地黄12g,扁豆10g,甘草1.5g。上方随症加减坚持服用17个月,先后随证加用解毒之苦参、白花蛇舌草、蒲公英、夏枯草、败酱草、凤尾叶、赤芍、丹参;养阴之女贞子、旱莲草、桑椹;利尿之茯苓、泽泻、赤小豆、冬葵子、路路通、蝼蛄;止血之地榆、小蓟、侧柏叶;固涩之煅牡蛎、金樱子;利咽喉之桔梗、山豆根、玄参;止呕之竹茹、法半夏、藿香;健胃理气之山药、麦芽、陈皮、佛手等。诸症悉退,尿蛋白消失。追访3年,未复发。

按: 此案虽病程日久,经年不愈,但其长期鼻衄,口舌生疮,舌红口干,是湿热蕴于心经、疮毒内陷于肾的明证,故随证治以疏风解毒、清热利湿之剂而获效,说明久病未必皆虚。其治疗宜抓住疾病本质,不可拘泥于久病必虚的习见。欧阳锜经常谆谆告诫,慢性痼疾,还宜守法守方,方能缓以收功。

【小结】

欧阳锜认为此病多有口苦、小便黄少等湿热见症,即使在晚期,甚至尿毒症期,出现一身悉肿,小便黄少,恶心呕吐,皮肤瘙痒,亦为湿热壅盛,泛于上,蒸于外所致。至于体倦便溏,四肢不温,舌淡脉弱等脾肾亏虚见症,则为湿热日久伤正引起,并且在一派虚象之中,仍有反映疾病本质的小便短涩浑浊、口苦恶心等湿热内蕴之症。欧阳锜根据慢性肾炎湿热客肾、实邪伤正的病变机理,应用利湿清热解毒法治之,屡获良效。对晚期兼脾肾虚损者,亦常以清解为主,或在清解的基础上佐以扶正药。

慢性肾炎基本方:石菖蒲10g,萆薢10g,蒺藜10g,薏苡仁15g,蝉蜕6g,益母草10g,连翘10g,白茅根15g,甘草3g。若患者症见咽痛、疮疖、发热、舌尖红、脉浮数者,证兼风热,加金银花、鱼腥草;水肿、腹水者,乃水湿停聚所致,加赤小豆、防己、泽泻;眩晕头痛,烦躁脉弦者,乃兼夹肝风所致,加天麻、钩藤、石决明;纳食减少、恶心欲呕者,乃湿热上泛所致,加法半夏、扁豆;口干咽燥、舌红苔少者,乃湿热伤阴所致,加生地黄、石斛;体倦便溏、四肢不温、舌淡脉弱者,乃湿热伤正所致,加黄芪、山药。

3. 肾囊肿

肾囊肿乃因湿热浊邪结聚于肾所致,是一种大多无自觉症状,少数患者出现以腰痛、小便黄赤及不同程度的蛋白尿、红细胞为主要表现的肾系疾病。欧阳锜认为其治疗宜从利湿化浊入手。

湿热客肾案

符某,男,58岁。因腰痛、尿血5天而于1990年1月19日来诊。自诉近5天来因劳累,出现腰痛、尿血,在某院经B超等检查,诊断为左肾囊种(35mm×38mm×24mm),左肾结石。经服消炎止血西药未效。现左腰部隐痛,尿血,口干口苦,舌质红,苔黄白腻,脉缓滑。此为湿热蕴聚下焦化热所致,治宜利湿化浊,清热止血。方用肾囊肿基本方加减。药用:石菖蒲10g,萆薢12g,苦参10g,瞿麦15g,金钱草15g,石韦15g,车前子12g,地龙10g,小蓟12g,白花蛇舌草15g,甘草梢1.5g。6剂尽,尿血止,小便检查已无红细胞,又服14剂,腰痛消失,黄腻苔已转为薄黄苔,唯大便溏,用上方去车前子,加地榆炭、炒白扁豆,再服30剂,复查B超,左肾囊肿已消失,左肾结石亦明显缩小。

按:此案肾囊肿腰痛,有口干苦,舌红苔黄腻,可知为湿热浊邪结聚下焦之证,故用石菖蒲、萆薢、苦参、车前子、瞿麦、白花蛇舌草以清热利湿化浊,加金钱草、石韦、小蓟排石止血;地龙通络;甘草梢利小便且调和诸药。诸药配合,共奏清热利湿、排石化浊之效,于是湿热浊邪得化,而囊肿自能消散。

【小结】

欧阳锜认为此病属于中医腰痛、尿血等病症范畴,乃因湿热浊邪结聚于肾所致。主张以利湿化浊药物组成肾囊肿基本方,随症化裁,取得了良好效果。

肾囊肿基本方:石菖蒲10g,萆薢10g,苦参10g,瞿麦15g,泽泻6g,地龙10g,白花蛇舌草15g,甘草梢3g。若症见尿血者,加小蓟、白茅根;腰痛者,加牛膝;大便溏者,加炒白扁豆、地榆炭;大便秘者,加决明子;合并肾结石者,加金钱草、石韦。

4. 热淋(泌尿系统感染)

热淋相当于西医的泌尿系统感染,乃因湿热蕴结下焦,尿路络损血溢所致,是一种以尿频、尿急、尿痛、血尿、小腹胀、腰痛、发热为主要表现的肾系疾病。欧阳锜认为其治疗宜从湿热入手。

案1. 湿热下注案

赵某,女,51岁。1993年6月1日初诊。小便热痛急数2天。患者于前天起突然出现小便热痛急数,昨天在某医院检查,经小便常规、B超诊断为急性肾盂肾炎。刻诊:小便热痛急数,尿色茶红,小腹胀痛,大便秘结,舌质红,甚至于黄白稍腻,脉滑数。证属湿热下注。治宜清热利湿,解毒通淋。方用抽薪饮加减。药用:萆薢12g,厚朴10g,川楝子12g,海金沙10g,苦参10g,车前子10g,白茅根15g,侧柏叶10g,决明子10g,甘草梢1.5g。服药1剂,尿痛大减,再进6剂,诸症消失,小便转黄,再进5剂以巩固疗效。随访3个月,病未发。

按:此案乃湿热下注,损伤尿路血络所致。湿热下注,损伤血络则小便热痛急数,尿色茶红;湿热阻滞,气机不畅则小腹胀痛;湿热内积,腑气不通则大便干;舌质红,苔黄白腻,脉滑数为湿热之征。其治用萆薢、苦参利湿解毒;车前子利尿泄浊;白茅根、侧柏叶清热止血;川楝子、厚朴理气消胀而止腹痛;海金沙专治小便淋痛;决明子润肠通便;甘草梢利小便且调和诸药。如此抽薪逐邪,湿热得泄,故病易愈。

案2. 湿热蕴蒸案

王某,女,32岁。1991年5月21日初诊。小便灼热疼痛反复3天。在某医院检查,经小便常规诊断为急性膀胱炎。刻诊:小便灼热疼痛,淋沥不尽,尿色黄,小腹胀,低热,咽痛,舌质红,苔黄白稍腻,脉浮滑数。证属湿热蕴蒸。治宜清热解表,利湿通淋。方用银翘散合抽薪饮加减。药用:金银花15g,连翘12g,薄荷3g,桔梗10g,黄柏10g,川楝子10g,海金沙12g,蚕砂10g,车前草12g,石韦12g,甘草梢1.5g。服药2剂,低热消失,尿痛、咽痛大减,再进5剂,诸症消失,小便转清。

按:此案乃湿热蕴积,熏蒸下外所致。湿热蕴积,下注于膀胱则小便热痛,淋漓不尽,尿色黄;湿热阻滞,气机不畅则小腹胀;湿热熏蒸于上、外则低热、咽痛;舌质红,苔黄白腻,脉浮滑数为湿热之征。其治用黄柏、海金沙、蚕砂、车前草、石韦利湿解毒;金银花、连翘、薄荷清热解表;川楝子理气止痛;桔梗利咽;甘草梢通淋。诸药配合,共奏清热解表、利湿通淋之效,表解则低热退,湿清则淋痛止。

案3. 湿热伤络案

张某,女,52岁。1992年4月13日初诊。小便热痛反复8个月,加重并血尿3天。刻诊:小便灼热疼痛,尿频、尿黄,淋沥不尽,口干,时作腰痛,舌中心红无苔,脉滑数。小便常规检查显示红细胞"++"。证属湿热伤络。治宜利湿清热,凉血止血。方用小蓟饮子加减。药用:小蓟15g,生地黄15g,木通12g,淡竹叶3g,白茅根12g,玄参15g,海金沙10g,甘草梢1.5g。

服药 1 剂,小便热痛减轻,再进 6 剂,尿痛基本消失,其色转清,复查小便常规红细胞"-"。

按:此案乃湿热伤络所致。湿热蕴积,化热灼伤阴络,血溢脉外则尿血;湿热下注于膀胱则小便热痛,尿频;湿热阻滞,气机不畅则小腹胀;舌中心红无苔,脉滑数为湿热伤络之征。其治用小蓟、生地黄、白茅根、玄参清热凉血止血;木通、淡竹叶、海金沙利湿清热;甘草梢通淋止痛。诸药配合,共奏利湿清热、凉血止血之效,湿热清则淋痛解,血热清则尿血止。

案 4. 湿热伤阴案

刘某,女,59 岁。1994 年 7 月 25 日初诊。腰痛、尿热、尿数反复 14 年,复发 8 天。患者曾多次在医院住院,经小便常规、B 超等检查诊断为慢性肾盂肾炎。刻诊:腰及小腹隐痛,小便灼热频数,尿色黄而浑浊,口干咽燥,舌质红,苔黄,脉细滑数。双肾区轻叩痛。证属湿热伤阴。治宜清热利湿,育阴通淋。方用通关丸合抽薪饮加减。药用:黄柏 10g,知母 12g,生地黄 15g,萆薢 12g,海金沙 12g,淡竹叶 7g,车前子 12g,甘草梢 1.5g。服药 7 剂,腰痛减轻,小腹痛缓解,小便次数减少,已无灼热感,尿色转清,再进 7 剂,诸症基本缓解,仅时作腰痛,叩痛不明显,用上方加杜仲,续服 14 剂以巩固疗效。

按:此案乃湿热伤阴所致。湿热下注于膀胱则尿热、尿频,小便色黄浑浊;湿热阻滞,影响肾之外府及膀胱,气机不畅则腰痛、小腹痛;湿热伤阴则口干咽燥;舌质红,苔黄,脉细滑数为湿热伤阴之征。其治用黄柏、知母、生地黄清热养阴,萆薢、海金沙、淡竹叶利湿清热,车前子利尿泄浊,甘草梢通淋止痛。诸药配合,共奏清热利湿、育阴通淋之效。

案 5. 脾虚气陷案

潘某,女,50 岁,素有小便频数之症,予六味地黄汤症可稍减,但反复发作,发则腰部酸痛,尿急尿痛,某医院诊为肾盂肾炎,长期用苦参、柏皮、前仁、瞿麦、萆薢等清利之剂,急痛发作虽有减少,但尿频日渐增加,深以为苦,在滋肾剂中加益智仁、五味子、瓦楞子等品亦无效。并见食少腹胀倦怠,舌淡脉弱等脉症。此例因久用清利之品伤其中气,气虚下陷之证已经明显,故滋肾固涩无济于事。连服补中益气汤十余剂,泄止食纳转佳,小便逐渐恢复正常。

按:此案乃因脾虚气陷所致。脾气下陷,固摄无权,则小便频数,甚至失禁,即《素问·评热论》所谓"中气不足,溲便为之变";脾主运化,为清浊升降的枢纽,脾虚运化失职,故食少腹胀;脾虚不能输精于四末,四肢无所禀气,故四肢倦怠乏力;舌淡、脉弱亦为脾虚之象。其治疗用补中益气汤健脾益气,升阳举陷,脾能健运,自能斡旋上下而清浊升降,亦自然恢复正常。

【小结】

欧阳锜认为此病多因湿热蕴结下焦,尿路络损血溢所致,其治疗主张从湿热入手,主要分以下5种证型进行论治。①湿热下注证:症见尿痛,尿频尿急,小便有热感,小腹胀,或伴腰痛,舌苔黄或腻,脉滑数。治宜清热利湿,解毒通淋。方用抽薪饮加减,常选用萆薢、厚朴、川楝子、海金沙、苦参、黄连、甘草等药。若有血尿者,加侧柏叶、白茅根;小便混浊者,加车前子、石菖蒲;大便干结者,加决明子、火麻仁。②湿热蕴蒸证:症见尿痛,尿频尿急,畏寒发热,体温增高,腰痛身痛,舌苔黄或腻,脉浮滑数。治宜清热解表,利湿通淋。方用银翘散合抽薪饮加减,常选用金银花、连翘、薄荷、桔梗、黄柏、川楝子、海金沙、石韦、甘草等药。若小便浑浊者,加车前草、蚕砂;血尿者,加侧柏叶、白茅根;腰痛明显者,加萆薢、石菖蒲;大便干结者,加决明子、火麻仁。③湿热伤络证:症见尿血,尿频,尿急,尿痛,尿热,口干苦,舌质红、苔黄,脉细数。治宜利湿清热,凉血止血。方用小蓟饮子加减,常选用小蓟、生地黄、木通、淡竹叶、白茅根、玄参、海金沙、栀子、甘草等药。若小腹胀明显者,加川楝子、厚朴;血尿日久不愈者,加仙鹤草、蒲黄炭;大便干结者,加大黄、决明子。④湿热伤阴证:症见尿热,尿痛,尿黄赤混浊,手足心热,腰膝酸痛,咽干唇燥,舌质红、苔少,脉细数。治宜清热利湿,育阴通淋。方用通关丸合抽薪饮加减,常选用黄柏、知母、生地黄、萆薢、海金沙、淡竹叶、甘草等药。若小便浑浊者,加车前子、石韦;大便稀溏者,加山药、薏苡仁;大便干结者,加决明子、火麻仁;腰痛明显者,加菟丝子、杜仲。⑤脾虚气陷证:症见小便频数,甚至失禁,食少腹胀,四肢倦怠乏力,舌淡,脉弱。治宜健脾益气,升阳举陷。方用补中益气汤加味,常选用黄芪、党参、白术、陈皮、当归、升麻、柴胡、炙甘草等药。若小便涩痛明显者,可加黄柏、知母。

5. 石淋(泌尿系统结石)

石淋相当于西医的泌尿系统结石,乃因湿浊蕴结下焦,积沉尿路,结成砂石所致,是一种以腰腹部疼痛、肾区叩击痛、血尿为主要表现的肾系疾病。欧阳锜认为其治疗宜从清热利湿、排石通淋入手。

湿热下注案

瞿某,男,47岁。1993年4月8日就诊。右侧腰痛反复1年,经B超诊断为右肾结石。就诊时右腰钝痛,小便正常,无明显其他不适,舌质淡红,苔腻,脉滑数。治宜清热利湿,排石通淋。方用石淋基本方加减。药用:石韦15g,金钱草15g,地龙10g,萆薢12g,冬葵子15g,木通12g,车前草15g,制乳香5g,

制香附 10g,甘草 1.5g。服药 14 剂,腰痛已不明显,用上方加海金沙,续服 60 剂后,经复查 B 超右肾结石消失。

按:此案乃因湿热蕴结所致。湿浊蕴积,结成砂石,积沉于肾则右腰钝痛;苔腻、脉滑数乃湿热之征。其治疗用石韦、金钱草、萆薢、冬葵子、车前草、木通利湿清热,排石止痛;乳香、地龙解痉止痛;香附理气止痛;甘草通淋止痛。诸药配合,共奏清热利湿、排石通淋之效。

【小结】

欧阳锜认为此病乃因湿浊蕴结下焦,积沉尿路,结成砂石所致。其治疗主张用清热利湿、排石通淋药物组成的石淋基本方,并酌情辨证加减及对症处理。

石淋基本方:石韦 15g,金钱草 15g,地龙 10g,萆薢 10g,冬葵子 15g,木通 6g,车前草 15g,制乳香 5g,甘草 3g。若湿热偏盛,症见小便灼热涩痛者,加苦参、虎杖;兼肾虚,症见腰膝酸软、夜尿多者,加核桃仁、桑寄生。腰腹胀痛者,加制香附、川楝子;腰腹酸痛甚者,加白芍、甘草;尿血明显者,加白茅根、小蓟、藕节。

6. 淋浊(慢性前列腺炎)

淋浊相当于西医的慢性前列腺炎,乃因湿热蕴结下焦所致,是一种以会阴部、肛门、后尿道疼痛不适,尿频、尿急、尿痛、尿有余沥、尿道有烧灼感和排尿困难,排尿终末或大便时常有乳白色分泌物为主要表现的肾系疾病。欧阳锜认为其治疗宜从清热利湿入手。

案 1. 湿热下注案

李某,男,43 岁。1989 年 5 月 12 日初诊。会阴部酸胀不适、尿后余沥反复 6 年,加重并小便灼热感 11 天。患者曾多次在不同医院进行前列腺指诊,发现其体积缩小、表面不平,质较硬。前列腺按摩液镜检显示白细胞(+～+++),卵磷脂小体(±～++)。刻诊:会阴部酸胀不适,小便时有灼热疼痛感,尿后余沥不尽,口干渴,舌质红,苔黄白而腻,脉滑数。证属湿热下注。治宜清热解毒,祛湿排浊。方用萆薢分清饮加减。药用:石菖蒲 10g,萆薢 12g,车前草 15g,川楝子 12g,薏苡仁 15g,臭牡丹 15g,浙贝母 15g,小蓟 12g,甘草梢 1.5g。服药 15 剂,小便热痛明显减轻,再进 15 剂,小便已清,尿后余沥不明显,仍存会阴部轻微酸胀感,用上方加荔枝核,续服 30 剂,后仍间断服用以巩固疗效。半年后复查前列腺液检查,病未发。

按:此案乃湿热下注所致。湿热下注则小便灼热疼痛,尿后余沥;湿热阻滞,气机不畅则会阴部酸胀;湿热内积,津液不能上承则口干渴;舌质红、苔黄白而腻、脉滑数为湿热之征。其治用萆薢、车前草、薏苡仁利湿解毒;石菖蒲芳香化浊；臭牡丹、小蓟清热解毒；川楝子理气消胀；浙贝母通络散结；甘草梢通淋止痛。病为痼疾，久服乃效。

案 2. 湿热伤阴案

张某，男，23 岁。1990 年 8 月 23 日初诊。小便灼热、排出不畅反复 2 年。在某医院经前列腺液、B 超等检查诊断为慢性前列腺炎。刻诊：小便灼热，排出不畅，小腹胀，有时自觉热气上冲，口干咽痛，大便不爽，舌质鲜红有刺，苔黄，脉细滑数。证属湿热伤阴。治宜利湿清热，养阴通淋。方用萆薢分清饮合增液汤加减。药用：石菖蒲 10g，萆薢 12g，川楝子 12g，晚蚕砂 15g，车前草 12g，生地黄 12g，玄参 12g，煅石决明 12g，川牛膝 12g，甘草梢 1.5g。服药 14 剂，小便灼热及小腹胀消失，排出较前通畅，上方加苦参，再进 14 剂，诸症消失，后在当地间断服用上方以巩固疗效。

按：此案乃湿热蕴积，损伤阴液所致。湿热下注则小便灼热，排出不畅，大便不爽；湿热阻滞，气机不畅则小腹胀；阴液受损，不能配阳则自觉热气上冲，口干咽痛；舌质鲜红有刺、苔黄、脉细滑数为湿热伤阴之征。其治用萆薢、车前草利湿解毒；石菖蒲、晚蚕砂芳香化浊；川楝子理气消胀；生地黄、玄参养阴清热；石决明潜阳镇逆；川牛膝引热下行；甘草梢通淋止痛。诸药配合，共奏利湿清热、养阴通淋之效。

案 3. 脾虚气陷案

杨某，男，47 岁。因长期坚持夜间工作，又兼饮食营养不佳，遂渐见头晕心悸，健忘失眠，偶因伤食出现苔浊腹泄尿短等症，医与芳香醒脾利湿之剂，苔退舌净，大便已调而小便仍短涩不爽。经某医院诊断为前列腺炎，迭进萆薢、瞿麦、木通、前仁等品，小便仍点滴难通。兼见倦怠懒言，舌淡脉弱。此例原为东垣所谓饮食劳倦伤脾之证，偶然出现苔浊尿短，经清利后已苔退舌净，再予清利，足以致脾虚气陷，此时虽淋涩，非补脾升陷不可，予补中益气汤 2 剂后小便渐通，7 剂而诸症均退。

按：《素问·评热论》在叙述人体上部与下部虚损的见症时，提出"中气不足，溲便为之变。"在此明显指出临床上有症见于下焦，而病实发自中焦。"溲便为之变"指大小便发生变异，包括淋浊、尿癃等症，在大小便异常的同时，兼有四肢倦怠、少气懒言、腹胀便溏、食纳减少等症，均为中焦脾胃之气不足所致。盖脾主运化，为清浊升降的枢纽，脾虚运化失职，故食少腹胀便溏；脾虚不能输精于四末，四肢无所禀气，故四肢倦怠乏力，兼见少气懒言；脾气下陷，固摄无权，则小便频数，甚至失禁；脾虚而清浊升降失常，清阳不升，浊阴不降，亦可出现小便癃闭不通。由此可见，溲便为之变，不尽病在下焦，确有由于中气不足所致者。此时要注意舌苔和脉象。气虚之证,脉象软弱无力,舌质淡红或淡白,苔白或少苔,如脉症、苔症相符,即可作出判断。其治疗多采用补中益气之法,代表方为"补中益气汤"。此方用参术芪草等调补脾胃,用升麻、柴胡以升下陷之阳。脾能健运,自能斡旋上下而清浊升降亦自然恢复正常,故此方兼有通、涩、开、固不同的作用,有人称之为"双向调节"。双向调节这一概念,用以说明补中益气汤的作用是无可非议的,但补中益气汤之所以能双向调节,还是要以中气不足证为前提,缺乏这一前提,认为补中益气汤对所有淋浊、尿癃、尿频都能双向调节,就会造成贻误。

【小结】

欧阳锜认为此病多因湿热蕴结下焦所致,其治疗主张从湿热入手,主要分以下3种证型进行论治。①湿热下注证:症见尿频、尿急、尿痛,排尿困难,尿有余沥,小便灼热,会阴部、肛门、后尿道坠胀疼痛,排尿终末或大便时尿道口有乳白色分泌物,口苦口干,舌红、苔黄腻,脉弦滑稍数。治宜清热解毒,祛湿排浊。方用萆薢分清饮加减,常选用石菖蒲、萆薢、车前草、川楝子、薏苡仁、臭牡丹、浙贝母、甘草等药。若小便灼热而痛者,加小蓟、海金沙;口干渴者,加沙参、麦冬;大便干结者,加决明子。②湿热伤阴证:症见尿道有乳白色分泌物,常在性冲动时流出,尿频、尿急、尿痛,遗精,多梦,易汗出,口干,小便黄,大便干,舌红、苔薄黄,脉弦数或细数。治宜利湿清热,养阴通淋。方用萆薢分清饮合增液汤加减,常选用石菖蒲、萆薢、川楝子、晚蚕砂、车前草、生地黄、玄参、甘草等药。若小便灼热者,加臭牡丹、白花蛇舌草;血尿者,加白茅根;大便干结者,加决明子、火麻仁;遗精者,加莲须、牡蛎;热气上冲者,加石决明、川牛膝。③脾虚气陷证:症见小便短涩不爽或点滴难通,兼倦怠懒言,舌淡脉弱。治宜健脾益气,升阳举陷。方用补中益气汤加味,常选用黄芪、党参、白术、陈皮、当归、升麻、柴胡、炙甘草等药。若小便涩痛明显者,可加黄柏、知母。

7. 尿癃(前列腺增生症)

尿癃相当于西医的前列腺增生症,乃因湿浊热毒蕴积下焦,壅阻尿道所致,是一种以夜尿次数增加、进行性排尿困难直至尿潴留或充盈性尿失禁,或有尿痛和血尿为主要表现的肾系疾病。欧阳锜认为其治疗宜从利湿通癃入手。

湿热蕴积案

熊某,男,75岁。1995年11月12日初诊。小便黄赤频数反复13年,加重3个月。曾多次在多家医院就诊,经B超检查诊断为前列腺增生。刻诊:小便黄赤频数,排出缓慢,余沥不尽,小腹胀,口干苦,大便干,舌质红,苔黄厚腻,脉弦数。证属湿浊蕴积化热。治宜利湿清热,理气通癃。方用基本方加减。药用:石菖蒲 10g,萆薢 12g,益智仁 12g,乌药 7g,晚蚕砂 10g,薏苡仁 15g,决明子 12g,猪苓 10g,泽泻 10g,甘草 1.5g。服药 10 剂,小便转清,排出通畅,小腹不胀,大便偏干,再进 14 剂,并间断服用上方以巩固疗效。

按:此案乃湿浊蕴积化热所致。湿浊化热,壅阻尿道则小便黄赤频数,排出缓慢,余沥不尽;湿热阻滞,气机不畅则小腹胀;湿热内积,妨碍津液输布则口干苦,大便干;舌质红、苔黄厚腻、脉弦数为湿热之征。其治用萆薢、薏苡仁、猪苓、泽泻、薏苡仁利湿清热通癃;石菖蒲、晚蚕砂芳香化浊;乌药理气消胀;益智仁固肾缩泉;决明子润肠通便;甘草梢通淋止痛。诸药配合,共奏清利湿热、理气通癃之效。

【小结】

欧阳锜认为此病多因湿浊热毒蕴积下焦,壅阻尿道所致,其治疗主张用利湿通癃药物为基本方,并随症加减进行论治。

前列腺增生症基本方:石菖蒲 10g,萆薢 10g,益智仁 10g,乌药 6g,晚蚕砂 15g,薏苡仁 15g,甘草 3g。若湿浊化热而小便黄赤者,加苦参、车前草;伤气而疲乏便溏者,加山药;伤阴而口干咽燥者,加沙参、麦冬;伤阳而小便清长、形寒肢冷者,加菟丝子、牛膝;夹瘀而前列腺有硬结者,加留行子、炮山甲;癃闭不通者,加猪苓、泽泻;大便干结者,加决明子、火麻仁。

(七) 脑系病类

1. 偏头痛

偏头痛乃因肝风上扰,兼夹寒、热、郁、痰、虚所致,是一种以反复发作的单侧或双侧搏动性头痛为主要表现的脑系疾病。欧阳锜认为其治疗宜从肝风所兼夹病邪入手。

案 1. 风寒上扰案

何某,男,34 岁。1990 年 10 月 17 日初诊。左侧颞部疼痛反复发作 6 年,复作 3 天。曾多次在某医学院附属医院就诊,诊断为偏头痛。现左侧颞部疼痛,呈搏动样,发作时伴恶心欲呕,心烦,畏寒,颈项拘急不适,纳食及大小便正常,舌质淡红,苔薄白,脉浮弦紧。证属风寒上扰。治宜祛风散寒,平肝通络。方用川芎茶调散加减。药用:川芎 6g,防风 6g,荆芥 10g,薄荷 10g,羌活 3g,蒺藜 12g,钩藤 12g(另包后下),全蝎 3g(为末分冲),葛根 15g,甘草 1.5g。服药 1 剂的当晚,头痛明显减轻,3 剂服毕,头痛未发作。5 年后随访,讲偏头痛未复发。

按:此案乃风寒引动肝风,上扰清窍所致。风寒夹肝风扰动于上,故头部搏动样疼痛;风寒阻络则畏寒、颈项拘急;肝病犯胃,肝胃不和则心烦、恶心欲呕;脉浮弦紧乃风寒引动肝风之征。其治用荆芥、防风、羌活疏风散寒;薄荷、葛根以增强解表作用;蒺藜、钩藤、全蝎平肝息风;川芎通络止痛;甘草调和诸药。全方既能外散风寒,又能平息内风,与病机契合,故取效甚捷。

案2. 肝经风热案

张某,女,32岁。1994年1月26日初诊。左侧头痛反复4年,复作2周。曾在某医院就诊,诊断为偏头痛。现左侧太阳穴痛,呈跳痛,时作烘热,伴心烦口干,纳食可,大便正常,舌质红,苔薄白,脉浮弦数。证属肝经风热。治宜疏风散热,平肝止痛。方用蔓荆子汤加减。药用:蔓荆子10g,白芍12g,蒺藜10g,薄荷3g,夏枯草10g,菊花10g,谷精珠10g,煅石决明12g(布包先煎),甘草1.5g。服药1剂,头痛减轻,续服5剂头痛缓解。

按:此案乃因感受风热之邪,引动肝风上扰清窍所致。风热夹肝风动扰于上,则头痛、烘热;热邪内扰,故心烦口干;舌质红、脉浮弦数乃风热引动肝风之征。其治用蔓荆子、薄荷、菊花疏风散热;白芍、蒺藜、夏枯草、石决明平肝息风;谷精珠清肝明目;甘草调和诸药。服药后风热得散,肝风得息,则头痛自止。

案3. 肝郁风热案

蹇某,男,36岁。1993年5月27日初诊。右侧头痛反复15年,曾在某医院住院诊断为偏头痛,经治疗后仍经常反复发作。现右侧头部跳痛,发作时目胀,心烦口苦,纳食可,大便偏干,手心发热,舌质红,苔薄白,脉浮弦数。证属肝郁风热。治宜疏肝解郁,平肝散热。方用散偏汤加减。药用:柴胡10g,白芍12g,制香附7g,蒺藜12g,蔓荆子12g,蝉蜕3g,菊花10g,钩藤12g,龙胆草3g,谷精珠10g,决明子10g,甘草1.5g。服药2剂,头痛明显减轻,续服12剂而安。

按:此案乃因素体肝郁,新感风热,引动肝风所致。风热夹肝风动扰于上,则头痛、目胀;肝郁化热内扰,故心烦口苦、大便偏干;舌质红、脉浮弦数乃风热引动肝风之征。其治用柴胡、香附疏肝解郁;菊花、蔓荆子、蝉蜕疏风散热;白芍、蒺藜、钩藤平肝息风;龙胆草清肝泻火;谷精珠清肝明目;决明子润肠通便;甘草调和诸药。郁解风息则头痛自止。

案4. 肝风痰浊案

刘某,女,34岁。1991年3月11日初诊。头痛反复发作3年,复作2天。曾在某医院就诊,诊断为偏头痛。刻诊:左侧头痛,呈胀痛,涉及颈项,心烦口苦,胸闷恶心,舌苔白腻,脉弦滑。证属肝风痰浊。治宜平肝息风,化痰通络。方用天麻钩藤饮合半夏白术天麻汤加减。药用:天麻5g,钩藤12g,蒺藜12g,

白芍15g,菊花10g,法半夏10g,薄荷3g,葛根15g,全蝎3g(研末分冲),甘草1.5g。服药1剂,头痛减轻,续服6剂,头痛完全缓解。2年后随访,头痛未发作。

按:此案乃因肝风兼夹痰浊动扰于上所致。风痰上扰于清窍,故头部胀痛,涉及颈项;痰浊蕴积,化热内扰,故心烦口苦,胸闷恶心;舌苔白腻、脉弦滑乃风痰为患之征。其治用天麻、钩藤、蒺藜、白芍、全蝎平肝息风;法半夏燥湿化痰;菊花、葛根、薄荷祛风清热;甘草调和诸药。

案5. 血虚风动案

汤某,女,28岁。1989年6月14日初诊。头痛反复发作9年,复作3天。曾在多家医院就诊,诊断为偏头痛,每次用药后头痛缓解,但仍月经前发作。现正值经期,左侧太阳穴痛,以跳痛为主,下午为重,伴心烦,纳食可,大小便正常,舌质淡,苔薄白,脉细弱。证属血虚风动。治宜养血息风,通络止痛。方用四物汤加减。药用:当归7g,白芍12g,生地黄12g,蒺藜10g,钩藤12g,蝉蜕3g,蔓荆子10g,牡丹皮6g,甘草1.5g。服药1剂,头痛明显减轻,续服4剂,头痛完全缓解。嘱在下次月经周期前7天开始预先服用上方7剂。半年后患者因感冒来诊,讲按上法预先服药后,头痛一直未发作。

按:此案乃因肝血亏虚动风所致。血虚不能上荣,故头痛,并且每在经期为甚;血虚失于濡养,故心烦;舌质淡、脉细弱乃血虚之征。其治用当归、白芍、生地黄滋养阴血;蒺藜、钩藤、蝉蜕平肝息风;蔓荆子祛风止痛;牡丹皮清热除烦;甘草配白芍酸甘化阴。诸药配合,共奏养血息风之效。

案6. 阴虚风动案

刘某,女,55岁。1995年3月9日初诊。右侧头痛反复24年,复发并加重2周。现右侧头痛,以胀痛、跳痛为主,时作头晕,伴心烦口干,纳食可,大便偏干,舌质红,苔少,脉细数。证属阴虚风动。治宜滋补肝肾,柔润通络。方用新加钩藤汤加减。药用:制首乌15g,桑椹12g,白芍12g,旱莲草15g,蒺藜12g,煅牡蛎12g,牡丹皮10g,蔓荆子10g,全蝎3g(研末分冲),苦丁茶10g,甘草1.5g。服药14剂,在服第2剂开始头痛即明显减轻,服至第9剂,头痛完全缓解。嘱间断服用上方以巩固疗效。

按:此案乃因肝肾阴虚,虚风内动所致。阴虚不能上荣,故头痛头晕;阴虚失于濡养,故心烦、口干、大便干;舌质红、苔少、脉细数乃阴虚之征。其治用制首乌、桑椹、旱莲草滋补肝肾;白芍、蒺藜、牡蛎、全蝎平肝息风;牡丹皮、苦丁茶平肝清热;蔓荆子祛风止痛;甘草配白芍酸甘化阴。诸药配合,有养阴息风之功,阴血得充则内风可息而头痛自止。

【小结】

欧阳锜认为此病的基本病机是肝风上扰,兼夹寒、热、郁、痰、虚所致,其治疗主张从肝风所兼夹病邪入手,分以下6种证型进行论治。①风寒上扰证:症见头痛时作,每因感受风寒而诱发,痛偏一侧,或痛连项背,或痛连眉梢,舌质淡红、苔薄白,脉浮弦紧。治宜祛风散寒,平肝通络。方用川芎茶调散加减,常选用川芎、防风、荆芥、薄荷、羌活、蒺藜、钩藤、全蝎、甘草等药。若痛涉巅顶者,加藁本、蔓荆子;痛涉枕部者,加葛根;恶寒明显者,加紫苏叶、生姜;口苦者,加蔓荆子、菊花;头痛日久不愈者,加全蝎、红花。②肝经风热证:症见偏侧头痛,以胀痛、跳痛为多,面红烘热,心烦口苦,恶风寒,舌质红、苔薄白,脉浮弦而数。治宜疏风散热,平肝止痛。方用蔓荆子散加减,常选用蔓荆子、白芍、蒺藜、薄荷、夏枯草、菊花、谷精珠、石决明、甘草等药。若痛涉眉棱骨者,加羌活、黄芩;涉及颈项者,加葛根。③肝郁风热证:症见偏侧头痛,以胀痛、跳痛为多,面部烘热,精神抑郁,烦躁易怒,闭目喜静,舌质红、苔薄白,脉浮弦而数。治宜疏肝解郁,平肝散热。方用散偏汤加减,常选用柴胡、白芍、制香附、蒺藜、蔓荆子、蝉蜕、菊花、钩藤、龙胆草、甘草等药。若痛涉眉棱骨者,加羌活、黄芩;伴目赤昏花者,加谷精珠;大便干结者,加决明子。④肝风痰浊证:症见偏侧头痛,以胀痛、重痛为多,阴雨天加重,伴胸闷恶心,舌苔白腻,脉弦滑。治宜平肝息风,化痰通络。方用天麻钩藤饮合半夏白术天麻汤加减,常选用天麻、钩藤、蒺藜、白芍、菊花、法半夏、薄荷、甘草等药。若头部沉重者,加苍术、羌活;精神抑郁者,加柴胡、香附;痛涉颈项者,加葛根;头痛日久不愈者,加全蝎、蔓荆子。⑤血虚风动证:症见两太阳穴痛,午后为甚,妇女经期为多,舌质淡、苔薄白,脉细弱。治宜养血息风,通络止痛。方用四物汤加减,常选用当归、白芍、生地黄、蒺藜、钩藤、蝉蜕、蔓荆子、甘草等药。若头面烘热者,加忍冬藤、苦丁茶;心烦口干者,加牡丹皮;头痛日久不止者,加全蝎。⑥阴虚风动证:症见头痛日久,头晕耳鸣,腰膝酸软,口干咽燥,舌质红、苔少,脉细数。治宜滋补肝肾,柔润通络。方用新加钩藤汤加减,常选用制首乌、桑椹、白芍、旱莲草、蒺藜、牡蛎、牡丹皮、蔓荆子、甘草等药。若头部胀痛明显者,加钩藤、苦丁茶;大便干结者,加决明子;头痛日久不止者,加全蝎。

附 新加钩藤汤

[组成] 制首乌15g,豨莶草15g,蒺藜12g,白芍12g,钩藤12g,桑寄生12g,当归10g,茯神10g,桔梗10g,人参7g,甘草1.5g。

[用法] 每日1剂,水煎,分2次服。

[功效] 养血濡络,柔肝息风。

[主治] 脑动脉硬化症、椎基底动脉供血不足、帕金森病、偏头痛、颈椎病等,证属肝虚风动,症见头晕目眩,颜面抽搐,四肢麻木震颤,关节肿痛拘急,烦躁易怒,舌质红,脉细弦。

[方解] 肝主筋,肝藏血,肝血不足而筋脉失养,多出现麻木震颤、强直抽

搐、挈痛拘急等风象,称之为肝虚风动。治此当仿陈修园"柔润息肝风"之法,方中用制首乌、白芍、当归尾、桑寄生养阴柔肝;钩藤、豨莶草、蒺藜通络息风;人参、茯神除烦安神;桔梗、甘草输布津气,协调诸药。筋脉有所濡养,则肝风自息而抽挈痹痛诸症自除。此证非外来风邪为患,如妄用羌活、乌头、细辛、白芷等辛散风药,必致病情增剧。

[加减] 面瘫者,去人参,加僵蚕、全蝎;眩晕者,去桑寄生,加桑椹、菊花;产后抽搐者,加石决明、木瓜;手足震颤者,加石决明、珍珠母、牡蛎;小儿两目频繁眨动者,去人参、当归,加菊花、天花粉、苦丁茶。

2. 眩晕(椎基底动脉供血不足)

眩晕相当于西医的椎基底动脉供血不足,乃因肝风、痰浊、正虚相兼为病所致,是一种以反复发作的眩晕与平衡障碍为主要表现的脑系疾病。欧阳锜认为其治疗宜从息风、化痰、补虚入手。

案 1. 肝风痰浊案

刘某,女,54 岁。1994 年 6 月 4 日初诊。眩晕反复发作 3 年,复作 6 天。曾多次在当地医院就诊,经颅多普勒检查示双侧椎动脉血管痉挛,诊断为椎基底动脉供血不足。现头晕目眩阵作,平时有不平稳感,发作时伴恶心欲呕,心烦,易于疲乏,纳食减少,大小便正常,舌质淡红,苔白厚腻,脉弦滑。证属肝风痰浊。治宜燥湿化痰,息风通络。方用半夏白术天麻汤加减。药用:法半夏10g,天麻 5g,陈皮 3g,茯苓 12g,蒺藜 12g,蝉蜕 1.5g,麦芽 12g,甘草 1.5g。服药 2 剂,眩晕明显减轻,续服 3 剂,眩晕缓解,行走已平稳。嘱回当地间断服用上方以巩固疗效。

按:此案乃肝风夹痰浊上扰清窍所致。肝风扰动于上,故眩晕、不平稳感;痰浊上逆,故恶心欲呕;肝病犯胃,肝胃不和则心烦、恶心欲呕;苔白腻、脉弦滑乃肝风痰浊之征。其治用法半夏、茯苓燥湿化痰;天麻、蒺藜、蝉蜕平肝息风;陈皮理气和胃;麦芽、甘草和胃助化。诸药配合,共奏息风、化痰之效。

案 2. 阴虚风动案

伍某,男,59 岁。1992 年 11 月 4 日初诊。眩晕反复发作 11 年,复发并加重 9 天。曾在多家医院住院,经颅多普勒检查及 CT 等检查诊断为椎基底动脉供血不足,有前列腺增生病史。现眩晕阵作,有不平稳感,伴头胀痛,左手麻木,失眠多梦,口干,纳食可,大便偏干,小便夜频,舌质红,苔少,脉细。证属阴虚风动。治宜滋补肝肾,柔润通络。方用新加钩藤汤加减。药用:制首乌15g,桑椹 15g,白芍 12g,天麻 7g,蒺藜 10g,钩藤 10g,地龙 7g,炒酸枣仁 12g,丝瓜络 3g,甘草 1.5g。服药 15 剂,眩晕缓解,失眠好转,夜尿仍多,用上方加菊花、薏苡仁,续服 15 剂以巩固疗效。

按:此案乃因肝肾阴虚,虚风内动所致。阴虚不能上荣,故头晕头痛;阴虚失养,络脉不畅,故左手麻木;阴虚失于濡养,故失眠、口干、大便偏干;舌质红、苔少、脉细乃阴虚之征。其治用制首乌、桑椹滋补肝肾;白芍、蒺藜、天麻、钩藤平肝息风;地龙、丝瓜络息风通络;酸枣仁养心安神;甘草配白芍酸甘化阴。诸药配合,有养阴息风之效。

【小结】

欧阳锜认为此病的基本病机是肝风、痰浊、正虚相兼为病所致,其治疗主张从息风、化痰、补虚入手,分以下2种证型进行论治。①肝风痰浊证:症见眩晕阵作,恶心欲呕,行走不稳,胸闷纳少,舌苔白腻,脉弦滑。治宜燥湿化痰,息风通络。方用半夏白术天麻汤加减,常选用法半夏、天麻、陈皮、茯苓、蒺藜、蝉蜕、甘草等药。若呕吐明显者,加竹茹、旋覆花;头目昏胀者,加蔓荆子;颈胀手麻者,加葛根、豨莶草;失眠者,加酸枣仁、牡蛎;纳食减少者,加麦芽、山楂。②阴虚风动证:症见眩晕日久,头晕耳鸣,腰膝酸软,口干咽燥,舌质红、苔少,脉细数。治宜滋补肝肾,柔润通络。方用新加钩藤汤加减,常选用制首乌、桑椹、白芍、蒺藜、天麻、甘草等药。若头胀头痛者,加钩藤、地龙;头面烘热者,加菊花、苦丁茶;手足麻木者,加豨莶草、丝瓜络;失眠多梦者,加酸枣仁、牡蛎;神疲乏力者,加山药、太子参;大便干结者,加决明子。

3. 面风(三叉神经痛)

面风相当于西医的三叉神经痛,乃因风邪上攻,络脉失养所致,是一种以头面一侧疼痛抽搐反复发作为主要表现的脑系疾病。欧阳锜认为其治疗宜从平肝息风入手。

肝风内动案

廖某,男,56岁,工人。1992年8月11日因左侧面部抽掣样疼痛反复3年,加重1周而初诊。患者近3年来经常出现左侧面痛,呈抽掣样痛,历时仅1~2秒钟,发作频繁,触及左鼻侧可诱发疼痛,多次在某医学院第一附属医院神经内科就诊,诊断为三叉神经痛,经用卡马西平片治疗,能减少发作次数。1周前上症加重,现左侧面痛频繁发作,牵引及左眼眶及额部,自觉左侧颜面麻木,伴头晕,妨碍进食,恶心欲呕,舌质红,苔白,脉细。有慢性乙型肝炎病史。辨证为肝风内动证。治宜平肝息风,兼和胃止呕。方用新加钩藤汤加减。药用:白芍15g,蒺藜12g,全蝎1.5g(研末分冲),煅石决明20g(布包先煎),珍珠母15g(布包先煎),陈皮3g,竹茹12g,扁豆15g,桑白皮15g,甘草1.5g。于1993年1月5日复诊,上方先后服60余剂,左侧面痛发作次数减少,左面部麻木已不明显,伴目胀,视物模糊,心悸,口苦,时咳痰,纳食减少,舌苔白厚,脉细弦。效不更方,仍守前法。药用:白芍12g,蒺藜 12g,煅石决明 15g(布包先煎),谷精草 10g,茺蔚子 10g,丝瓜络 3g,天竺黄 7g,桑椹 12g,薏苡仁 15g,山楂 10g,甘草 1.5g。15 剂。于 1993 年 2 月 23 日三诊。左侧面痛白天不发作,但在夜间有时发作,仍伴目胀,视物模糊,心悸已减轻,不咳,舌质红,苔黄,脉细数。效不更方,仍守前法。用 1 月 5 日方加苦丁茶、菊花、密蒙花,续服 15 剂。1993 年 4 月 13 日四诊。左侧面痛仅在下午 5~7 点时发作,其余时间不痛,目不胀,视物尚可,但心悸明显,有恐惧感,失眠多梦,口干口苦,纳差腹胀,舌质红,苔白黄,脉细弦而数。目前三叉神经痛症状已明显减轻,但乙型肝炎及神经症的症状较为突出,暂改用柔肝活血、养心安神之法。药用:制首乌 15g,桑椹 12g,蒺藜 12g,钩藤 12g,蝉蜕 3g,丹参 12g,郁金 10g,白芍 15g,柏子仁 7g,茯神 12g,甘草 1.5g。20 剂。1993 年 10 月 5 日因乙型肝炎来诊,讲服上方后三叉神经痛一直未发作。

按:三叉神经痛属于中医面风范畴,因其发于头面之阳位,并且具有发病迅速、反复无常的特点,符合风"善行而数变"的临床特征,从而认为其发病与风有关。此案有两组见症,一组为面痛、头晕,乃肝风内动所致;一组为恶心欲呕,乃肝胃不和所致。其治疗宜两者兼顾,权衡其偏重,并且守方久服,终取其效。

【小结】

欧阳锜认为此病乃因风邪上攻,络脉失养所致,其治疗宜从平肝息风入手。最常见肝风内动证,症见面痛频繁发作,伴头晕,妨碍进食,舌质红,苔白,脉细。治宜平肝息风,兼和胃止呕。方用新加钩藤汤加减,常选用白芍、蒺藜、全蝎、煅石决明、珍珠母、陈皮、桑白皮、甘草等药。若伴眩晕者,加桑椹、菊花;面部灼热者,加生石膏、忍冬藤。

4. 癫痫

癫痫乃因痰迷心窍,引动肝风所致,是一种以发作性抽搐或无抽搐而以感觉、意识、行为、自主神经等障碍为主要表现的脑系疾病。欧阳锜主张从涤痰开窍、息风镇痉进行治疗。

风痰闭窍案

唐某,男,21 岁。1992 年 11 月 26 日初诊。11 年前有蛛网膜下腔出血史。近 3 个月 2 次出现突然昏仆,手足抽搐,持续数分钟,醒后头昏,口稍干,舌苔白厚而腻,脉细滑。此乃继发性癫痫之痰郁风动、阻塞心窍,治宜涤痰开窍,息风镇痉。药用:天竺黄 6g,郁金 10g,僵蚕 3g,天麻 6g,蒺藜 12g,煅石决明 15g,蝉蜕 1.5g,石菖蒲 7g,炙远志 3g,白芍 12g,桑椹 12g,甘草 1.5g。20 剂后昏仆未再发作,但时有头昏耳鸣,续服 20 剂,无明显不适,用上方去天竺黄、远志,加钩藤,又服 30 剂,一直未出现昏仆,后改用上方制成丸药以善后。

一年半后随访,上症未发作。

按:此案乃因肝风痰浊相兼为病。因痰浊随肝风上扰清窍,故见发作性的昏仆、抽搐;苔白厚腻、脉细滑乃痰浊为患之征。其治用天竺黄、石菖蒲、远志涤痰开窍;天麻、蒺藜、白芍、僵蚕、蝉蜕、石决明平肝息风;郁金疏肝解郁;桑椹养阴柔肝;甘草调和诸药。诸药配合,共奏涤痰息风之效。

【小结】

欧阳锜认为此病的病机关键在于痰迷心窍,引动肝风,主张用涤痰开窍、息风镇痉组成基本方进行治疗,可取得较好疗效。

癫痫基本方:天竺黄6g,郁金10g,僵蚕3g,天麻6g,蒺藜10g,煅石决明15g,蝉蜕3g,石菖蒲6g,炙远志6g,白芍15g,甘草3g。若兼口干或腰酸、小便多者,加桑椹、制首乌;哭笑吵闹或突然失聪、失明、失音者,合甘麦大枣汤。

5. 肌弱(重症肌无力)

肌弱相当于西医的重症肌无力,乃因肝脾失和,筋脉失养所致,是一种以受累横纹肌显著无力和极易疲劳为主要表现的脑系疾病。欧阳锜认为其治疗既要重视升阳举陷,又要重视柔肝润筋。

案1. 脾虚气陷案

姚某,男,9岁。1987年1月15日初诊。双侧眼睑下垂反复4年。曾在多家医院就诊,新斯的明试验阳性,诊断为重症肌无力,经多方治疗症状不能完全缓解。现双眼睑下垂,上午10点之后尤为明显,严重时要用手掰开眼睑才能看书,肢体软弱无力,神疲气少,纳少便溏,舌质淡,苔薄白,脉细弱。诊断为重症肌无力眼肌型。证属脾虚气陷。治宜健脾益气,升阳举陷。方用补中益气汤加减。药用:黄芪10g,党参10g,白术10g,当归7g,陈皮3g,升麻5g,柴胡5g,蒺藜12g,甘草1.5g。服药10剂,眼睑下垂明显减轻,看书时可以不必掰开眼睑,嘱回当地守方久服。4年后患者父亲专程来长沙感谢,讲上方服至30剂,眼睑下垂即已完全缓解,再续服60剂,眼睑下垂一直未复发。

按:此案乃脾虚气陷所致。其治用补中益气汤原方加蒺藜以健脾益气,升阳举陷,脾健则气升,胞睑下垂自然缓解。

案2. 肝不主筋案

陈某,女,4岁。1992年8月20日初诊。双睑下垂半个月,伴白眼时翻,磨牙,夜寐不安,盗汗,口干,舌质红。诊断为重症肌无力眼肌型。证属肝不主筋。治宜养阴柔肝,润筋通络。方用柔润通络法加减。药用:白芍9g,蝉蜕1.5g,葛根7g,丝瓜络1.5g,煅石决明6g,煅牡蛎6g,菊花3g,谷精草3g,天麻0.5g,桔梗3g。服14剂后,眼睑下垂已不明显,诸症亦明显减轻,守上法,加甘草 0.3g 以善后。

按:肝主藏血,"主身之筋膜"(《素问·痿论》),而筋膜附着于骨而聚于关节,直接联结关节、肌肉,影响着肌肉的收缩弛张、关节的屈伸转侧,故《素问·五脏生成》篇称之为"诸筋者,皆属于节"。因此肝之血液充盈,筋得其养,则筋强而能主其用,肌健而运动有力。如果肝之气血衰少,筋膜失于濡养,则筋软失用而肌痿无力矣。正因为肝与肢体运动的关系密切,因此《素问·六节藏象论》称肝为"罢极之本",而《素问·上古天真论》也谓之"肝气衰,筋不能动",因之欧阳锜认为肝不主筋是重症肌无力的重要病机。此案患者虽有双睑下垂,但伴口干、舌红,乃肝阳上亢化热所致;夜寐不安、盗汗,乃因肝经虚热,热迫阴液外出;磨牙、白眼时翻,为阳亢而欲动内风之象。其治用白芍柔肝缓急;蝉蜕、天麻、牡蛎、石决明平肝息风;葛根升津润燥;丝瓜络疏肝通络;菊花、谷精草清肝明目;桔梗载药上升。诸药配合,平肝以息其风,清热以通其络,升津以润其燥,契合患者病机,渐取其效。

【小结】

欧阳锜认为此病病机除脾虚气陷这一方面外,肝不主筋也是重要的方面,因此主张既重视升阳举陷,又重视柔肝润筋,前者表现为气虚,略偏于寒;后者表现为阴虚,则偏于热。因此凡见口中和、大便溏、舌质淡者,从脾论治;见口干、便结、舌质红者,则宜求治于肝。主要分以下 2 型进行辨治。①脾虚气陷证:症见眼睑下垂,朝轻暮重,肢体软弱无力,抬头无力,咀嚼无力,气少懒言,食少便溏,舌质淡、苔薄,脉细弱。治宜健脾益气,升阳举陷。方用补中益气汤加减,常选用黄芪、党参、白术、当归、陈皮、升麻、柴胡、蒺藜、甘草等药。若易感冒者,加防风;复视者,加枸杞子、谷精草;腰膝酸软者,加杜仲、补骨脂。②肝不主筋证:症见两睑下垂,朝轻暮重,吞咽困难,咀嚼无力,腰膝酸软,头晕耳鸣,口干咽燥,大便偏干,舌红苔少,脉细数。治宜养阴柔肝,润筋通络。常选用白芍、葛根、蝉蜕、丝瓜络等药。若阴亏明显而见头晕口干者,加制首乌、桑椹;阳亢明显而见头目胀痛者,加石决明、天麻、钩藤;两目昏花者,加菊花、谷精草;盗汗者,加煅牡蛎;大便结者,加决明子;关节僵硬疼痛者,加木瓜、薏苡仁。

6. 癫狂(精神分裂症)

癫狂相当于西医的精神分裂症,乃因痰蒙清窍所致,是一种以联想松散、逻辑离奇、妄想、幻听、行为古怪、退缩并与社会脱节为主要表现的脑系疾病。欧阳锜认为其治疗关键在于涤痰开窍。

案 1. 痰郁蒙窍案

罗某,女,25 岁。1993 年 5 月 11 日初诊。发作性呆滞、失语反复发作 3 年。患者在 1990 年因单位工作事故受到刺激后出现失语、呆滞、抑郁,行为失常,曾多次在某精神病医院就诊,诊断为精神分裂症,间断服用抗精神病药物治疗,症状时轻时重。现精神呆滞,抑郁,急躁易怒,失语,行为失常,纳食时好时差,生活不能自理,大小便可,舌质淡红,苔白厚滑,脉弦滑。证属痰郁蒙窍。治宜理气解郁,化痰醒神。方用化痰醒神汤加减。药用:法半夏10g,陈皮3g,茯神12g,枳实10g,建菖蒲4g,郁金10g,炙远志3g,柏子仁10g,礞石12g,丹参12g,煅石决明15g,甘草1.5g。嘱其先服药30剂,在神志清醒后用上方去礞石,再服60剂。3个月患者来诊,讲在服上方2个月时症状已基本消失,生活能够自理,嘱其再服上方3个月以巩固疗效。

按:此案属癫病,乃肝郁夹痰浊上蒙清窍所致。脑为神明之府,脑被痰浊所蒙,故精神呆滞,失语,行为失常,生活不能自理;肝气郁结,则抑郁、急躁;肝病犯胃,肝胃不和则纳食时好时坏;苔白厚腻、脉弦滑乃肝郁痰浊之征。其治用法半夏、礞石、建菖蒲、远志燥湿化痰,开窍醒神;陈皮、枳实、郁金疏肝解郁;石决明平肝镇逆;茯神、柏子仁、丹参宁心安神;甘草和胃助化。诸药配合,共奏理气解郁、化痰醒神之效。

案2. 痰瘀迷窍案

李某,女,22岁。1992年10月20日初诊。躁怒无常反复3年,某精神病院诊为躁狂型精神病,仍服氯丙嗪等西药。现精神抑郁,失眠,时自笑,有不自主走动,生活不能自理,纳少,大便干结,月经量少,经前腹痛,舌质黯,苔白滑,脉细弦。证属痰瘀互结,蒙蔽清窍。治宜化痰活血,开窍醒神。方用四逆散加减。药用:礞石10g,郁金10g,丹参12g,茜草12g,柴胡10g,白芍15g,建菖蒲5g,炙远志3g,酸枣仁12g,决明子15g,煅牡蛎15g,煅石决明15g,甘草1.5g。15剂后,症状较前减轻。大便已软,守方化裁30剂,精神如常,眠已可,家属已将氯丙嗪减量,再守方化裁以善其后。

按:此案属狂病,乃痰瘀互结上蒙清窍所致。痰蒙清窍,故失眠自笑,时不自主走动,生活不能自理;肝郁血瘀,阻滞经络,故精神抑郁,月经量少,经前腹痛;肝病犯胃则纳少;舌质黯、苔白滑、脉细弦乃痰瘀为患之征。其治用礞石、建菖蒲、远志燥湿化痰,开窍醒神;柴胡、郁金疏肝解郁;丹参、茜草活血化瘀;白芍、牡蛎、石决明平肝镇逆;酸枣仁宁心安神;决明子润肠通便;甘草和胃助化。诸药配合,共奏理气解郁、化痰活血、开窍醒神之效。

案3. 痰火闭窍案

肖某,男,47岁。1986年5月12日就诊。精神狂乱反复8年,经多家精神病院诊断为精神分裂症,每于春季加重。平时神情呆滞,活动不灵敏,发作时躁狂发怒,甚至动手打人,伴失眠,不思饮食,大便干结,苔黄腻,脉弦滑而数。证属痰火闭窍。治宜清肝泻火,涤痰醒神。方用礞石滚痰丸加减。药用:

礞石 12g,龙胆草 7g,生大黄 6g(后下),法半夏 10g,陈皮 5g,茯神 12g,枳实 10g,郁金 12g,丹参 12g,生石决明 15g,炙远志 5g,酸枣仁 12g,甘草 1.5g。4 剂后躁狂未发作,连服 20 剂,神识较前清楚,能识人。守上方化裁以巩固疗效。2 年后因其他病就诊,诉前病未发。

按:此案属狂病,乃因痰火闭窍所致。其治用龙胆草、大黄清肝泻火;礞石、法半夏、远志涤痰醒神;陈皮、枳实、郁金理气解郁;茯神、丹参、酸枣仁养心安神;石决明平肝镇逆;甘草调和诸药。诸药配合,有清肝泻火、涤痰醒神之效。凡精神分裂症、躁狂抑郁症及器质性精神病、反应性精神病等,具有躁狂多怒、语言哭笑无常、神情呆滞、口苦便结、苔黄腻等表现者,均可选用。

【小结】

欧阳锜认为此病的病机关键在于痰蒙清窍,但有痰郁、痰火两途,其治疗关键在于涤痰开窍,分以下 3 型治疗。①痰郁蒙窍证:症见精神抑郁,表情淡漠,沉默痴呆,时时太息,言语无序,或喃喃自语,多疑多虑,喜怒无常,秽洁不分,不思饮食,舌质红、苔白腻,脉弦滑。治宜理气解郁,化痰醒神。方用化痰醒神汤加减,常选用法半夏、陈皮、茯神、枳实、石菖蒲、郁金、炙远志、柏子仁、礞石、丹参、甘草等药。若时有心烦易怒者,加栀子、石决明;神疲气少者,加党参、黄芪。②痰瘀迷窍证:症见癫狂日久不愈,面色晦滞不秽,情志抑郁,注意力不集中,妄想迟钝,完成工作困难,舌质紫黯、有瘀斑、少苔或薄黄干苔,脉弦细或细涩。治宜豁痰化瘀,开窍醒神。方用四逆散加减,常选用礞石、郁金、丹参、茜草、柴胡、白芍、建菖蒲、炙远志、酸枣仁、甘草等药。若烦躁不安者,加石决明、牡蛎;大便干结者,加决明子、大黄。③痰火闭窍证:症见起病先有性情急躁,头痛失眠,两目怒视,面红目赤,突发狂乱无知,骂詈号叫,不避亲疏,逾垣上屋,或毁物伤人,气力愈常,不食不眠,舌质红绛、苔多黄腻或黄燥而垢,脉弦大滑数。治宜清肝泻火,涤痰醒神。方用礞石滚痰丸加减,常选用礞石、法半夏、陈皮、茯神、枳实、郁金、龙胆草、丹参、生石决明、炙远志、酸枣仁、甘草等药。若伴目赤者,加黄连;呕恶者,加竹茹;大便秘结者,加大黄;口干咽燥者,加生地黄、知母、百合、黄柏。

附 化痰醒神汤

[组成] 法半夏 10g,枳实 10g,陈皮 5g,茯苓 15g,石菖蒲 5g,炙远志 5g,郁金 10g,甘草 1.5g。

[用法] 每日 1 剂,水煎,分 2 次服。

[功效] 解郁化痰,开窍醒神。

[主治] 精神分裂症、血管性痴呆、抑郁症及器质性精神病等,证属痰迷心窍,症见表情痴呆,语言哭笑无常,困倦欲寐,舌胖苔腻,脉滑。

［方解］ 精神分裂症等病古称癫狂、郁证，多因精神抑郁，闷闷不乐，情志不遂，而致肝气郁结，气郁则湿滞生痰，痰气上扰清窍，蒙蔽心神，神志逆乱，故出现神情呆滞，哭笑无常。其因在气在痰，既无狂乱舌红之火象，又无疲惫蜷卧之虚象，治当理气以解其郁，化痰以醒其神，降火、补虚之剂皆非所宜。方中用陈皮、枳实、郁金，疏肝理气以解郁；法半夏、茯苓、石菖蒲、远志，燥湿化痰以醒其神；甘草调和诸药。诸药配合，共奏解郁化痰、开窍醒神之效，郁解痰化则神可醒而呆滞之症可除。

［加减］ 胁痛乳胀者，加柴胡、白芍；烦躁明显者，加牡蛎、石决明；狂躁、苔黄者，加竹茹、礞石、龙胆草；失眠多梦者，加酸枣仁、柏子仁；大便秘结者，加决明子。

7. 失眠

失眠有虚、实两端，其中实证失眠乃因痰扰心神所致，是一种以患者对睡眠时间和(或)质量不满足并影响白天社会功能的一种主观体验为主要表现的脑系疾病。欧阳锜认为其治疗关键在于涤痰安神。

案 1. 肝郁痰滞案

章某，女，42 岁。1992 年 4 月 12 日初诊。失眠反复 3 年，加重 1 个月。刻诊：失眠多梦，时作头晕，闷闷不乐，善太息，胸闷嗳气，纳食减少，大便正常，舌质淡红，苔薄白，脉弦。方用四逆二陈汤加减。药用：柴胡 6g，酒白芍 12g，郁金 10g，炒枳实 10g，法半夏 10g，陈皮 1.5g，酒川楝子 12g，佛手 3g，蒺藜 12g，炒酸枣仁 15g，甘草 1.5g。服药 7 剂，睡眠明显好转，续服 7 剂以巩固疗效。

按：此案乃因肝气郁结，津液不运而生痰，痰气中阻，上扰心神所致。故用柴胡、白芍、郁金、枳实、陈皮、川楝子、佛手疏肝解郁；法半夏化痰；蒺藜祛风止晕；酸枣仁养心安神；甘草理脾和胃。

案 2. 肝虚痰滞案

唐某，男，64 岁。1993 年 2 月 4 日初诊。头昏、失眠反复 6 个月。刻诊：头昏失眠，睡前需服地西泮 2 片才能入睡 3 个小时，多梦易醒，胸脘满闷，体胖，舌质淡，苔白腻，脉细滑。方用柔肝化痰汤加减。药用：白芍 10g，天麻 7g，蒺藜 12g，丹参 12g，酸枣仁 12g，炒枳壳 7g，法半夏 10g，陈皮 3g，茯苓 12g，竹茹 12g，甘草 3g。服药 7 剂后，睡眠改善，夜间可睡 5 个小时，头昏缓解，用上方加合欢皮 6g，续服 7 剂以善后。

按：此案乃因肝血亏虚，心神失养，加之痰浊内蕴所致。故用白芍、天麻、蒺藜、丹参、酸枣仁养血柔肝，宁心安神；枳壳、陈皮理气和胃；半夏、茯苓、竹茹渗湿化痰；甘草调和诸药。

案 3. 痰热内扰案

罗某,男,56岁。1993年3月16日初诊。失眠反复3个月,伴多梦易醒,口中黏腻,疲乏无力,容易感冒,舌苔黄厚腻,脉弦滑数。方用温胆汤加减。药用:法半夏10g,陈皮3g,竹茹10g,枳实10g,茯苓12g,酸枣仁12g,忍冬藤12g,山楂10g,甘草1.5g。服药7剂后,睡眠好转,舌苔转薄腻,守前法,用上方加佩兰4.5g,续服7剂以巩固疗效。

按:此案乃因痰湿内郁,久蕴化热,上扰神明所致。故用法半夏、竹茹、茯苓渗湿化痰;陈皮、枳实理气和胃;忍冬藤清热解毒;酸枣仁养心安神;山楂、甘草理脾助化。

案4. 痰瘀扰神案

龚某,男,21岁。1993年4月8日初诊。失眠反复3年,加重半个月。刻诊:失眠,噩梦纷纭,倦怠,晨起恶心,口中黏,大便溏,舌质黯,苔白腻,脉弦细。方用涤痰汤加减。药用:法半夏10g,陈皮3g,石菖蒲10g,郁金10g,丹参12g,酸枣仁12g,茯神12g,牡蛎15g,远志3g,川芎3g,甘草1.5g。服药10剂后,睡眠好转,噩梦减少,舌质仍黯,苔薄腻,脉弦细。守前法,用上方去远志,加柏子仁10g,续服7剂以善后。

按:此案乃因痰浊中阻,妨碍气血运行,瘀血与痰浊影响阴阳升降的通路,阴阳不能正常互济所致。故用法半夏、远志、石菖蒲化痰和胃;陈皮、郁金、甘草理气和胃;丹参、川芎活血通络;酸枣仁、茯神、牡蛎养心安神。

【小结】

欧阳锜认为此病有虚、实两端,其中实证失眠主张分4型从痰论治,取得了较好疗效。①肝郁痰滞证:症见失眠多梦,精神抑郁,善太息,胸脘满闷,纳食减少,大便不爽,舌质淡红,苔白腻,脉弦滑。治宜疏肝解郁,化痰安神。方用四逆二陈汤加减,常选用柴胡、酒白芍、郁金、炒枳实、法半夏、陈皮、竹茹、酒川楝子、炒酸枣仁、甘草等药。若头晕者,加蒺藜;呃逆时作者,加刀豆壳、枇杷叶。②肝虚痰滞证:症见失眠多梦,头晕目眩,胸脘满闷,肢体麻木,体胖,舌质淡,苔白腻,脉细滑。治宜柔肝息风,化痰安神。方用柔肝化痰汤加减,常选用白芍、天麻、蒺藜、丹参、酸枣仁、炒枳实、法半夏、陈皮、竹茹、甘草等药。若心烦易怒者,加黄连;血压高者,加苦丁茶。③痰热内扰证:症见失眠多梦,心烦易怒,口苦黏腻,胸闷食少,舌质红,苔黄厚腻,脉滑数。治宜清热化痰安神。方用温胆汤加减,常选用法半夏、陈皮、竹茹、枳实、茯苓、酸枣仁、黄连、甘草等药。若口干渴明显者,加忍冬藤。④痰瘀扰神证:症见失眠多梦,时作头痛,口中黏腻,胸闷,肢体麻木,舌质黯,苔白厚腻,脉弦细。治宜化痰活血,宁心安神。方用涤痰汤加减,常选用法半夏、陈皮、石菖蒲、郁金、丹参、酸枣仁、远志、川芎、甘草等药。若噩梦纷纭者,加牡蛎、茯神。

附　柔肝化痰汤

[组成]　白芍 10g,天麻 10g,蒺藜 10g,丹参 12g,酸枣仁 15g,炒枳实 10g,法半夏 10g,陈皮 10g,竹茹 10g,甘草 3g。

[用法]　每日 1 剂,水煎,分 2 次服。

[功效]　柔肝息风,化痰安神。

[主治]　失眠证,肝虚痰滞证,症见失眠多梦,头晕目眩,胸脘满闷,肢体麻木,体胖,舌质淡,苔白腻,脉细滑。亦用于因脑动脉硬化、中风、高血压等病所致失眠者。

[方解]　所适宜病证乃因肝血亏虚,心神失养,加之痰浊内蕴所致。故用白芍、天麻、蒺藜、丹参、酸枣仁养血柔肝,宁心安神;枳实、陈皮理气和胃;半夏、竹茹渗湿化痰;甘草调和诸药。

[加减]　心烦易怒者,加黄连;血压高者,加苦丁茶。

（八）气血津液病类

1. 消渴（糖尿病）

消渴相当于西医的糖尿病,乃因阴虚燥热所致,是一种以多饮、多食、多尿及疲乏消瘦为主要表现的气血津液类疾病。欧阳锜认为其治疗宜从养阴清热、三消同治入手。

案 1. 阴虚燥热案

刘某,男,52 岁。1985 年 5 月 15 日初诊。多饮多食反复发作 16 年,曾多次在医院经血糖检查确诊为糖尿病。现口渴多饮,善饥多食,大便干燥,小便夜多,视物昏花,皮肤烘热、多汗,舌质红,舌苔薄,脉细数。空腹血糖 14.1mmol/L。证属阴虚燥热。治宜清热泻火,养阴润燥。方用增液汤加味。药用:生地黄 15g,玄参 10g,麦冬 12g,沙参 12g,石斛 10g,五味子 6g,虎杖 15g,女贞子 12g,煅牡蛎 15g,甘草 1.5g。配合饮食疗法。服药 14 剂,口渴减轻,饮水量减少,饥饿感减轻,皮肤烘热感消失,空腹血糖 9.7mmol/L,用上方加生麦芽(12g 研末分冲),续服 30 剂,口渴已不明显,饮水量适中,进食量已控制,再服上方 60 剂,多次复查空腹血糖徘徊在 5.2~6.4mmol/L,仍长服上方以巩固疗效。

按:此案乃因阴虚燥热所致。阴液亏虚,津液不能上承下润,故口渴多饮、大便干燥、视物昏花;燥热炽盛,消铄谷物,则善饥多食;燥热迫津下行,则小便夜多;燥热熏蒸于外,则皮肤灼热、多汗;舌质红、脉细数乃阴虚燥热为患之征。其治用沙参、麦冬养阴生津以治其上;虎杖、石斛、玄参清热润燥以治其中;生地黄、女贞子、五味子补肾涩精以治其下;牡蛎敛表止汗;甘草调和诸药。诸药配合,共奏养阴润燥、三消同治之剂。病为痼疾,久服乃效。

案 2. 气阴两虚案

余某,女,62 岁。1991 年 5 月 23 日初诊。多饮多食多尿反复发作 11 年。曾多次在某医院住院,经血糖等检查诊断为糖尿病。现口干舌燥,多饮多食,小便量多,疲乏无力,手指尖麻木,下肢轻度浮肿,舌质淡,苔薄,脉细数无力。证属气阴两虚。治宜益气养阴。方用生脉散加减。药用:沙参 12g,麦冬 12g,五味子 3g,黄精 15g,山药 15g,知母 12g,虎杖 15g,生麦芽 12g(研末分冲),薏苡仁 15g,甘草 1.5g。配合饮食疗法。服药 30 剂,口干咽燥明显减轻,饮水量减少,浮肿不明显,续服 60 剂,口干已不明显,饮水量适中,进食量已控制,多次复查空腹血糖徘徊在 4.8～5.1mmol/L,仍间断服用上方以巩固疗效。

按:此案乃因气阴两虚所致。阴虚不能上承,故口干舌燥、多饮;燥热消谷,则多食;燥热迫津下行,则小便量多;阴损及气,气阴两虚失于润养,则疲乏无力、指尖麻木;舌质淡、脉细数无力乃气阴两虚之征。其治用沙参、麦冬养阴于上;虎杖、知母清热于中;五味子涩精于下;黄精、山药、甘草益气养阴;薏苡仁健脾渗湿;生麦芽和胃生津。诸药配合,共奏益气养阴、三消同治之剂。

【小结】

欧阳锜认为此病的基本病机是阴虚燥热所致,主张从养阴清热、三消同治入手,分以下 2 型进行治疗。①阴虚燥热证:症见咽干口燥,烦渴多饮,多食易饥,口渴口臭,尿多便秘,舌红苔黄,脉细滑数。治宜清热泻火,养阴润燥。方用增液汤加味,常选用生地黄、玄参、麦冬、沙参、石斛、五味子、虎杖、甘草等药。若烦渴冷饮者,加石膏、知母;大便干结者,加女贞子、决明子;上肢麻木者,加桑枝、豨莶草;下肢麻木者,加川牛膝、丹参;视物昏花者,加菊花、密蒙花;胸闷刺痛者,加丹参、葛根、瓜壳皮;伴有疮疡红肿者,加忍冬藤、紫草;多汗者,加煅龙骨、煅牡蛎。②气阴两虚证:症见口渴多饮,口干舌燥,少气无力,胸闷气短,多汗,心悸失眠,健忘易惊,舌质淡红,脉弱或结代。治宜益气养阴。方用生脉散加减,常选用沙参、麦冬、五味子、黄精、山药、知母、虎杖、生麦芽、甘草等药。若烦渴冷饮者,加石膏、天花粉;大便干结者,加玄参、女贞子;疲乏明显者,加黄芪、生晒参;上肢麻木者,加桑枝、豨莶草;下肢麻木者,加川牛膝、丹参;下肢浮肿者,加薏苡仁;胸闷心悸者,加丹参、炙远志。

2. 肉瘿(甲状腺腺瘤)

肉瘿相当于西医的甲状腺腺瘤,乃因忧思郁怒,气逆痰结所致,是一种以颈前结喉两侧出现单个或多个肿块,质软不痛,随吞咽上下为主要表现的气血津液类疾病。欧阳锜认为其治疗宜从解郁化痰、消肿散结入手。

气郁痰凝案

周某,女,42 岁。平时性情急躁,近月月经错乱,并有头晕眼胀、心忡、腰腹痛等症,经与平肝调经之剂,诸症逐渐消退。继而咽喉部左侧出现核桃大肿块,质软,边缘清楚,某医院诊断为甲状腺瘤。患者顾虑重重,疑为癌症,但不愿手术治疗。就诊时体质尚可,苔滑,脉弦,有时烦躁不安。因肿处按之软而皮色不变,处方用二陈汤加白芥子、青礞石、海蛤粉、浙贝母、柴胡、枳壳、郁金等祛痰散结之品,服 10 剂,肿块明显缩小,尽 30 剂而完全消失。自后辗转将此方介绍与甲状腺腺瘤病人,凡漫肿质软者,用之多验;肿块界限不明显,质地较硬者则无效。

按:此案肿处边缘清楚,按之软而皮色不变,属痰核、流注之类,故用祛痰散结之法,以治有痰核表现的甲状腺腺瘤,取得满意疗效。痰在皮里膜外,非芥子不除,扫除顽痰,礞石较他药之力尤胜,上方二药在所必用。

【小结】

欧阳锜认为此病乃因忧思郁怒,气逆痰结所致,其治疗宜解郁化痰、消肿散结。方用二陈汤加味,常选用法半夏、陈皮、茯苓、白芥子、青礞石、海蛤粉、浙贝母、柴胡、枳壳、郁金、甘草等药。若伴有急躁多汗、善食消瘦等阴虚火旺见症者,加桑椹、旱莲草、牡蛎、玄参;大便干结者,加决明子。

3. 紫癜(特发性血小板减少性紫癜)

紫癜相当于西医的特发性血小板减少性紫癜,乃因肝肾亏虚,血不循经,溢于脉外所致,是一种以皮肤紫斑及黏膜出血为主要表现的气血津液类疾病。欧阳锜认为其治疗宜从滋补肝肾入手。

肝肾阴虚案

刘某,女,6 岁。1994 年 7 月 27 日初诊。鼻出血反复发作 2 年,加重 7 天。曾多次在多家医院住院就诊,经骨髓检查诊断为特发性血小板减少性紫癜。经多种药物治疗,血小板计数不稳定,在$(20\sim80)\times10^9$/L 之间。7 天前患者因患流行性腮腺炎而鼻出血加重。刻诊:鼻出血不止,面部浮肿,口干,纳食减少,大便偏干,舌质红,苔少,脉细数。血小板计数 30×10^9/L,B 超检查脾脏轻度肿大。证属肝肾阴虚,虚热伤络。治宜滋补肝肾,凉血止血。方用基本方加减。药用:女贞子 10g,旱莲草 10g,菟丝子 5g,仙鹤草 10g,白茅根 10g,白芍 5g,山药 10g,蝉蜕 3g,玄参 7g,麦芽 10g,浙贝母 7g,煅牡蛎 10g,甘草 1.5g。服药 3 剂,鼻出血减轻,续服 7 剂,鼻出血基本缓解,复查血小板计

数 60×10^9/L,在当地守方服用 30 剂,血小板上升达 90×10^9/L,用上方去白茅根,加鸡血藤,再服 60 剂,血小板计数在($120\sim160$)$\times10^9$/L 之间,仍间断服用上方以巩固疗效。

按:此案乃肝肾阴虚所致。肝肾阴虚,虚热伤及阳络则反复鼻出血;阴虚而胃肠失于濡润,则口干、纳减、便结;阴血亏虚,肌肤失于濡泽,则面部浮肿;舌质红、苔少、脉细数为阴血亏虚之征。其治用二至丸加菟丝子、白芍滋补肝肾;山药、麦芽健脾助运;仙鹤草、白茅根凉血止血;消瘰丸软坚消痞;蝉蜕祛风散热;甘草调和诸药。诸药配合,共奏滋补肝肾、凉血软坚之效。

【小结】

欧阳锜认为此病多因肝肾亏虚,血不循经,溢于脉外所致,其治疗主张用滋补肝肾药物为基本方,并随症加减进行论治。

血小板减少性紫癜基本方:女贞子 15g,旱莲草 15g,菟丝子 10g,仙鹤草 15g,白芍 12g,山药 15g,蝉蜕 6g,麦芽 15g,甘草 3g。若化热伤络而鼻衄、齿衄、月经量多、舌质红绛者,加白茅根、侧柏叶炭;兼脾虚而疲乏、便溏、舌质淡者,加太子参、白术。大便干结者,加决明子、火麻仁;脾脏肿大者,合消瘰丸。

(九) 经络肢体病类

1. 尪痹(类风湿关节炎)

尪痹相当于西医的类风湿关节炎,乃因久痛入络所致,是一种以对称性、周围性多个关节肿痛、功能障碍、僵硬、畸形为主要表现的经络肢体类疾病。欧阳锜认为其治疗宜从通络息风入手。

热郁络阻夹湿案

任某,女,38 岁,干部。因双下肢关节痛 6 个多月,加重 40 余天,于 1992 年 8 月 27 日来诊。患者自诉 1992 年 2 月在一次淋雨后,当夜即感膝关节以下发冷,自后双足趾、踝关节疼痛,呈游走性,红肿不明显。经某医院查类风湿因子阳性,诊断为类风湿关节炎,治以昆明山海棠、肠溶阿司匹林,疼痛有所减轻,但仍时有反复。患者 7 月中旬再次冒雨趟水,以致双足趾、踝关节疼痛明显加重,并累及双髋关节,夜间因痛甚而难以入眠,再服昆明山海棠、阿司匹林及温散止痛之中药 2 周,疼痛仍无明显改善。8 月 21 日在某附属医院门诊查类风湿因子仍阳性,血红蛋白 88g/L,白细胞总数及分类正常。现双髋、膝、踝及足趾关节疼痛,活动受限,卧床不能行走,尚未见畸形,夜间疼痛尤剧,难以入睡,伴大便干结,舌边生疮,舌质淡红、苔薄黄、脉弦细。原有"慢性疣状胃炎"病史。辨证为热郁络阻夹湿证。治以清热活络,息风缓痛,佐以祛湿。方用通络熄风汤化裁。药用:川牛膝 12g,豨莶草 15g,防己 12g,决明子 12g,白芍 12g,忍冬藤 12g,蚕砂(布包)10g,薏苡仁 15g,九香虫 5g,炒麦芽 10g,甘草 1.5g。10 剂尽,关节痛减轻,夜能安眠,再进 14 剂,疼痛大减,可自如行走。9月 15 日复查类风湿因子已转为阴性,红细胞沉降率 20mm/h。再服 14 剂,腰以下诸关节痛基本消失,但出现肩关节疼痛,胃纳欠佳。上方去防己,加片姜黄、佛手,再服 7 剂,肩关节痛缓解,食纳亦增。复查血红蛋白已升至 103g/L,嘱再服 8 月 27 日方 15 剂,以巩固疗效。

按:患者反复冒雨涉水,致风寒湿邪内侵,闭阻关节,侵及骨节而关节疼痛。风寒已罢,邪已入络,故服辛燥温散之剂罔效。其关节疼痛,活动不利,入夜痛甚,为邪入血分,久痛入络之明证;大便干结,舌边生疮,苔薄黄,脉弦细,皆为邪郁化热之象。其证外无风寒湿滞肌肤之象,内有郁热瘀阻经络之征,自非风寒湿邪痹阻肌肉关节可比,不宜再用辛燥温散之剂,故用忍冬藤、薏苡仁、蚕砂清热祛湿;络石藤、豨莶草通经活络;防己祛湿通络;白芍和营敛阴;加九香虫既健脾和胃,又通经活络;辅以麦芽健脾化食;决明子润肠通便;川牛膝引药下行;甘草调和诸药。诸药配合,共奏通络息风、缓痉止痛之效。“肝主筋”,昔陈修园对“久痛入络”曾立“柔润息肝风”一法,而此方既用桑枝、白芍、蚕砂、决明子等柔肝之品,更加忍冬藤、络石藤、防己、豨莶草等通络之物,故适于风湿入络之久痹。

【小结】

欧阳锜认为此病的病机关键在于“久痛入络”,其证外无风寒湿滞肌肤之象,内有郁热瘀阻经络之征,自非风寒湿邪痹阻肌肉关节可比,不宜再用辛燥温散之剂,遂用自拟通络熄风汤以活络缓痛,久服后自可取得较好疗效。

附 通络熄风汤

[组成] 炒豨莶草 15g,萆薢 12g,桑枝 12g,络石藤 10~15g,秦艽 10~12g,忍冬藤 12~15g,蚕砂 12~15g,薏苡仁 15g,木防己 12~15g,当归尾 5~12g,白芍 12g,甘草 1.5~3g。

[用法] 每日 1 剂,水煎,分 2 次服。

[功效] 活络祛湿,柔肝息风,缓痉止痛。

[主治] 慢性风湿性关节炎和类风湿关节炎反复发作,证属湿热瘀阻,症见关节掣痛日增,拘急不解,屈伸不利而日久不愈或反复发作,烦热,口渴,尿黄,苔黄。

[方解] 因痹久不愈,反复发作,前人称“久病入络”,外已无风寒湿滞之象,内却有湿郁化热,瘀阻骨络,此时已非风寒湿痹阻肌肉关节可比,辛燥温散之剂,皆当禁忌。证属内风,故治当柔润息风。方中用忍冬藤、

薏苡仁、萆薢、蚕砂、桑枝清热祛湿;络石藤、豨莶草通经活络;木防己、秦艽、薏苡仁祛湿通络;当归尾活血通络;白芍和营敛阴;甘草调和诸药。诸药配合,共奏通络息风、缓痉止痛之效。"肝主筋",昔陈修园对"久痛入络"曾立"柔润息肝风"一法,而此方既用桑枝、白芍、蚕砂、决明子等柔肝之品,更加忍冬藤、络石藤、防己、豨莶草等通络之物,故适于风湿入络之久痹。

[加减] 兼恶风寒、无汗身痛者,加紫苏叶、防风;关节肿大、屈伸不利者,加松节、竹节;小指关节肿大僵硬者,加僵蚕、蜈蚣、白花蛇;手足心热、关节肿胀热痛者,加生地黄、牡丹皮;心悸短气、自汗恶风者,加丹参、炙远志、黄芪。

2. 项痹(颈椎病)

项痹相当于西医的颈椎病,乃因肝阴不足致肝风上扰,项部经络失荣所致,是一种以颈、肩、背疼痛为主要表现的经络肢体类疾病。欧阳锜认为其治疗宜以柔肝通络为主。

肝风上扰案

肖某,女,39岁,干部。因颈后项胀痛20余天,于1993年3月2日来诊。自诉原有颈椎病,一直无明显症状,20多天前因情志不遂,出现颈后项胀痛,活动不利,经用红花油按摩局部、口服消炎痛等药,未见明显缓解。就诊时后项胀痛,转侧不利,头部冷感,烦躁,失眠,口干苦,舌质红、苔黄,脉细。血压正常。辨证为项痹肝风上扰证。治以柔肝通络法。药用:制首乌15g,白芍15g,桑枝15g,苦丁茶15g,蒺藜12g,葛根15g,蝉蜕3g,钩藤12g,豨莶草12g,甘草1.5g。服药7剂,后项胀痛及头部冷感明显减轻,睡眠转佳,再进7剂,后项胀痛消失,诸症悉除。

按:《素问·金匮真言论》云:"东风生于春,病在肝,俞在颈项。"故项强一病,责之于肝,治宜柔肝、平肝。若项强发于春(春气通于肝),其治更多在肝。此例患者原虽有颈椎骨质增生,但并无不适,此次后项胀痛,起于恼怒之后,于时为春,且有烦躁、口干苦、失眠、舌红、苔黄等肝风上扰之症;头部冷感,为肝血不能上荣于脑之故;脉细亦为肝虚络阻之征。欧阳锜用制首乌、白芍、桑枝、蒺藜以柔肝;辅以苦丁茶、钩藤潜阳;蝉蜕、豨莶草通络,故取得良好疗效。

【小结】

欧阳锜认为此病多由肝阴不足致肝风上扰,项部经络失荣所致。其治疗常用柔肝通络药物组成基本方加减。

颈椎病基本方:制首乌15g,白芍15g,桑椹12g,蒺藜10g,葛根15g,豨莶草15g,蝉蜕6g,甘草3g。若烦躁易怒者,加钩藤、苦丁茶、郁金;胸闷呕恶者,加法半夏、陈皮、茯苓;呕恶,苔黄厚腻者,加枳实、竹茹、瓜蒌皮;失眠者,加炒酸枣仁、夜交藤、煅牡蛎;心悸者,加丹参、炙远志;食少者,加山楂、麦芽、鸡内金;大便秘者,加女贞子、决明子。

3. 肩痹(肩关节周围炎)

肩痹相当于西医的肩关节周围炎,乃因痰阻经络所致,是一种以肩关节周围疼痛、压痛和运动功能障碍为主要表现的经络肢体类疾病。欧阳锜认为其治疗宜以化痰通络为主。

痰阻经络案

罗某,男,58岁,干部。因右肩臂酸痛反复8个月,左肩臂酸痛2个月,于1992年12月13日求治。患者素嗜肥甘厚味。8个月前自觉右肩臂酸痛,与天气变化无明显关系,经针灸、按摩治疗略有缓解。近2个月来酸痛转移至左肩臂,左臂难以上举,在某医院检查红细胞沉降率、抗"O"、类风湿因子、颈椎X线片均未见异常,诊断为"肩周炎"。予服消炎痛等,症状无缓解。现症见左肩背酸痛,左臂痛难以上举,关节活动不利,腰酸痛,食纳、二便正常,形体肥胖,舌质淡红、苔白腻,脉沉细。诊为痰阻经络之肩痹。治以化痰通络法。药用:法半夏10g,陈皮5g,白芥子6g,忍冬藤12g,络石藤10g,豨莶草15g,木瓜10g,姜黄6g,桑枝12g,竹节10个,续断6g。服药15剂,肩背酸痛大减,左臂已能上举,腰痛消失。上方去续断,再服15剂,诸症悉除,左臂活动灵便如昔。

按:《丹溪治法心要·臂痛》指出:臂痛乃"上焦湿,横行经络","治用二陈汤";《管见良方》亦谓:"臂痛不能举,时复转移,或左或右,此中脘伏痰……宜茯苓圆或控涎丹。"该患者臂痛非独有"转移"特征,尚有形体肥胖、苔白腻、脉沉细等痰湿之征,与上面两本书所论病机若合符节,故欧阳锜用陈皮、半夏理气化痰,有健脾之效而无破气之弊;用白芥子祛痰解凝,有搜痰之功而无劫液之虞。辅以忍冬藤、络石藤、桑枝、竹节、续断等通络缓痛,加姜黄引诸药横行肩臂。诸药配合,共奏化痰通络之功,痰凝解则酸胀除,络脉通故痹痛止。药症丝丝入扣,故获得预期效果。

【小结】

欧阳锜认为此病的临床特征为臂痛或有转移,或左或右,乃痰阻经络所致,其治疗宜用由化痰通络药物组成的基本方加减。同时欧阳锜还谆谆告诫,此症忌用川乌、草乌等辛燥药,如大活络丸,用之伤津劫液,臂痛愈甚。

肩周炎基本方:法半夏10g,陈皮6g,白芥子6g,姜黄6g,桑枝12g,豨莶草15g,甘草3g。若胸闷者,加瓜蒌皮、枳壳;上肢拘挛痛者,加木瓜、白芍;项强者,加葛根;口苦者,加竹茹、瓜蒌;关节屈伸不利者,加松节、竹节;食少者,加佛手、山楂、麦芽。

4. 腰痹(腰椎骨关节炎)

腰痹相当于西医的腰椎骨关节炎,乃因肾虚髓减,精血不荣于骨所致,是一种以腰痛静息时明显、活动后减轻、劳累后又加重为主要表现的经络肢体类疾病。欧阳锜认为其治疗宜以补肾通络为主。

肾虚络瘀案

杨某,女,56 岁,营业员。因腰痛、活动不利反复发作 4 年,加重 40 余天,于 1993 年 2 月 14 日经家人送来就诊。自诉 1989 年初即觉腰脊痛,转侧不利,当年 12 月曾在长沙市某医院做 X 线摄片,示"腰椎骨质增生",服骨刺片痛可稍缓。今年 1 月 6 日因弯腰拎物,用力不当,当时即觉腰痛难忍,不能站立,即送某医院伤科住院,经 X 光摄片示"腰椎间盘突出,腰椎骨质增生",因不能承受牵引治疗,予以保守治疗半个月而出院。出院后多处求治,间服骨仙片、骨刺片等无明显效果。现症见腰及右下肢后侧缘疼痛,不能俯仰转侧,动则痛甚,夜间常因疼痛而不能入眠,大小便调,舌质淡红,苔微黄腻,脉弦细。诊断为肝肾亏损、经络痹阻之骨痹。治宜补益肝肾,活络止痛。药用:狗脊 12g,骨碎补 12g,续断 10g,五加皮 10g,豨莶草 15g,萆薢 10g,秦艽 10g,蝉蜕 3g,甘草 1.5g。10 剂尽,疼痛稍有减轻,黄腻苔已退。上方去萆薢,加全蝎、川牛膝、威灵仙以加强通络止痛作用,再进 20 剂,疼痛大减,已能下床行走。仍嘱守方续服。

按:《素问·金匮真言论》云:"北风生于冬,病在肾,俞在腰股。"因骨痹(骨刺)属于骨,椎体的退行性变,病位以腰椎最为多见。发病后还常导致根性坐骨神经痛,故责之于肾虚骨弱,与"病在肾,俞在腰股"的理论颇为一致。该患者病甚于冬令(冬气通于肾),病位在腰股,故欧阳锜用狗脊、骨碎补、续断、五加皮补肾壮骨,辅以蝉蜕、豨莶草、秦艽通络止痛,佐以萆薢清利湿热,待湿去络通则腰痛可止,腰强骨壮而步履自健。

【小结】

欧阳锜认为此病多因肾虚髓减,精血不荣于骨所致,当治疗宜用补肾通络药物组成基本方加减。

腰椎骨关节炎基本方:狗脊 12g,续断 10g,杜仲 15g,五加皮 10g,骨碎补 12g,豨莶草 15g,川牛膝 10g,威灵仙 15g,甘草 3g。若痛甚者,加乳香、没药、白芍;病程日久者,加全蝎、蝉蜕;食少者,加山楂、鸡内金、麦芽;口苦、苔黄腻者,加萆薢、忍冬藤;兼颈椎骨质增生者,加葛根。

（十）小儿科病类

1. 小儿发热

小儿发热乃因小儿形气未充,感受外邪,肺气失宣所致,是一种以发热恶寒为主要表现的小儿科疾病。欧阳锜认为其治疗宜从风邪所兼夹病邪入手。

案 1. 风寒束表案

周某,男,9 岁。1993 年 4 月 2 日因高热时起时伏 3 天而初诊。刻诊:高热恶寒,身痛无汗,鼻塞流涕,纳食差,大小便正常,舌质淡红,苔黄垢,脉浮紧。体温 39.2℃。证属风寒袭表。治宜疏风散寒,宣肺解表。方用荆防败毒散加减。药用:荆芥 7g,防风 5g,苏叶 7g,连翘 7g,前胡 6g,桔梗 3g,香附 3g,陈皮 1.5g,甘草 1.5g。服药 1 剂,当晚即汗出热退,次日再服 1 剂,体温未升高。

按:此案乃因感受风寒之邪而发病,风寒束表,邪郁不解则发热恶寒、身痛无汗;风寒袭肺,肺气失宣,鼻窍不利则鼻塞流涕;邪郁于肺,有传于胃的趋势,故纳食减少;脉浮紧乃风寒致病之征。其治用荆芥、防风、苏叶疏散风寒;桔梗、前胡宣肺化痰;陈皮、甘草理气和胃;连翘监制诸药之温,以防化燥。服药后邪从汗解,其热立退。

案 2. 风热犯表案

李某,女,2 岁半。1994 年 3 月 7 日因发热咳嗽反复 2 天而初诊。刻诊:发热,鼻塞,流脓涕,咳嗽有痰,稍气促,纳食减少,大便 2 日未解,舌尖红,苔白黄,脉浮数,指纹浮红而滞。腋温 38.9℃。证属风热犯表。治宜疏风散热,宣肺透表。方用银翘散加减。药用:金银花 6g,连翘 6g,薄荷 1.5g,黄芩 4g,杏仁 4g,厚朴 5g,紫苏叶 3g,桔梗 4g,神曲 4g,甘草 0.5g。服药 1 剂,微汗出,体温下降,精神好转,服完 4 剂,咳嗽等症状基本消失。

按:此案乃因感受风热之邪而发病,风热犯表,卫表不舒则发热;风热犯肺,肺气失宣则咳嗽、鼻塞;邪郁肺胃,胃失和降则纳食减少;邪热伤津则大便 2 日未解;舌尖红、苔白黄、脉浮数、指纹浮红而滞乃风热致病之征。其治用金银花、连翘、薄荷、苏叶疏散风热;黄芩清热解毒;厚朴、杏仁肃肺降逆,即仿《伤寒论》桂枝加厚朴杏子汤之例;桔梗、甘草宣肺化痰止咳;神曲和胃助运。服药后风热一散,则发热自退、咳嗽自止。

案 3. 暑热伤表案

周某,男,10 岁。1994 年 7 月 2 日初诊。发热咳嗽反复 2 天。刻诊:发热微汗,咳嗽阵作,口干渴,纳食减少,小便黄,舌尖红,苔薄腻,脉浮滑数。体温 38.7℃。证属暑热伤表。治宜清暑解表,泄热化痰。方用新加香薷饮加减。药用:香薷 3g,厚朴 7g,扁豆 10g,金银花 10g,连翘 10g,薄荷 3g,藿香 3g,桔梗

5g,杏仁 6g,陈皮 1.5g,甘草 0.5g。服药 1 剂,当晚即汗出热退,续服 1 剂,下午体温 37.3℃,咳嗽稍有减轻,仍口干渴,辨证为暑邪内郁,守清暑泄热之法,改用柴葛解肌汤加减。药用:柴胡 6g,葛根 7g,桔梗 7g,金银花 10g,连翘 10g,黄芩 6g,佩兰 3g,杏仁 5g,前胡 7g,石菖蒲 5g,甘草 0.5g。再服 3 剂,体温正常,咳嗽亦不明显。

按:此案乃感受暑热之邪而发病,暑邪犯表,邪不得外越则发热、微汗;暑邪伤津则口干渴、小便黄;暑邪犯肺,肺失清肃则咳嗽阵作;暑邪兼湿,阻遏胃气,故纳食减少;舌尖红、苔薄腻、脉浮滑数乃暑热兼湿之征。其治用香薷祛暑解表;金银花、连翘、薄荷祛暑清热;桔梗、杏仁、甘草宣肺化痰止咳;暑邪易于困扰肠胃,用藿香、扁豆、厚朴、陈皮以安胃和中,意在先安未受邪之地。服药后邪从汗解,即发热与咳嗽俱减轻,改用柴葛解肌汤清解余邪以巩固疗效。

【小结】

欧阳锜认为此病的基本病机是小儿形气未充,感受外邪,肺气失宣所致,其治疗宜根据风邪所兼夹病邪的不同而分别对待,主要分以下 3 种证型治疗。①风寒袭表证:症见恶寒发热,无汗,头身疼痛,鼻塞流涕,咳痰清稀,舌苔薄白,脉浮紧。治宜疏风散寒,宣肺解表。方用荆防败毒散加减,常选用荆芥、防风、苏叶、前胡、桔梗、香附、陈皮、甘草等药。若恶寒无汗明显者,加麻黄、桂枝;气促者,加枇杷叶、桑白皮;内兼郁热而口干、咽痛者,加薄荷、连翘;兼湿邪而口黏、苔腻者,加厚朴、藿香。②风热犯表证:症见发热鼻塞,咳嗽有痰,口干,舌尖红、苔薄黄,脉浮数。治宜疏风散热,宣肺透表。方用银翘散加减,常用金银花、连翘、薄荷、紫苏叶、陈皮、桔梗、前胡、甘草等药。若气促者,加厚朴、杏仁;纳食减少者,加神曲;口干渴者,加黄芩。③暑热伤表证:症见暑月发热,汗出不透,全身酸痛困重,面垢,心烦口渴,微咳,尿短赤不爽,舌尖红、苔薄黄,脉洪数。治宜清暑解表,泄热利尿。方用新加香薷饮加减,常选用香薷、厚朴、扁豆、金银花、连翘、青蒿、薄荷、藿香、甘草等药。若恶寒无汗明显者,加紫苏叶、青蒿、香附;恶心呕吐者,加法半夏、竹茹;咳痰黄稠者,加鱼腥草、浙贝母;大便稀溏者,加葛根、茯苓;小便黄涩者,加滑石、灯心。

2. 小儿咳嗽

小儿咳嗽乃因外感风邪,郁肺生痰所致,是一种以咳嗽、无痰或有痰为主要表现的小儿科疾病。欧阳锜认为其治疗宜从风热、燥痰入手。

案 1. 风热痰滞案

傅某,女,9 个月。1988 年 3 月 15 日初诊。感冒后咳嗽反复 3 天,现咳嗽有痰,口干,大便偏干,舌质红,苔白,脉浮数,指纹浮紫。证属风热痰滞。治宜疏风散热,宣肺化痰。方用银翘散加减。药用:金银花 7g,连翘 4.5g,薄荷 1.5g,蝉蜕 1.5g,紫苏叶 1.5g,炙紫菀 2g,桔梗 3g,甘草 0.2g。服药 1 剂,咳嗽减轻,服完 3 剂而安。

按:此案乃因感受风热之邪而发病,风热犯肺,肺气失宣则咳嗽有痰;邪热伤津则口干便干;舌质红、苔白、脉浮数、指纹浮紫乃风热致病之象。其治用金银花、连翘、紫苏叶、薄荷、蝉蜕疏风散热;紫菀、川贝母、桔梗化痰止咳;甘草调和诸药。服药后风热一散,则咳嗽自止。

案 2. 燥邪痰滞案

刘某,男,6 岁。1993 年 10 月 29 日初诊。咳嗽反复 3 个月。刻诊:咳嗽,咯白泡痰,咳甚则面红、流涕,不咳时如常人,苔薄白,脉浮细。证属燥邪痰滞。治宜辛凉解表,润燥化痰。方用泻白散加减。药用:薄荷 1.5g,桑白皮 7g,地骨皮 7g,杏仁 3g,薏苡仁 7g,炙紫菀 5g,桔梗 3g,炙枇杷叶 4g,甘草 0.3g。服药 6 剂,咳嗽明显减少,续服 7 剂,咳嗽完全缓解。

按:此案乃因感受燥邪而发病。秋月燥金当令,秋伤于燥,燥邪伤肺,肺失清肃则咳嗽痰白;脉浮细乃燥邪致病之征。其治用薄荷疏风透邪;地骨皮润燥清热;桑白皮、杏仁、紫菀、桔梗、枇杷叶润肺化痰;薏苡仁渗湿化痰;甘草调和诸药。服药后燥邪渐解,其咳亦止。

【小结】

欧阳锜认为此病的基本病机是外感风邪,郁肺生痰所致,其治疗主张从风热、燥痰入手。①风热痰滞证:症见咳嗽有痰,口干,大便偏干,舌质红,苔白,脉浮数,指纹浮紫。治宜疏风散热,宣肺化痰。方用银翘散加减,常选用金银花、连翘、薄荷、蝉蜕、紫苏叶、炙紫菀、桔梗、甘草等药。若咽喉肿痛者,加马勃、牛蒡子。②燥邪痰滞证:症见咳嗽,咯白泡痰,咳甚则面红、流涕,不咳时如常人,苔薄白,脉浮细。治宜辛凉解表,润燥化痰。方用泻白散加减,常选用薄荷、桑白皮、地骨皮、杏仁、薏苡仁、炙紫菀、桔梗、炙枇杷叶、甘草等药。若口干欲饮者,去薏苡仁,加沙参、百合。

3. 小儿哮喘(支气管哮喘)

小儿哮喘乃因痰阻气道,肺失宣降所致,是一种以反复发作的喘息、呼吸困难、胸闷、咳嗽为主要表现的小儿科疾病。欧阳锜认为其治疗宜从肺、肾论治,发作期治在肺,缓解期治在肾。

案 1. 寒痰壅肺案

王某,男,6 岁。1993 年 10 月 19 日初诊。喘促痰鸣反复发作 4 年半,复作 1 天。患儿自 1 岁半以来反复出现喘促痰鸣,多次住院诊断为支气管哮喘,经用多种西药和中药治疗不能减少其复发,现每月发作 3～4 次,多在夜间发作,注射氨茶碱可以缓解症状。昨晚天气变冷即诱发喘促。刻诊:喘促,喉中痰鸣,咳嗽,咯少量白痰,不能安卧,纳食及大小便正常,体胖,舌质淡紫,苔白厚,脉浮滑。证属寒痰壅肺。治宜温肺散寒,化痰止哮。方用三拗汤加味。药用:蜜炙麻黄2g,杏仁5g,瓜蒌皮5g,化橘红1.5g,蝉蜕1.5g,炙紫菀5g,桔梗5g,甘草0.5g。同时用代温灸膏贴双侧肺俞穴。服药1剂,喘促减轻,已能安卧,但喉中仍有轻微痰鸣音,续服5剂,喘促痰鸣完全缓解。

按:此案乃因风寒袭肺,触动内伏之痰所致。风寒袭肺,肺气失于宣肃则喘促咳嗽,咯痰色白;痰邪内伏,因邪触动而阻碍气机出入,故喉中痰鸣,不能安卧;体胖、苔白厚、脉浮滑乃风寒痰壅之征。其治用三拗汤疏风散寒,温肺化痰,止咳平喘;蝉蜕祛风止哮;瓜蒌皮、化橘红、紫菀、桔梗、甘草化痰止咳。风寒得散,痰邪得化,则肺气自降而喘哮自平。

案2. 热痰蕴肺案

曹某,男,10个月。1993年3月11日初诊。发作性咳喘痰鸣3个月,复作1天。患儿母亲有支气管哮喘史。患儿近3个月来反复出现咳喘痰鸣,已多次去医院急诊,诊断为婴幼儿哮喘。昨天晚上突然喘促复作,喉中痰鸣,咳嗽,烦躁不安,微汗出,纳食减少,小便黄,舌质红,苔白,右手虎口指纹紫滞。肺部听诊双肺满布哮鸣音。胸部X线检查正常。辨证为热痰蕴肺证。治宜清热涤痰,降气止哮。方用清肺汤加减。药用:川贝母0.5g,竹茹1.5g,连翘3g,金银花4g,杏仁1.5g,炙紫菀1.5g,炙枇杷叶3g,黄芩2g,麦芽2g,甘草0.3g。当日服药1剂,喘促即明显减轻,续服5剂,喘促基本缓解。

按:此案乃热痰蕴肺所致。肺热炼津为痰,热痰壅盛,阻碍肺气肃降,故喘促、痰鸣、咳嗽;热盛迫津外出,故烦热、汗出、小便黄;舌质红、苔白、指纹紫滞乃痰热之征。其治用金银花、连翘、黄芩清泄肺热;川贝母、杏仁、紫菀化痰止咳;竹茹、枇杷叶降气止哮;麦芽、甘草和胃助化。肺热得清,痰浊得化,肺气得降,喘促自止。

案3. 肺肾阴虚案

胡某,男,12岁。因喘促痰鸣反复9年,复发2个月而于1993年10月26日初诊。患者3岁始发哮喘,曾在多家医院治疗,诊断为支气管哮喘,经治疗已好转,2个月前复发。现喘促痰鸣,每于夜间1~4点发作,发作时不能平卧,平时咳吐黏痰,纳食减少,大小便正常,舌质红,苔白,脉细数。证属肺肾阴虚。治宜滋肾养肺,纳气止哮。方用七味都气丸加减。药用:熟地黄10g,山药10g,山茱萸1.5g,丹皮5g,茯苓7g,泽泻6g,五味子1.5g,炙紫菀5g,紫苏子1.5g。服药10剂,喘促发作明显减少,有3晚未发作,续服20剂,喘促基本缓解。后将上方研为细末,每次3g,每日2次,用温开水冲服,作为预防之用。

按:此案乃肺肾阴虚,肾不纳气所致。肾阴亏虚不能上濡于肺,使呼吸吐纳失常,故喘促不能平卧;肾虚于下,痰逆于上,故痰鸣、咳吐黏痰;舌质红,苔白,脉细数乃阴虚夹痰之征。其治用七味都气丸滋肾纳气,加紫菀、紫苏子化痰宽胸。

【小结】

欧阳锜认为此病的基本病机是因痰阻气道,肺失宣降所致,其治疗主张从痰、虚论治,发作期治在肺,从寒痰、热痰、痰浊论治,缓解期治在肺脾肾,从气虚、阴虚论治,通常多分以下3型进行治疗。①寒痰壅肺证:症见哮喘发作,胸满,咳痰清稀,或恶寒发热,口不渴,舌苔薄白而润,脉浮紧。治宜温肺散寒,化痰止哮。方用三拗汤加味,常选用蜜炙麻黄、杏仁、瓜蒌皮、化橘红、蝉蜕、炙紫菀、桔梗、甘草等药。若恶寒发热者,加桂枝、紫苏叶;咳痰呈泡沫样者,加细辛、干姜;气促不能平卧者,加葶苈子、紫苏子。②热痰蕴肺证:症见哮喘发作,痰黄稠难出,胸闷心烦,咽干口渴,舌质红,苔黄腻,脉滑数。治宜清热涤痰,降气止哮。方用清肺汤加减,常选用川贝母、瓜蒌皮、竹茹、连翘、桑白皮、杏仁、炙枇杷叶、黄芩、甘草等药。若烦热汗出者,加金银花、蝉蜕;喘促不能平卧者,加葶苈子、紫苏子;胸闷明显者,加桔梗、枳壳;纳食减少者,加鸡内金、麦芽。③肺肾阴虚证:症见哮喘每于夜间发作,呼多吸少,痰少而喘,咽干,舌质红,苔少,脉细数。治宜滋肾养肺,纳气止哮。方用七味都气丸加味,常选用熟地黄、山茱萸、山药、丹皮、茯苓、泽泻、五味子、炙紫菀等药。若胸闷者,加瓜蒌皮、陈皮;不能平卧者,加紫苏子、葶苈子;大便干结者,加核桃肉、瓜蒌子;五心烦热者,加地骨皮、桑白皮;阴损及阳而形寒肢冷者,加肉桂、制附片。

4. 小儿厌食

小儿厌食乃因脾胃稚弱,过食肥甘生冷,使脾失健运,胃气呆滞所致,是一种以较长时期内食欲不振、恶闻食气、形体消瘦为主要表现的小儿科疾病。欧阳锜认为其治疗宜从脾、胃入手。

案1. 脾虚失运案

李某,女,4岁。1992年9月5日初诊。不思饮食反复发作3个月。刻诊:不思饮食,腹胀便溏,疲倦,偏瘦,睡眠不安,舌质淡,苔白,脉细弱。证属脾虚失运。治宜健脾助运。方用厌食基本方加减。药用:煅牡蛎7g(布包先煎),扁豆6g,山药6g,石斛5g,麦芽1g,佛手0.2g,厚朴3g,薏苡仁7g,甘草0.3g。服药7剂后于9月12日复诊,纳食增多,腹胀减轻,精神好转,用上方去山药,加山楂,续服6剂以巩固疗效。

按:此案乃因脾虚失运所致。脾胃亏虚,健运失职,故不思饮食、腹胀便溏;脾虚则气血化生不足,肌肉失养,故疲倦、偏瘦;脾虚及心,心脾两虚,故睡眠不安;舌质淡、苔白、脉细弱乃脾虚失运之象。其治用扁豆、山药、甘草健脾益气;石斛养阴生津;牡蛎散结安神;佛手、厚朴理气宽胀;薏苡仁健脾渗湿;麦芽和胃助运。脾胃得健,则纳食自然正常。

案 2. 脾虚食热案

刘某,女,2 岁。因不思饮食反复 2 个月而于 1992 年 4 月 29 日初诊。现不思饮食,口渴多饮,腹胀而硬,大便偏溏,睡眠不安,舌质红,苔黄厚,脉细滑数,指纹淡滞。辨证为脾虚食热证。治宜健脾助运,化食清热。方用厌食基本方加减。药用:煅牡蛎 10g(布包先煎),扁豆 6g,薏苡仁 6g,厚朴 3g,白芍 5g,鸡内金 1.5g,麦芽 1.5g,胡黄连 3g,使君子肉 7g,甘草 1g。服药 5 剂,纳食明显增多,腹胀减轻,续服 5 剂,症状基本消除。

按:此案乃因脾虚食热所致。脾胃亏虚,失于运化,故不思饮食、大便偏溏;脾虚失运,食物易于积滞,郁遏化热,故腹胀而硬、口渴多饮;脾虚则心神不宁,故睡眠差;舌质红、苔黄厚、脉细滑数、指纹淡滞乃脾虚食滞化热之征。其治用扁豆健脾益气;牡蛎散结坚阴;厚朴理气宽胀;白芍柔肝缓急;薏苡仁利湿缓急;鸡内金、麦芽消食化积;使君子杀虫消积;胡黄连清解虚热;甘草和胃助化。全方以调脾运脾为主,兼消食清热,正与病机相符,故取其效。

【小结】

欧阳锜认为此病乃因脾胃稚弱,过食肥甘生冷,使脾失健运,胃气呆滞所致,其治疗宜从脾、胃入手,主张用健脾助运药物组成厌食基本方,再根据兼症加减,取得了较好疗效。

厌食基本方:煅牡蛎 7g(布包先煎),扁豆 6g,山药 6g,石斛 5g,麦芽 1g,佛手 0.2g,厚朴 3g,薏苡仁 7g,甘草 0.3g。若腹部胀硬者,加鸡内金、使君子;口渴多饮者,加胡黄连。

5. 小儿疳积

小儿厌食乃因脾弱不运,气液干涸,脏腑失养所致,是一种以神萎、面黄肌瘦、毛发焦枯、肚大筋露、纳呆便溏为主要表现的小儿科疾病。欧阳锜认为其治疗重在理脾消积。

案 1. 脾虚食积案

刘某,女,4 岁。因腹痛恶食 3 天于 1997 年 3 月 17 日初诊。患儿 3 天前进食过多,继又外出玩耍受凉,以致腹痛腹胀,不思饮食,恶心欲吐,口气酸馊,大便溏泻,日行 1~2 次,舌苔中部厚腻,脉滑。辨证属饮食积滞。治宜消食涤痰。药用:炒麦芽 3g,鸡内金 3g,厚朴 3g,神曲 5g,扁豆 5g,薏苡仁 5g,白芍 5g,甘草 1g,陈皮 2g。服 1 剂,腹部痛胀减,已不恶心,食欲增进,大便日行 1

次,已成形。守方再进2剂,诸症消失,舌苔转薄白,脉缓略滑。改用六君子汤以调理善后。

按:欧阳锜认为,一般饮食积滞之积,可有腹部硬痛,却少有结块。此积乃食以寒滞,风寒之邪,假食成形,腹部如有物扛起,一与疏导之后,遂可消散无形。唯《医碥》谓:"食停腹内,必栖泊在隐曲之处,乃能久而不下,隐曲之处,为地无几,必附益以肠外之涎沫,内外交结,乃成大块。"食痰结聚于肠道隐曲之处,使胃之下行失常,腹部除可扪到结块外,并可出现腹满恶食、嗳气吞酸、头痛呕恶等症。治宜消食导滞,佐以涤痰之品,用上方予以疏导之后,即消散无形而痛胀止。此在疳积中属于"积"之轻症,故易于图治,故3剂而积消滞化,诸症若失。又恐消积导滞之品有损脾运,故邪去后改用六君子汤健脾以安正。

案2. 食积痰凝案

王某,男,1岁半。因厌食、颈部小结块半年,于1992年9月15日初诊。患儿1岁时断母乳后,即出现厌食,颈部生小结块。现症见患儿厌食消瘦,发稀直竖,夜间多汗,烦闹不安,低热口渴,腹大青筋,舌红,苔白,指纹青紫。两颈部共有3个约蚕豆大小之淋巴结,不成串,活动好,无压痛。此乃积久成疳、痰气凝结之证。治宜理脾涵肝,消瘰散结。药用:煅牡蛎7g,玄参7g,浙贝母7g,芦根5g,枳壳1.5g,夏枯草1.5g,白芍3g,甘草0.3g,麦芽3g,胡黄连3g。15剂。9月25日二诊:患儿烦闹不安,低热口渴大减,食纳稍增,颈部小结块略有缩小。守上方去芦根,加佛手5g。续服14剂,10月20日三诊见结块缩小至略大于黄豆,夜间盗汗减少,食纳增,腹大显减,舌红有刺,舌苔薄白,指纹青紫。效不更方,仍守前方化裁:煅牡蛎7g,玄参7g,浙贝母7g,芦根6g,扁豆6g,薏苡仁7g,白芍6g,甘草0.5g,胡黄连3g。14剂。

按:小儿积滞日久,脾胃受损,气血生化之源不足,渐见肌肉消瘦、毛发焦稀、腹大青筋、大便泄泻腥臭、尿着地如米泔、烦热不宁、揉鼻挖耳、斗牙咬甲、酷嗜瓜果咸酸等症,俗称"疳证",在疳积中属于"疳"之重症。疳之为义,亦即脾胃虚弱,津液干涸之谓。盖小儿脾胃娇弱,如恣食肥甘,或用药剋伐太过,或有虫患,致脾胃受损,气血虚耗,日积月累,遂成此证。古有"五疳"之分,其脾疳者,面黄肌瘦、困倦喜睡、心下痞鞕、乳食懒进、头大颈细、有时呕吐、口干烦渴。若"脾家一脏,有积不治,传于余脏"(《幼科识谜》),则致"五疳"。此例患儿久积成"疳",属疳积之重证,且伴有颈部瘰疬,图治不易,故欧阳锜用理脾涵肝、消瘰散结之法治疗较久,此乃缓消渐散之法,不可操之过急。待瘰疬结块消去大半,乃可改用半补半消以至七补三消法。

【小结】

欧阳锜认为此病乃因脾弱不运,气液干涸,脏腑失养所致,其治疗重点在于理脾消积,常分以下2型治疗。①脾虚食积证:症见腹痛腹胀,不思饮食,恶心欲吐,口气酸馊,大便溏泻,舌苔中部厚腻,脉滑。治宜消食导滞,佐以涤痰之品,宜二陈汤加莱菔子、麦芽、六曲之属。腹泻者,加薏苡仁、扁豆;腹痛者,加白芍。若虫聚胃肠,则可见腹痛或隆起,或成条状,痛无定时定处,伴有面黄肌瘦、唇红、颧赤,或有白斑,瞳孔大,善饥或不思食。此虫积之症,则又当杀虫安胃,宜选用使君肉、雷丸、榧子、川楝子、百部等。②脾虚痰凝案:症见厌食消瘦,发稀直竖,夜间多汗,烦闹不安,低热口渴,腹大青筋,舌红,苔白,指纹青紫。治当理脾涵肝,杀虫消积,宜煅牡蛎、煅石燕、煅石决、扁豆、厚朴、使君肉、榧子、胡黄连、鸡内金、麦芽之属组合成方,煎服,或研末以猪肝蒸服。并宜随症加减:身热烦渴、啼哭不安者,加石斛、白芍;牙黑龈烂、口臭出血者,加蒲公英、生地、紫草;目赤生翳、痒烂羞明者,加谷精珠、密蒙花、蝉蜕;神疲食少、水谷不分,频频作泻而不臭者,加党参、怀山药;颈部出现瘰疬者,加消瘰丸。并宜在较长期内戒食辛炒油滞酪曲食物,虽当补充营养,积滞未去,不可过用浓厚之味。

6. 小儿腹泻

小儿腹泻乃因湿邪内侵或小儿脾弱,运化失职,水津不能四布而下趋肠道所致,是一种以大便次数增多,便质稀薄或如水样为主要表现的小儿科疾病。欧阳锜认为其治疗宜从渗湿、运脾入手。

案1. 寒湿下趋案

龚某,男,2岁。1986年3月8日因大便水样1天而初诊。刻诊:大便呈水样,有泡沫,今日已解3次,伴肠鸣腹痛,鼻塞流清涕,小便可,苔白腻,脉浮滑,指纹浮淡。证属寒湿下趋。治宜解表散寒,利湿止泻。方用藿香正气散加减。药用:藿香6g,紫苏叶3g,茯苓7g,厚朴3g,神曲6g,陈皮2g,葛根6g,甘草0.2g。服药1剂后,大便成形,服完第2剂,症状基本消除。

按:此案乃寒湿下趋于肠道所致。寒湿中阻,下趋于肠道,故大便如水样;寒性收引,寒邪内犯,肠络不利,故肠鸣腹痛;风寒外袭于肺卫,影响肺之外窍,故鼻塞流涕;苔白腻、脉浮滑、指纹浮淡乃寒湿为患之象。其治用藿香、紫苏叶疏风散寒,祛在上之寒湿;厚朴、神曲、陈皮苦温燥湿,祛在中之寒湿;茯苓淡渗利湿,祛在下之湿邪;甘草调和诸药。全方疏风邪以解其表,祛湿邪以止其泻。

案2. 食积化热案

刘某,男,2岁4个月。1994年3月5日因大便稀溏反复5个月而初诊。患者经常腹泻,饮食稍多则出现,泻出物酸臭,日行6~7次,口渴,苔黄厚,指纹紫滞。证属食积化热。治宜消食导滞,清热止泻。方用保和丸加减。药用:败酱草5g,茯苓10g,薏苡仁5g,连翘6g,莱菔子3g,扁豆

6g,法半夏 3g,陈皮 2g,焦山楂 5g,神曲 5g,麦芽 7g,甘草 2g。服药 5 剂后复诊,大便次数减少,但仍 2～3 次,用上方去扁豆,加山药,续用 15 剂,大便基本正常。

按: 此案乃食积大肠,蕴久化热所致。食积化热,下注于肠道,则腹泻酸臭;食热中阻,津气不升,则口渴;苔黄厚,指纹紫滞为食积化热之征。其治用保和丸加麦芽消食导滞;败酱草清热利湿;扁豆、薏苡仁健脾渗湿止泻;甘草调和诸药。

案 3. 脾虚湿盛案

袁某,男,7 岁。1991 年 8 月 28 日因大便稀溏反复半年而就诊。刻诊:大便稀溏,夹不消化食物,日行 2～3 次,每因饮食不当而加重,纳食减少,疲乏无力,舌质淡,苔白厚,脉细弱。证属脾虚湿盛。治宜健脾和胃,渗湿止泻。方用七味白术散加减。药用:党参 7g,土白术 6g,茯苓 10g,葛根 10g,藿香 6g,扁豆 6g,山药 10g,神曲 6g,甘草 0.5g。服药 10 剂后,大便已成形,用上方加麦芽、薏苡仁,续服 10 剂以巩固疗效。

按: 此案乃脾虚湿盛所致。脾胃虚弱,运化失职,水湿内生而下趋肠道,故大便溏;脾虚不能运化水谷,故纳食减少;脾虚而化源不足,四肢失养,故疲乏无力;舌质淡、苔白厚、脉细弱为脾虚湿盛之征。其治用党参、白术、扁豆、山药、甘草健脾益气;茯苓、薏苡仁健脾渗湿;葛根升清生津;藿香芳香化湿;神曲和胃助运。全方以健脾为主,渗湿为辅,脾运健则湿自除,腹泻自止。

【小结】

欧阳锜认为此病乃因湿邪内侵或小儿脾弱,运化失职,水津不能四布而下趋肠道所致,其治疗宜从湿、食及脾虚入手,常从以下 3 型进行论治。①寒湿下趋证:症见大便呈水样,有泡沫,伴肠鸣腹痛,鼻塞流清涕,苔白腻,脉浮滑,指纹浮淡。治宜解表散寒,利湿止泻。方用藿香正气散加减,常选用藿香、紫苏叶、茯苓、厚朴、神曲、陈皮、葛根、甘草等药。若腹胀腹痛明显者,加乌药、大腹皮;大便色青而多泡沫者,加防风炭。②食积化热证:大便稀溏,饮食稍多则加重,泻出物酸臭,口渴,苔黄厚,指纹紫滞。治宜消食导滞,清热止泻。方用保和丸加减,常选用败酱草、茯苓、薏苡仁、连翘、莱菔子、扁豆、法半夏、陈皮、焦山楂、神曲、麦芽、甘草等药。若里急后重者,加槟榔、木香。③脾虚湿盛证:症见大便稀溏,每因饮食不当而加重,纳食减少,疲乏无力,舌质淡,苔白厚,脉细弱。治宜健脾和胃,渗湿止泻。方用七味白术散加减,常选用党参、土白术、茯苓、葛根、藿香、扁豆、山药、神曲、甘草等药。若腹胀者,加木香、枳壳;夹不消化食物者,加干姜。

（十一）其他科病类

1. 瘾疹（荨麻疹）

瘾疹相当于西医的荨麻疹，乃因风邪搏结肌腠所致，是一种以皮肤突然出现红白色疹块，痒而不痛，时隐时现为主要表现的皮肤病。欧阳锜认为其治疗宜从息风止痒入手。

案1. 风热外壅案

张某，女，22岁。因全身风团瘙痒反复1天而于1992年12月17日就诊。现全身散布风团，色红瘙痒，口干喜饮，纳食可，大小便正常，舌尖红，苔薄黄，脉浮细数。有白带多病史。辨证为风热外壅。治宜疏风散热，息风止痒。方用银翘散加减。药用：忍冬藤15g，连翘12g，薄荷3g，牛蒡子10g，蝉蜕3g，苦参10g，蒺藜12g，地榆12g，甘草1.5g。服药1剂，风团明显减少，瘙痒减轻，服完5剂后，风团瘙痒已不明显，要求转治白带。

按：此案乃因风热外壅所致。风热外客于肌肤，壅郁不解，故出现风团色红瘙痒；热邪灼津，故口干喜饮；舌尖红、苔薄黄、脉浮细数乃风热为患之象。其治用忍冬藤、连翘、薄荷、牛蒡子疏风散热；蝉蜕、蒺藜息风止痒；苦参、地榆渗湿止痒；甘草调和诸药。全方以散邪息风为主，邪祛风息则瘾疹自除。

案2. 肝郁动风案

任某，女，12岁，常德人。1990年9月20日因全身风团反复8年，加重3个月而就诊。患者从4岁开始出现风团，多次在当地医院皮肤科就诊，诊断为慢性荨麻疹，经多种中西药物治疗，症状时轻时重，不能完全缓解。近3个月症状加重，刻诊：风团持续发作，夜间及凌晨加重，呈全身泛发，疹色淡红，自觉灼热、瘙痒，不服药则持续整天，服抗过敏药物可缓解3～4个小时，发作时眼睑、口唇浮肿，眼睑因浮肿而难以睁开，伴心烦，口不干，纳食可，无腹痛，大小便均可，舌质边尖红，苔薄白，脉滑数。皮肤划痕试验阳性。食物过敏原检测：牛奶（＋），牛肉（＋），猪肉（＋），芝麻（＋＋），大豆（＋）。诊断为慢性荨麻疹急性发作，伴血管性水肿。辨证为肝郁动风证。治宜疏肝解郁，息风止痒。方用四逆散加味。药用：柴胡10g，白芍15g，枳实10g，苦参10g，地榆10g，蒺藜10g，蝉蜕6g，苍耳子10g，僵蚕10g，山楂炭10g，甘草3g。30剂。患者电话讲述，服药3剂，荨麻疹明显减少，眼睑及口唇浮肿消失，服至7剂，荨麻疹完全缓解，服完30剂，荨麻疹未发作。2005年7月12日，患者因怀孕生小孩后上症复发2个月而来长沙找笔者求诊，用上方仍然有效。

按：慢性荨麻疹属中医瘾疹、风疹块范畴，《金匮要略·水气病脉证并治》

指出:"风气相搏,风强则为瘾疹,身体为痒。"欧阳锜认为其风有外风、内风之分,其气主要指气滞,与肝有关。此案发病与食物等变应源有关,乃因诸食入胃,聚湿化热,蕴积于中,加之肝气郁滞,两者相搏,熏蒸于外,发为斯病。其气滞、湿热为发病之本,其瘙痒等风象为发病的表象。其治疗宜从疏肝理气、清热利湿入手,用四逆散疏肝解郁,理气行滞,加苦参、地榆利湿清热,蒺藜、苍耳子、蝉蜕、僵蚕息风止痒,山楂炭消食化积,甘草和胃助运。诸药配合,理气、清湿以治其本,息风止痒以治其症,药与证丝丝入扣,故8年的痼疾数日而安。

案3. 血热动风案

黄某,女,61岁,株州人。因全身风团瘙痒反复发作5年而于1992年8月18日就诊。曾在多家医院就诊,皆诊断为慢性荨麻疹,用多种药物内服并外洗均无明显疗效。现全身风团,初起为散在,继则成片,色红,瘙痒难忍,口气重,尿黄便结,舌质红,苔白黄,脉细数。辨证为血热动风。治宜凉血息风止痒。药用:赤芍15g,牡丹皮10g,紫草12g,薄荷3g,蒺藜12g,苦参10g,蝉蜕3g,代赭石15g(布包先煎),决明子12g,甘草1.5g。服药10剂后于9月1日复诊,症状大减,风团只偶发,但仍小便黄,稍作头晕,苔微黄,脉细,用上方去薄荷、苦参,加桑椹、玄参,续服10剂以巩固疗效。

按:此案乃因血热动风所致。血热外郁,搏结于肌肤,故风团色红瘙痒;血热伤津,故尿黄便结;舌质红、苔白黄、脉细数乃血热为患之象。其治疗用赤芍、牡丹皮、紫草清热凉血;蒺藜、蝉蜕息风止痒;苦参祛湿止痒;代赭石止痒安神;决明子润肠通便;薄荷散风而引诸药入皮;甘草调和诸药。

【小结】

欧阳锜认为此病乃因风邪搏结肌腠所致,其治疗宜从息风止痒入手,通常分以下3型论治。①风热外壅证:症见新起风团,色红瘙痒,口干喜饮,舌尖红,苔薄黄,脉浮细数。治宜疏风散热,息风止痒。方用银翘散加减,常选用忍冬藤、连翘、薄荷、牛蒡子、蝉蜕、苦参、蒺藜、地榆、甘草等药。若伴皮肤热者,加桑白皮。②肝郁动风证:症见风团泛发,疹色淡红,自觉灼热、瘙痒,发作时眼睑、口唇浮肿,伴心烦,口不干,舌质边尖红,苔薄白,脉滑数。食物过敏原阳性。治宜疏肝解郁,息风止痒。方用四逆散加味,常选用柴胡、白芍、枳实、苦参、地榆、蒺藜、蝉蜕、苍耳子、僵蚕、山楂炭、甘草等药。若夜间为甚者,加代赭石。③血热动风证:症见风团色红,瘙痒难忍,尿黄便结,舌质红,苔白黄,脉细数。治宜凉血息风止痒。常选用赤芍、牡丹皮、紫草、薄荷、蒺藜、苦参、蝉蜕、代赭石、甘草等药。若大便干结者,加决明子。

2. 痒风(瘙痒症)

痒风相当于西医的瘙痒症,乃因风湿热蕴于肌肤,或血虚生风化燥,肌肤失养所致,是一种以自觉皮肤剧痒,搔抓后出现抓痕为主要表现的皮肤病。欧阳锜认为其治疗宜从息风止痒入手。

案 1. 风热外壅案

李某,女,34 岁。因全身皮肤瘙痒反复半年而于 1993 年 5 月 11 日就诊。曾在多家医院皮肤科就诊,诊断为皮肤瘙痒症,经多种药物内服并外用治疗,症状无明显好转。现全身皮肤瘙痒,晚上尤为明显,搔抓后有继发性皮损,局部皮肤有灼热感,口干口苦,大便时干结,小便黄,舌质红,苔薄白,脉浮细数。辨证为风热外壅。治宜疏风散热,息风止痒。方用消风散加减。药用:荆芥 7g,苦参 10g,连翘 12g,薄荷 3g,蝉蜕 3g,蒺藜 12g,炒地榆 15g,赤芍 12g,甘草 1g。服药 7 剂后复诊,瘙痒明显减轻,夜卧已安宁,用上方加代赭石,续服 7 剂以巩固疗效。

按:此案乃因风热外壅所致。风热外客于肌肤,壅郁不解,故出现瘙痒灼热;热邪灼津,故口干口苦、尿黄便结;舌质红、脉浮细数乃风热为患之象。其治用连翘、薄荷、蝉蜕疏风散热;荆芥祛风达邪;蝉蜕、蒺藜息风止痒;苦参、地榆渗湿止痒;赤芍凉血化瘀;甘草调和诸药。风热散则风痒自除。

案 2. 风湿郁遏案

罗某,男,61 岁。1993 年 5 月 11 日因会阴部皮肤瘙痒 1 个月而就诊。刻诊:阴囊及大腿根部皮肤瘙痒,无明显原发性皮疹,夜间尤甚,小便黄而痛,舌质红,苔黄厚腻,脉滑数。辨证为风湿郁遏。治宜利湿清热,息风止痒。方用疏风渗湿汤加减。药用:苦参 10g,炒地榆 12g,车前子 12g(布包),蒺藜 12g,金银花 15g,白鲜皮 12g,茵陈 15g,海金沙 12g(布包),土茯苓 10g,甘草梢 1.5g。服药 7 剂后于 5 月 18 日复诊,瘙痒大减,小便已不痛,苔黄厚腻,脉细数,用上方去车前子、金银花、海金沙、土茯苓,加石菖蒲、地肤子、薏苡仁,续服 5 剂以巩固疗效。

按:此案乃因风湿郁遏所致。湿性下趋,风湿郁遏,趋走于下,故会阴部瘙痒,并小便黄痛;舌质红、苔黄厚腻、脉滑数乃风湿郁而化热之象。其治用苦参、地榆、白鲜皮、茵陈、海金沙利湿清热;车前子、土茯苓淡渗利湿;蒺藜息风止痒;金银花清热解毒;甘草导淋止痛。

案 3. 阴虚风动案

沈某,女,85 岁。1992 年 10 月 6 日初诊。皮肤瘙痒反复 7 年,复作 1 个月。患者近 7 年来经常在秋冬季出现皮肤瘙痒,夜间尤为明显,多次去某医院皮肤科就诊,诊断为皮肤瘙痒症,经用各种内服及外洗制剂,仍于秋冬发作,此次上症复作已1个月。现全身皮肤瘙痒,呈阵发性,夜间为重,发作时自觉局部灼热,口时干苦,纳食尚可,夜尿多,舌质红,苔少,脉细。全身满布抓痕。辨证为阴虚风动证。治宜养阴清热,息风止痒。方用增液汤加减。药用:生地黄12g,玄参12g,蒺藜10g,蝉蜕1.5g,桑白皮10g,金银花15g,连翘12g,苦参10g,地榆12g,甘草1.5g。服药14剂后于1992年10月20日复诊,皮肤瘙痒范围明显缩小,以会阴部最明显,近1天因食柿子后出现大便稀,1日6次,小便频,口干,疲乏,舌质红,无苔,脉细。效不更方,仍守前法。用上方加扁豆、山药各15g,共煎3次,先2次口服,第三煎加薄荷30g,水煎后熏洗会阴部。续服10剂后于1992年11月10日三诊,瘙痒已不明显,有时口苦,大便偏干,夜尿次数减少,舌质红,苔少,脉细。药已见效,守前法以巩固疗效。药用:生地黄12g,丹参12g,蒺藜10g,蝉蜕1.5g,地榆12g,扁豆15g,山药15g,苦参12g,炒酸枣仁12g,甘草1.5g。14剂。后未复诊。

按:此案乃因阴血亏虚,不能濡养肌肤所致。其病之本在阴虚,阴虚不能配阳,则见皮肤灼热、口干苦等热象;阴虚失于濡养,则见皮肤瘙痒等风象。其治疗宜滋养阴血以重视其根本,兼清热息风以减轻其主症,药证相符,故取效甚捷。

【小结】

欧阳锜认为此病乃因风湿热蕴于肌肤,或血虚生风化燥,肌肤失养所致,其治疗宜从息风止痒入手,主要分以下3型论治。①风热外壅证:症见全身皮肤瘙痒,晚上尤为明显,局部有灼热感,口干口苦,大便时干结,小便黄,舌质红,苔薄白,脉浮细数。治宜疏风散热,息风止痒。方用消风散加减,常选用荆芥、苦参、连翘、薄荷、蝉蜕、蒺藜、炒地榆、赤芍、甘草等药。若夜间瘙痒明显,影响睡眠者,加代赭石、白鲜皮。②风湿郁遏证:症见会阴部皮肤瘙痒,夜间尤甚,舌质红,苔黄厚腻,脉滑数。治宜利湿清热,息风止痒。方用疏风渗湿汤加减,常选用苦参、炒地榆、蒺藜、金银花、白鲜皮、茵陈、土茯苓、甘草梢等药。若小便黄痛者,加海金沙、车前子;小便不利者,加薏苡仁。③阴虚风动证:症见皮肤瘙痒,呈阵发性,夜间为重,发作时自觉局部灼热,口时干苦,夜尿多,舌质红,苔少,脉细。治宜养阴清热,息风止痒。方用增液汤加减,常选用生地黄、玄参、蒺藜、蝉蜕、桑白皮、金银花、连翘、苦参、地榆、甘草等药。夜间瘙痒剧烈、影响睡眠者,加代赭石、珍珠母;大便溏、舌质淡者,加扁豆、山药。

附 疏风渗湿汤

[组成] 薄荷3～6g,金银花10～12g,连翘10～12g,苦参6～10g,黄芩

6～10g,茵陈蒿 10～12g,萆薢 10～12g,蒺藜 10～12g,地榆 10～12g,甘草 1.5～3g。

[用法] 每日 1 剂,水煎,分 2 次服。

[功效] 疏风渗湿,清热解毒。

[主治] 风疹和湿疹,证属风湿外壅,症见遍身生疹,顽痒异常,或起疙瘩,形如砂粒,或搔破流水,或化脓结痂,口苦,咽干,舌质红,苔黄腻,脉滑数。

[方解] 此证乃因热郁肌肤,外为风湿之邪所阻而发。其治用薄荷、金银花、连翘疏肝散热;苦参、茵陈蒿、萆薢、地榆利湿清热;黄芩清热解毒;蒺藜祛风止痒;甘草调和诸药。

[加减] 风疹色白者,加荆芥、防风、紫苏叶;若白而干枯则为气液枯泄之象,加知母、芦根、石斛、梨皮;风疹色赤者,加葛根、牛蒡子、栀子;若反复发作不已者,加当归尾、红花、牡丹皮、钩藤,亦可用代赭石煮水去渣,每次煮服 2 个鸭蛋,连服几次,即可控制;湿疹流黄水者,加苍耳子、防己、僵蚕;有脓汁者,加皂角刺、凌霄花。

3. 舌淋巴管瘤

舌淋巴管瘤乃因心经蕴热,瘀滞于舌所致,是一种以舌体肿物隆起疼痛为主要表现的口腔疾病。欧阳锜认为其治疗强调清心凉血与活血通络双管齐下。

血热瘀滞案

王某,男,39 岁,农民。1974 年 7 月 22 日初诊。舌体中心及根部肿块 10 年,加重伴疼痛 3 个月。患者 10 年前在舌体中心发现线样细的 1cm 长的隆起,色红,无苔,不痛不痒,口味无改变,冷热食物无影响,未予重视。近 10 年来隆起物逐渐增大,侵犯舌根部,直至今年 4 月份在吞咽时出现疼痛,才去某医学院第一附属医院就诊,经病理学检查诊断为舌淋巴管瘤,因不愿手术而来本院就诊。现舌体中心及舌根部隆起,色红,不覆舌苔,语言时牵扯不适,吞咽时则痛,经常咽部不适,口干苦,小便黄,大便可,舌质红,苔薄黄,脉细。有病毒性肝炎及消化性溃疡病史。专科检查:舌体中心及舌根部稍隆起,色红无苔,悬雍垂色紫色,微肿,咽、舌腭弓均充血,舌面有少许细疱疹状物,质较硬,味觉正常。左颌下淋巴结肿大压痛。辨证为心火上炎,血热瘀滞证。治宜凉血泻心,活血化瘀。方用犀角地黄汤加减。药用:生地黄 15g,赤芍 15g,牡丹皮 9g,紫草 12g,蝉蜕 5g,地龙 5g,丝瓜络 5g,生蒲黄 9g,桔梗 9g,甘草 3g。8 剂。并用锡类散,外吹患处,每日 2 次。于 1974 年 7 月 29 日二诊,咽部充血稍减轻,吞咽时已不痛,效不更方,仍维持原治疗方案不变,用上方续服 7 剂。于 1974

年8月5日三诊,舌体中心及舌根部隆起处颜色稍变浅,牵扯不适及痛感均消失,讲话、吞咽时均正常,舌质红,苔白,脉细。见效明显,内服仍守上方,续服7剂,局部用药改用紫雪丹外吹。于1974年9月9日四诊,上方自服35剂,舌体中心及舌根部隆起处已与舌面平,颜色与舌体一致,上覆薄白苔,外观与正常舌面无区别,无明显不适感觉,舌质红,苔薄白,脉细。心火已降,改用养阴通络之药以善后。药用:沙参12g,扁豆12g,赤芍15g,佛手6g,麦芽12g,枳壳9g,蝉蜕5g,地龙5g,生蒲黄9g,桔梗9g,甘草3g。7剂。另用冰片3g,硼砂9g,雄黄9g,珍珠5g,牛黄1g,麝香1g,灯心灰1g。共研为细末。外吹患处,每日2次。1974年10月16日因胃部不适来诊,此时舌体外观无明显异常,病情已基本控制,惜未进行追踪观察。

按:此案乃心经蕴热,瘀滞于舌所致。心经热毒内蕴,熏蒸于上,故见舌咽紫红、舌体中心不长苔、口渴尿黄;热毒瘀滞,经络不通,则舌体肿物隆起。其治疗强调清心凉血与活血通络双管齐下,既用生地黄、牡丹皮、紫草清心凉血;又用赤芍、地龙、丝瓜络、生蒲黄活血通络;同时配合用蝉蜕、桔梗、甘草及锡类散、紫雪丹等清利咽喉。坚持用药2个月,舌体隆起物平复如常,疼痛等症状全部消失。

【小结】

欧阳锜认为此病乃因心经蕴热,瘀滞于舌所致,其治疗强调清心凉血与活血通络双管齐下,主张用犀角地黄汤加减,常选用生地黄、赤芍、牡丹皮、紫草、蝉蜕、地龙、丝瓜络、生蒲黄、桔梗、甘草等药。同时配合用锡类散、紫雪丹等药,外吹患处。内外合治,缓图取效。

4. 舌底淋巴血管瘤

舌底淋巴血管瘤乃因心火上炎,血热瘀滞所致,是一种以舌底体紫色、粉红色结节状肿块疼痛为主要表现的口腔疾病。欧阳锜认为其治疗强调凉血泻心与活血通络双管齐下。

血热瘀滞案

李某,女,18岁,农民。1974年7月5日初诊。舌下肿块8年,逐渐增大2年。患者从8年前开始感到舌体经常疼痛、灼热、瘙痒,但不影响进食,未予重视。1972年开始逐渐加重,曾在某医学院第二附属医院口腔科就诊,诊断为"舌下淋巴血管瘤,除舌尖部约(1.5×2.5)cm²范围正常,其余全部为肿瘤,并布满紫色、粉红色结节状肿块",要求手术并放疗。患者不愿手术,遂去某医学院第一附属医院进行深度放疗15次,总量3000γ,肿瘤未见缩小。1973年9月双抢时舌体肿痛加重,舌面紫红色结节流血,左侧舌下腺肿大,影响进食,在当地经赤脚医生注射庆大霉素4针后肿痛减轻。嗣后时有加重,加重时用抗生素有效。因不愿手术治疗,遂来本院就诊。现舌体肿大疼痛,进食辣椒等刺激性食物则疼痛难忍,平时不影响吞咽、语言,口干渴,纳食可,大便常溏,小便黄,有时左侧头痛,睡眠差,舌质深红,有刺呈紫红色,脉弦细数。专科检查:舌体大且厚,除舌尖部约(1.5×2.5)cm² 范围正常外,其余部分为肿瘤所布,约侵占舌体的4/5,舌上布满紫红色、粉红色结节状小点和瘀斑,肿瘤并侵犯舌根及左侧前腭弓、左侧舌尖下、左侧牙龈。左侧舌体有一个溃疡渗血。味觉正常。左颌下淋巴结肿大压痛。辨证为心火上炎,血热瘀滞证。治宜凉血泻心,活血化瘀。方用犀角地黄汤加减。药用:生地黄15g,赤芍15g,牡丹皮9g,紫草12g,红花5g,海藻15g,夏枯草12g,紫地丁12g,天葵子15g,郁金9g。6剂。并用生蒲黄6g,开水冲泡,含漱,每日1剂。于1974年7月10日复诊,平时舌体不痛不出血,但有时晨起时感到舌体肿胀,含药后即缓解。效不更方,仍守前法。用上方加川楝子,续服7剂。于1974年7月22日三诊,上周因腹痛腹泻而改用清肠理气之药口服,仍用生蒲黄含漱,加用锡类散外敷。现舌体红肿减轻,瘀斑点溃破后出血,伴咳嗽咽痛,左颌下淋巴结肿大。考虑蕴热仍甚,仍守清心泻火之法。药用:生地黄21g,赤芍12g,牡丹皮9g,紫草15g,黄芩9g,枳壳9g,川楝子12g,生蒲黄9g,谷芽12g,郁金9g,甘草3g。于1974年8月5日四诊,上方自服14剂,舌体肿瘤颜色变淡红,吞咽时稍感疼痛,口仍干,舌质红,苔黄,脉细。药已见效,仍用上方加减,局部用药不变。药用:生地黄15g,赤芍15g,牡丹皮9g,紫草15g,紫地丁15g,丝瓜络5g,海藻15g,生蒲黄9g,谷芽12g。于1974年8月19日五诊,上方自服14剂,舌体淡红,偶感疼痛,仍守清心泻火之法,局部用药不变。药用:生地黄15g,赤芍15g,牡丹皮9g,紫草12g,紫地丁12g,旱莲草30g,白茅根30g,夏枯草12g,生蒲黄9g,黄连3g,蒲公英15g。于1974年9月9日六诊,上方自服21剂,舌体淡红,不痛,局部无明显不适,仍守清心泻火之法,停局部用药。药用:生地黄15g,赤芍12g,牡丹皮9g,紫草12g,紫地丁9g,旱莲草30g,白茅根30g,丝瓜络6g,蝉蜕5g,天花粉12g。14剂。于1974年9月24日七诊,血管瘤最近变红,瘀点较前明显,左侧舌下亦呈紫红色,自觉有触痛,时出血,仍守清心泻火之法。药用:紫草12g,紫地丁12g,旱莲草30g,白茅根30g,夏枯草12g,丝瓜络6g,野菊花15g,天花粉15g,何首乌15g。14剂。于1974年10月7日八诊,舌体颜色正常,不痛,局部无明显不适,仍用清心泻火之法以巩固疗效。药用:赤芍12g,牡丹皮9g,紫草12g,紫地丁12g,野菊花15g,夏枯草12g,丝瓜络6g,金银花15g,天花粉12g,甘草3g。21剂。患者舌体疼痛消失,舌面变淡红色,未渗血,病情基本控制,惜未进行追踪观察。

按:此案乃心火上炎,血热瘀滞所致。见症主要集中在两个方面,一方面有舌体肿大疼痛、舌质瘀点瘀斑等瘀血见症,另一方面有舌体紫红、灼热、出血、心烦等血热见症。因此其治疗既要重视凉血泻心,又要重视活血化瘀,同时配合局部用药,并且守方久服,终取其效。

【小结】

欧阳锜认为此病乃因心火上炎,血热瘀滞所致,其治疗强调凉血泻心与活血通络双管齐下,主张用犀角地黄汤加减,常选用生地黄、赤芍、牡丹皮、紫草、红花、海藻、夏枯草、紫地丁、天葵子、郁金等药。并用生蒲黄,开水冲泡,含漱。内外合治,缓图取效。

5. 灼热口综合征

灼热口综合征乃因心经火热,郁闭于舌所致,是一种以发作性口舌灼热、麻木、疼痛为主要表现的口腔疾病。欧阳锜认为其治疗强调清心泻火为主,兼以通络、安神。

心火郁闭案

李某,女,42 岁,干部。1992 年 5 月 19 日初诊。发作性口舌灼热、麻木、疼痛 3 年。患者从 1989 年因输液后 2 次出现口舌灼热、麻木、疼痛,嗣后经常发作,偶因运动后引起,曾多次在某医学院附属医院就诊,口腔科检查未见异常,诊为灼口综合征,经用多种药物治疗,疗效不明显。现发作性口舌灼热,舌尖疼痛,伴面部、舌体及上肢麻木,胸闷心悸,口中咸,手足心热,纳食欠佳,小便频,大便正常,舌质红,苔白厚,脉细数。心电图正常。辨证为心火郁闭证。治宜清心泻火,通络安神。方用犀角地黄汤加减。药用:生地黄 15g,白芍 12g,牡丹皮 10g,丹参 12g,忍冬藤 15g,煅牡蛎 15g,炒柏子仁 6g,丝瓜络 3g,炙甘草 3g。10 剂。于 1992 年 5 月 28 日复诊,口舌灼热减轻,但仍舌尖痛,面部及舌体麻木,胸闷心悸在劳累后出现,口干尿黄,舌质红,苔白厚,脉细数。效不更方,仍守前法,用上方加蒺藜、蝉蜕,续服 14 剂。于 1992 年 8 月 4 日三诊,本来口舌灼热已经不明显,但近 1 周又出现,且伴牙痛,有时面部及上肢麻木,口干,纳食减少,舌质淡红,苔薄白而干,脉细。考虑乃停药后心火又炽,仍守清心泻火之法。药用:生地黄 12g,赤芍 12g,牡丹皮 10g,忍冬藤 15g,蒲公英 15g,知母 10g,甘草 1.5g。10 剂。于 1992 年 8 月 18 日四诊,舌尖及牙痛均明显减轻,舌体不麻但面部及上肢仍麻木,口干喜冷饮,尿频,大便溏,舌质淡红,苔薄白而干,脉细。效不更方,仍用上方加扁豆、丝瓜络、麦芽,续服 10 剂。1992 年 8 月 17 日五诊,口舌灼热已缓解,面部及手不麻木,但左足大趾甲下持续性灼痛,口干,大小便正常,舌质淡红,苔薄,脉细滑。仍辨证为心热炽盛,守清心泻火之法。药用:赤芍 15g,牡丹皮 10g,忍冬藤 15g,地龙 10g,蒺藜 12g,丝瓜络 3g,槟榔 10g,川牛膝 12g,甘草 1.5g。10 剂。并用大黄 10g,生蒲黄 15g,留行子 12g,冰片1g。3剂。共研为细末。每取适量,用温开水调敷患处。1年后,患者因感冒来诊,讲上症未复发。

按:舌为心之苗,舌体灼热疼痛与心经火热有关,舌体麻木则因热邪郁闭,经络不通所致。其治疗用犀角地黄汤去犀角,加忍冬藤清心泻火;丹参、丝瓜络通经活络;柏子仁养心安神;牡蛎重镇安神;甘草配白芍酸甘化阴。诸药配合,以清心泻火为主,兼以通络、安神,与证候丝丝入扣,久服则3年的痼疾渐安。

【小结】

欧阳锜认为此病乃因心经火热,郁闭于舌所致,其治疗强调清心泻火为主,兼以通络、安神。方用犀角地黄汤加减,常选用生地黄、白芍、牡丹皮、丹参、忍冬藤、煅牡蛎、炒柏子仁、丝瓜络、炙甘草等药。若头晕心悸者,加蒺藜、蝉蜕;大便溏者,加扁豆、山药。